实用临床护理问题与实践

主编◎高泽芬　姜　冰　于晓玲

鲍月月　崔姗姗　秦丽丽

天津出版传媒集团

天津科学技术出版社

图书在版编目(CIP)数据

实用临床护理问题与实践 / 高泽芬等主编. --天津：
天津科学技术出版社，2023.7
ISBN 978-7-5742-1386-9

Ⅰ.①实… Ⅱ.①高… Ⅲ.①护理学 Ⅳ.①R47

中国国家版本馆CIP数据核字(2023)第121313号

实用临床护理问题与实践
SHIYONG LINCHUANG HULI WENTI YU SHIJIAN
责任编辑：梁 旭

出版：天津出版传媒集团
　　　天津科学技术出版社
地址：天津市西康路35号
邮编：300051
电话：(022)23332400
网址：www.tjkjcbs.com.cn
发行：新华书店经销
印刷：山东道克图文快印有限公司

开本 787×1092　1/16　印张 14.75　字数 346 000
2023年7月第1版第1次印刷
定价：79.00元

《实用临床护理问题与实践》
编委会

前　言

护理学与人类健康密切相关,生老病死是生命过程的自然现象,而人的生老病死离不开医疗和护理。护理学的任务就是促进健康,预防疾病,恢复健康,减轻痛苦。现代社会中护理学作为医学的重要组成部分,其角色和地位更是举足轻重。不论是在医院抢救患者的生命,有效地执行治疗计划,进行专业的生活照顾、人文关怀和心理支持,还是在社区、家庭中对有健康需求的人群进行保健指导,预防疾病,护理学都发挥着越来越重要的作用。且随着社会经济的发展、医学技术的进步,以及人民群众对健康和卫生保健需求的日益增长,人们对护理学科的地位有了更新的认识。

本书包括了消化科护理、呼吸科护理、外科护理、儿科护理、新生儿科护理、急诊科护理、影像科护理等方面,主要撰写了各科专业的常见疾病和多发疾病的病因、临床表现、辅助检查、护理诊断、护理措施及健康指导等方面的知识,针对各护理问题做出了相应的护理措施和护理配合,条理清晰,内容丰富,极具实用性。本书将理论知识与临床实践有效地结合起来,希望可以解答医护工作者工作中遇到的一系列常见的问题,为护理工作者们提供一定的帮助。

在该书编写过程中,编者参阅了一些相关临床护理资料,结合自身工作实际,力求做到理论联系实际,尤其突出实用性。因编者水平有限,本书不足之处在所难免,恳请广大同仁给予指正。

编　者

目　　录

第一章　消化科护理

第一节　胃食管反流病

胃食管反流病（GERD）是一种因胃和（或）十二指肠内容物反流入食管引起胃灼热、反流、胸痛等症状和（或）组织损害的综合征，包括食管综合征和食管外综合征。食管综合征有典型反流综合征、反流胸痛综合征及伴食管黏膜损伤的综合征，如反流性食管炎（RE）、反流性狭窄、Barrett 食管（BE）及食管腺癌。食管外综合征有反流性咳嗽综合征、反流性喉炎综合征、反流性哮喘综合征及反流性蛀牙综合征，还可能有咽炎、鼻窦炎、特发性肺纤维化及复发性中耳炎。

根据内镜下表现的不同，GERD 可分为非糜烂性反流病（NERD）、RE 及 BE，我国 60%～70% 的 GERD 表现为 NERD。

一、病因

与 GERD 发生有关的机制包括抗反流防御机制的削弱、食管黏膜屏障的完整性破坏及胃、十二指肠内容物反流对食管黏膜的刺激等。

（一）抗反流机制的削弱

抗反流机制的削弱是 GERD 的发病基础，包括下食管括约肌（LES）功能失调、食管廓清功能下降、食管组织抵抗力损伤、胃排空延迟等。

1.LES 功能失调

LES 功能失调在 GERD 发病中起重要作用，其中 LES 压力降低、一过性下食管括约肌松弛（TLESR）及裂孔疝是引起 GERD 的三个重要因素。

LES 正常长 3～4cm，维持 10～30mmHg 的静息压，是重要的抗反流屏障。当 LES 压力<6mmHg 时，即易出现胃食管反流。即使 LES 压力正常，也不一定就没有胃食管反流。研究表明，TLESR 在 GERD 的发病中有重要作用。TLESR 指非吞咽情况下 LES 发生自发性松弛，可持续 8～10s，长于吞咽时 LES 松弛，并常伴胃食管反流。TLESR 是正常人生理性胃食管反流的主要原因，目前认为 TLESR 是小儿胃食管反流的最主要因素，胃扩张（餐后、胃排空异常、空气吞入）是引发 TLESR 的主要刺激因素。裂孔疝破坏了正常抗反流机制的解剖和生理，使 LES 压力降低并缩短了 LES 长度，削弱了膈肌的作用，并使食管蠕动减弱，故食管裂孔疝是胃食管反流重要的病理生理因素。

2.食管、胃功能下降

（1）食管：健康人食管借助正常蠕动可有效清除反流入食管的胃内容物。GERD 患者由于食管原发和继发蠕动减弱，无效食管运动发生率高，如硬皮病样食管，致食管廓清功能障碍，不能有效廓清反流入食管的胃内容物。

（2）胃：胃轻瘫或胃排空功能减弱，胃内容物大量潴留，胃内压增加，导致胃食管反流。

（二）食管黏膜屏障

食管黏膜屏障是食管黏膜上皮抵抗反流物对其损伤的重要结构，包括食管上皮前（黏液层、静水层和黏膜表面 HCO_3^- 所构成的物理化学屏障）、上皮（紧密排列的多层鳞状上皮及上皮内所含负离子蛋白和 HCO_3^- 可阻挡和中和 H^+）及上皮后（黏膜下毛细血管提供 HCO_3^- 中和 H^+ 屏障。当屏障功能受损时，即使是正常反流也可致食管炎。

（三）胃十二指肠内容物反流

胃食管反流时，含胃酸、胃蛋白酶的胃内容物，甚至十二指肠内容物反流入食管，引起胃灼热、反流、胸痛等症状，甚至导致食管黏膜损伤。难治性 GERD 常伴有严重的胃食管反流。Vaezi 等发现，混合反流可导致较单纯反流更为严重的黏膜损伤，两者可能存在协同作用。

二、病理

RE 的病理改变主要有食管鳞状上皮增生，黏膜固有层乳头向表面延伸，浅层毛细血管扩张、充血和（或）出血，上皮层内中性粒细胞和淋巴细胞浸润，严重者可有黏膜糜烂或溃疡形成。慢性病变可有肉芽组织形成、纤维化及 Barrett 食管改变。

三、临床表现

（一）食管表现

1.胃灼热

胃灼热是指胸骨后的烧灼样感觉，胃灼热是 GERD 最常见的症状。胃灼热的严重程度不一定与病变的轻重程度一致。

2.反流

反流指胃内容物反流入口中或下咽部的感觉，此症状多在胃灼热、胸痛之前发生。

3.胸痛

胸痛作为 GERD 的常见症状，日渐受到临床的重视。可酷似心绞痛，对此有时单从临床很难做出鉴别。胸痛的程度与食管炎的轻重程度无平行关系。

4.吞咽困难

吞咽困难指患者能感觉到食物从口腔到胃的过程发生障碍，吞咽困难可能与咽喉部的发胀感同时存在。引起吞咽困难的原因很多，包括与反流有关的食管痉挛、食管运动功能障碍、食管瘢痕狭窄及食管癌等。

5.上腹痛

上腹痛也可以是 GERD 的主要症状。

（二）食管外表现

1.咽喉部表现

如慢性喉炎、慢性声嘶、发音困难、声带肉芽肿、咽喉痛、流涎过多、癔球症、颈部疼痛、牙周炎等。

2.肺部表现

如支气管炎、慢性咳嗽、慢性哮喘、吸入性肺炎、支气管扩张、肺脓肿、肺不张、咯血及肺纤维化等。

四、辅助检查

(一)上消化道内镜

对于 GERD 患者,内镜检查可确定其是否有 RE 及病变的形态、范围与程度;同时可取活体组织进行病理学检查,明确有无 BE、食管腺癌;还可进行有关的治疗。但内镜检查不能观察反流本身,内镜下的食管炎也不一定均由反流引起。

(二)其他检查

1.24h 食管酸碱度 pH 监测

这是最好的定量监测胃食管反流的方法,已作为 GERD 诊断的金标准。最常使用的指标是 pH<4 总时间(%)。该方法有助于判断反流的有无及其和症状的关系,以及疗效不佳的原因。其敏感性与特异性分别为 79%~90%和 86%~100%。该检查前 3~5d 停用改变食管压力的药物(胃肠动力剂、抗胆碱能药物、钙通道阻断剂、硝酸盐类药物、肌肉松弛剂等)、抑制胃酸的药物。

近年无绳食管 pH 胶囊的应用使食管 pH 监测更为方便,易于接受,且可行食管多部位(远端、近端及下咽部等)及更长时间(48~72h)的监测。

2.食管测压

可记录 LES 压力、显示频繁的 TLESR 和评价食管体部的功能。单纯用食管压力来诊断胃食管反流并不十分准确,其敏感性约 58%,特异性约 84%。因此,并非所有的 GERD 患者均需做食管压力测定,仅用于不典型的胸痛患者或内科治疗失败考虑用外科手术抗反流者。

3.食管阻抗监测

通过监测食管腔内阻抗值的变化来确定是液体或气体反流。目前食管腔内阻抗导管均带有 pH 监测通道,可根据 pH 和阻抗变化进一步区分酸反流(pH<4)、弱酸反流(pH 在 4~7)以及弱碱反流(pH>7),用于 GERD 的诊断,尤其有助于对非酸反流为主的 NERD 患者的诊断、抗反流手术前和术后的评估、难治性 GERD 病因的寻找、不典型反流症状的 GERD 患者的诊断以及确诊功能性胃灼热患者。

4.食管胆汁反流测定

用胆汁监测仪测定食管内胆红素含量,从而了解有无十二指肠胃食管反流。现有的 24h 胆汁监测仪可得到胆汁反流次数、长时间反流次数、最长反流时间和吸收值≥0.14 的总时间及其百分比,从而对胃食管反流做出正确的评价。因采用比色法检测,必须限制饮食中的有色物质。

5.上胃肠道 X 线钡餐

对观察有无反流及食管炎均有一定的帮助,还有助于排除其他疾病和发现有无解剖异常,如膈疝,有时上胃肠道钡餐检查还可发现内镜检查未发现的、轻度的食管狭窄,但钡餐检查的阳性率不高。

6.胃—食管放射性核素闪烁显像

此为服用含放射性核素流食后以 γ 照相机检测放射活性反流的技术。本技术有 90%的高敏感性,但特异性低,仅为 36%。

7.质子泵抑制剂(PPI)试验

对疑似 GERD 的患者,可服用标准剂量 PPI,每天 2 次,用药时间为 1～2 周。患者服药后 3～7d,若症状消失或显著好转,本病诊断可成立。其敏感性和特异性均可达 60% 以上。但本试验不能鉴别恶性疾病,且可因用 PPI 而掩盖内镜所见。

8.超声诊断

超声诊断直观性好,诊断敏感性高,并且对患者的损伤性小。B 超诊断 GERD 标准为至少在 2 次不同时间内观察到反流物充满食管下段和胃与食管间液体来回移动。

五、护理诊断/问题

(一)疼痛:胸痛

与胃酸反流刺激食管黏膜有关。

(二)吞咽障碍

与反流引起食管狭窄有关。

(三)焦虑

与病程长、症状持续、生活质量受影响有关。

六、护理措施

(一)指导患者改变不良生活方式和饮食习惯

(1)卧位时将床头抬高 10～20cm,避免餐后平卧和睡前 2h 进食。

(2)少量多餐,避免过饱。食物以高蛋白、高纤维、低脂肪、易消化为主,应细嚼慢咽;避免进食可使下食管括约肌压降低的食物,如高脂肪、巧克力、咖啡、浓茶等;戒烟酒。

(3)避免剧烈运动以及使腹压升高的因素,如肥胖、紧身衣、束腰带等。

(4)避免使用使下食管括约肌压降低的药物,如 β 肾上腺素能受体激动剂、α 肾上腺素能受体阻滞剂、抗胆碱能制剂、钙通道阻滞剂、茶碱等。

(二)用药指导

抑制胃酸是胃食管反流病治疗的主要手段,根据医嘱给予患者药物治疗,注意观察疗效及不良反应。常用药物如下。

1.抑制胃酸药物

质子泵抑制剂可有效抑制胃酸分泌,最快速地缓解症状。每天 1 次应用 PPI 的患者应该在早餐前服用,而睡前服用 PPI 可更好地控制夜间酸分泌,通常疗程在 8 周以上,部分患者需要长期服药。也可选用 H_2 受体拮抗剂,如西咪替丁、雷尼替丁、法莫替丁等,疗程 8～12 周。适用于轻、中症患者。

2.促动力药物

可增加下食管括约肌压力,改善食管蠕动功能,促进胃排空,减少胃食管反流,改善患者症状,可作为抑酸剂的辅助用药。常用药物有甲氧氯普胺或多潘立酮,餐前 30min 服用,服药期间注意观察有无腹泻、便秘、腹痛、恶心等不良反应。

3.黏膜保护剂

可以在食管黏膜表面形成保护性屏障,吸附胆盐和胆汁酸,阻止胃酸、胃蛋白酶的侵蚀,防止其对食管黏膜的进一步损伤。常用药物包括硫糖铝、铋剂、铝碳酸镁等。

(三)心理护理

关心体贴患者,告知疾病与治疗有关知识,消除患者紧张情绪,避免一些加重本病的刺激因素,使患者主动配合治疗,保持情绪稳定。

七、健康指导

(1)注意季节变化的时候,注意保暖,避免受凉。

(2)由于反流容易发生在夜间,所以对部分胃食管反流比较严重的患者建议睡眠的时候可以抬高床头30度。

(3)餐后不建议立即平卧。

(4)三餐要定时定量的吃,饮食以清淡饮食为主,晚餐不宜吃得过饱。

(5)对于存在有烧心反酸的患者,忌食生冷的食物,少食甜酸的食物,然后戒烟、酒、浓茶、咖啡、巧克力等食物,不易过饱或者是过量饮水。

第二节　贲门失弛缓症

贲门失弛缓症是食管下段神经肌肉功能障碍所引起的贲门不能松弛、食管张力和动减低以及上段食管扩张。食物不能顺利通过而滞留于食管内,从而逐渐引起食管的扩张、肥厚、扭曲等改变。该病为消化系统常见病,可发生于任何年龄,但常见于20~40岁的青壮年,男女患病率相当。

一、病因

贲门失弛缓症的病因不甚明确,可能是感染或自身免疫引起的一种退行性改变,导致神经肌肉交界处结构和功能障碍。临床观察许多患者发病与情绪有关,部分患者发病之前有精神应激事件发生,但目前为止尚无确切的证据表明贲门失弛缓症是精神因素引起的功能性疾病。

二、临床表现

(一)吞咽困难

吞咽困难是贲门失弛缓症的最突出症状,常因情绪受到严重打击或摄取刺激性食物后诱发。患者很少有从固体—软食—液体食物吞咽困难的规律性发病过程。部分患者采取改变体位以帮助食物排空,餐后饮水可使食管腔内压力升高,有利于吞咽困难症状缓解。

(二)胸痛

1/3~1/2的患者伴有胸痛,尤其在胸骨后及上腹剑突下显著,呈隐痛,可放射至颈部或背部,酷似心绞痛,服用硝酸甘油制剂或进食热饮可缓解。

(三)食物反流

反流常在进餐或进食数分钟内出现,夜间反流多为黏液物,误吸入呼吸道可致支气管肺部感染。

(四)其他

部分患者可有胃灼热感,多发生在疾病的早期或进食刺激性食物或冷饮后。当吞咽困难显著加重时,胃灼热感可减轻甚至消失。重症、病程较长时,患者可出现明显体重减轻、营养不良、贫血等。有报道贲门失弛缓症的食管扩张压迫左心房而出现阵发性心动过速及血流动力学改变。

三、辅助检查

(一)食管钡餐 X 线造影

吞钡检查见食管扩张,食管蠕动减弱,食管末端狭窄呈鸟嘴状,狭窄部黏膜光滑,是贲门失迟缓症患者的典型表现。Henderson 等将食管扩张分为三级:Ⅰ级(轻度),食管直径小于 4cm;Ⅱ级(中度),直径 4～6cm;Ⅲ级(重度),直径大于 6cm,甚至弯曲呈 S 形。

(二)食管动力学检测

食管下端括约肌高压区的压力常为正常人的两倍以上,吞咽时下段食管和括约肌压力不下降,中上段食管腔压力亦高于正常。食管蠕动波无规律、振幅小,皮下注射氯化乙酰甲胆碱 5～10mg,有的病例食管收缩增强,中上段食管腔压力显著升高,并可引起胸骨后剧烈疼痛。

(三)胃镜检查

胃镜检查可排除器质性狭窄或肿瘤。在内镜下贲门失迟缓症表现特点有:①大部分患者食管内见残留有中到大量的积食,多呈半流质状态覆盖管壁,且黏膜水肿增厚致使失去正常食管黏膜色泽;②食管体部见扩张,并有不同程度扭曲变形;③管壁可呈节段性收缩环,似憩室膨出;④贲门狭窄程度不等,直至完全闭锁不能通过。应注意的是,有时检查镜身通过贲门感知阻力不甚明显时易忽视该病。

四、护理诊断/问题

(一)疼痛

与胃酸、大量食物和分泌物长期滞留有关。

(二)营养失调

与吞咽困难、因胸骨后不适惧怕进食有关。

五、护理措施

(一)术前护理

1.饮食护理

能进食者给予高蛋白、高热量、富含维生素的流质或半流质饮食。不能进食者静脉补充液体,纠正水电解质紊乱。

2.口腔护理

指导患者正确刷牙,餐后或呕吐后,立即给予温开水或漱口液漱口,保持口腔清洁。

3.术前准备

(1)呼吸道准备:术前 2 周戒烟,训练患者深呼吸、有效咳痰的动作。

(2)胃肠道准备:术前 3 天给流质饮食,在餐后饮温开水漱口,以冲洗食管,减轻食管黏膜的炎症和水肿。术前一日晚给予开塞露或辉力纳肛,术前 6～8 小时禁饮食。

(3)术前 2～3 日训练患者床上排尿、排便的适应能力。

(4)皮肤准备:术前清洁皮肤,常规备皮(备皮范围:上过肩,下过脐,前后过正中线,包括手术侧腋窝)。

（5）术前一日晚按医嘱给安眠药。

（6）手术日早晨穿病员服，戴手腕带，摘除眼镜、活动性义齿及饰物等。备好水封瓶、胸部X线片、病历等。

4.心理护理

解说手术治疗的意义，解释术后禁食的目的，并严格遵照医嘱恢复饮食。

（二）术后护理

1.全麻术后常规护理

按全麻术后护理常规，麻醉未清醒前去枕平卧位，头偏向一侧，以防误吸而窒息，意识恢复，血压平稳后取半卧位。

2.病情观察

术后加强对生命体征的监测，防止出现血容量不足或心功能不全。

3.呼吸道护理

（1）观察呼吸频率、幅度、节律及双肺呼吸音变化。

（2）氧气吸入 5L/min，必要时面罩吸氧。

（3）鼓励患者深呼吸及有效咳嗽，必要时吸痰。

（4）稀释痰液：做雾化吸入稀释痰液、解痉平喘、抗感染。

（5）疼痛显著影响咳嗽者可应用止痛剂。

4.胸腔闭式引流管护理

按胸腔闭式引流护理常规护理。

5.胃肠减压护理

（1）严密观察引流量、性状、气味并记录。

（2）妥善固定胃管，防止脱出，持续减压。

（3）经常挤压胃管，保持通畅。引流不畅时，可用少量生理盐水低压冲洗。

（4）术后 3～4 日待肛门排气、胃肠减压引流量减少后，拔出胃管。

6.饮食护理

（1）食管黏膜破损者：按食管癌术后饮食护理。

（2）食管黏膜未破损者：术后 48 小时左右拔除胃管，术后第 3 日胃肠功能恢复后进流食，少食多餐。术后第 5 日过渡到半流食。术后第 7 日可进普食，以易消化、少纤维的软食为宜，细嚼慢咽。避免吃过冷或刺激性食物。

7.并发症的观察与处理

（1）胃液反流：这是手术后常见的并发症，表现为吸气、反酸、胸骨后烧灼样痛、呕吐等。应准确执行医嘱给予制酸药和胃动力药。

（2）肺不张、肺内感染：术后应保持呼吸道通畅、鼓励患者深呼吸和有效咳嗽、及时使用止痛剂、保持引流管通畅，以预防肺部并发症的发生。

六、健康指导

（一）改变生活方式

（1）衣带宽松可以减少衣服和饰品造成的腹压增高。

(2)餐后保持直立,睡眠时将床头抬高10~15cm,利用重力作用改善平卧位食管的排空。

(3)戒烟、酒,避免摄入过多促进反流和胃酸过量分泌的高脂肪及刺激性食物。

(4)睡前避免进食,细嚼慢咽,鼓励患者咀嚼口香糖,通过正常的吞咽动作改善食管清除功能。

(5)置入金属支架者术后1~2天不能进食冰、冷食物,以免支架遇冷回缩致支架脱落还应少食粗纤维食物,以免食物淤塞而导致支架阻塞。避免剧烈咳嗽、用力排便,以防止支架移位。

(二)用药指导

尽量避免促进反流或黏膜损伤的药物,如抗胆碱能药物、非甾体类消炎镇痛药等。

(三)门诊随访

当患者出现吞咽困难、反酸、胸骨后疼痛等症状加重时及时就诊,按时取出食管金属支架。贲门失弛缓症的患者一定要保持精神愉快,合理饮食、按时服药,是预防复发的重要手段。

第三节　急性胃炎

急性胃炎指由各种原因引起的急性胃黏膜炎症,其病变可以仅局限于胃底、胃体、胃窦的任何一部分,病变深度大多局限于黏膜层,严重时可累及黏膜下层、肌层,甚至达浆膜层。临床表现多种多样,可以有上腹痛、恶心、呕吐、上腹不适、呕血、黑便,也可无症状,而仅有胃镜下表现。急性胃炎的病因虽然多样,但各种类型在临床表现、病变的发展规律和临床诊治等方面有一些共性。大多数患者通过及时诊治能很快痊愈,但也有部分患者其病变可以长期存在并转化为慢性胃炎。

一、病因

(一)饮食因素

如在夏季进食被微生物污染的食物,或食物本身不够新鲜、食物内含有较刺激性的成分,或饮食习惯较差,经常冷、热混着吃,均容易导致急性胃炎的症状出现。

(二)药物因素

如在肿瘤科经常使用的抗肿瘤药物,通常容易导致急性胃黏膜的炎症发生。

(三)酒精因素

如喜欢喝酒的人群,通常过度的饮酒,酒精容易对为黏膜造成急性损伤,从而出现急性胃炎的症状。

二、临床表现

(一)腹痛

患者主要表现为上腹痛、饱胀不适。多数患者无症状或症状被原发疾病所掩盖。

(二)恶心、呕吐

患者可有恶心、呕吐、食欲缺乏等症状,注意观察患者呕吐的次数及呕吐物的性质、量的情况。

(三)腹泻

食用沙门菌、嗜盐菌或葡萄球菌毒素污染食物引起的胃炎患者常伴有腹泻。

(四)呕血和(或)黑便

在所有上消化道出血的病例中,急性糜烂出血性胃炎所致的消化道出血占 10％～30％,仅次于消化性溃疡。

三、辅助检查

(一)病理

主要表现为中性粒细胞浸润。

(二)胃镜检查

可见胃黏膜充血、水肿、糜烂、出血及炎性渗出。

(三)实验室检查

血常规检查,糜烂性胃炎可有红细胞、血红蛋白减少;大便常规检查,大便隐血试验阳性;血电解质检查,剧烈腹泻患者可有水、电解质紊乱。

四、护理诊断/问题

(一)腹痛

与胃黏膜的炎性病变有关。

(二)营养失调:低于机体需要量

与胃黏膜的炎性病变所致的食物摄入、吸收障碍有关。

(三)焦虑

与呕血、黑便及病情反复有关。

五、护理措施

(一)一般护理

1.休息

患者应注意休息,减少活动,对于因急性应激造成急性胃炎者应使其卧床休息,同时应做好心理疏导。

2.饮食

一般可给予无渣、半流质的温热饮食。如少量出血,可给予牛奶、米汤等以中和胃酸,以利于黏膜的修复。剧烈呕吐、呕血的患者应禁食,可静脉补充营养。

3.环境

为患者创造整洁、舒适、安静的环境,定时开窗通风,保证空气新鲜及温湿度适宜,使其心情舒畅。

(二)心理护理

1.解释症状出现的原因

患者因出现呕血、黑便或症状反复发作而产生紧张、焦虑、恐惧心理时,护理人员应向其耐心说明出血原因,并给予解释和安慰。应告知患者,通过有效治疗,出血会很快停止;并告知通过自我护理和保健,可减少本病的复发次数。

2.心理疏导

耐心解答患者及家属提出的问题,向患者解释精神紧张不利于呕吐的缓解,特别是有的呕吐与精神因素有关,紧张、焦虑还会影响食欲和消化能力,而树立信心及情绪稳定则有利于症状的缓解。

3.应用放松技术

利用深呼吸、转移注意力等放松技术来减少呕吐的发生。

(三)治疗配合

1.腹痛

遵医嘱给予局部热敷、按摩、针灸,或给予止痛药物等缓解腹痛症状,同时应安慰、陪伴患者,以使其精神放松,消除紧张、恐惧心理,保持情绪稳定,从而增强患者对疼痛的耐受性;非药物止痛方法还可以用分散注意力法,如数数、谈话、深呼吸等;行为疗法,如放松技术、冥想、音乐疗法等。

2.恶心、呕吐、上腹不适

评估症状是否与精神因素有关,关心和帮助患者消除紧张情绪。观察患者呕吐的次数及呕吐物的性质和量的情况。一般呕吐物为消化液和食物时有酸臭味,混有大量胆汁时呈绿色,混有血液呈鲜红色或棕色残渣。及时为患者清理呕吐物,更换衣物,协助患者采取舒适体位。

3.呕血、黑便

排除鼻腔出血及进食大量动物血、铁剂等所致呕吐物呈咖啡色或黑便。观察患者呕血与黑便的颜色、性状和量的情况,必要时遵医嘱给予输血、补液、补充血容量治疗。

(四)用药护理

(1)向患者讲解药物的作用、不良反应、服用时的注意事项,如抑制胃酸的药物多于饭前服用;抗生素类多于餐后服用;询问患者有无过敏史,严密观察用药后的反应;应用止泻药时应注意观察排便情况,观察大便的颜色、性状、次数及量,腹泻控制时应及时停药;保护胃黏膜的药物大多数是餐前服用,个别药例外;应用解痉止痛药,如山莨菪碱或阿托品时,会出现口干等不良反应,并且青光眼及前列腺肥大者禁用。

(2)保证患者每天的液体入量,根据患者情况和药物性质调节滴注速度,合理安排所用药物的前后顺序。

六、健康指导

(1)向患者及家属讲明病因,如是药物引起,应告诫今后禁用此药;如疾病需要必须用该药,必须遵医嘱配合服用制酸剂及胃黏膜保护剂。

(2)嗜酒者劝告其戒酒。

(3)嘱患者进食要有规律,避免食用生、冷、硬及刺激性食物和饮料。

(4)让患者及家属了解本病为急性病,应及时治疗及预防复发,防止发展为慢性胃炎。

(5)嘱患者遵医嘱按时用药,如有不适,及时来院就医。

第四节　慢性胃炎

一、病因

慢性胃炎是多种病因导致的胃黏膜慢性炎症,幽门螺杆菌(Hp)感染、自身免疫、十二指肠-胃反流等因素长期存在,均可导致慢性胃炎,其发病率在各种胃病中居位首。随着年龄增长而逐渐增高,男性稍多于女性。

二、临床表现

(一)腹痛

慢性胃炎进展缓慢,多无明显症状,部分患者可有上腹部隐痛与饱胀的表现。腹痛无明显节律性,通常进食后较重,空腹时较轻。

(二)恶心、呕吐

慢性胃炎的患者进食硬、冷、辛辣或其他刺激性食物时可引发恶心、反酸、嗳气、上腹不适、食欲缺乏等症状。

(三)贫血

慢性胃炎并发胃黏膜糜烂者可出现少量或大量上消化道出血,表现以黑便为主,持续3～4d停止。长期少量出血可引发缺铁性贫血,患者可出现头晕、乏力及消瘦等症状。

三、辅助检查

(一)胃镜及黏膜活组织检查

这是最可靠的诊断方法,可直接观察黏膜病损。慢性萎缩性胃炎可见黏膜呈颗粒状、黏膜血管显露、色泽灰暗、皱襞细小;慢性浅表性胃炎可见红斑、黏膜粗糙不平、出血点(斑)。两种胃炎皆可伴有糜烂、胆汁反流。活组织检查可进行病理诊断,同时可检测幽门螺杆菌。

(二)胃酸的测定

慢性浅表性胃炎胃酸分泌可正常或轻度降低,而萎缩性胃炎胃酸明显降低,其分泌胃酸功能随胃腺体的萎缩、肠腺化生程度的加重而降低。

(三)血清学检查

慢性胃体炎患者血清抗壁细胞抗体和内因子抗体呈阳性,血清胃泌素明显升高;慢性胃窦炎患者血清抗壁细胞抗体多呈阴性,血清胃泌素下降或正常。

(四)幽门螺杆菌检测

通过侵入性和非侵入性方法检测幽门螺杆菌。慢性胃炎患者胃黏膜中幽门螺杆菌阳性率的高低与胃炎活动与否有关,且不同部位的胃黏膜其幽门螺杆菌的检测率也不相同。幽门螺杆菌的检测对慢性胃炎患者的临床治疗有指导意义。

四、护理诊断/问题

(一)疼痛

与胃黏膜炎性病变有关。

(二)营养失调:低于机体需要量

与厌食、消化吸收不良有关。

(三)焦虑

与病情反复、病程迁延有关。

(四)活动无耐力

与慢性胃炎引起贫血有关。

(五)知识缺乏

缺乏对慢性胃炎病因和预防知识的了解。

五、护理措施

(一)一般护理

1.休息

指导患者急性发作时应卧床休息,并可用转移注意力、做深呼吸等方法来减轻紧张情绪。

2.活动

病情缓解时,进行适当的锻炼,以增强机体抵抗力。嘱患者生活要有规律,避免过度劳累,注意劳逸结合。

3.饮食

急性发作时可给予少渣半流食,恢复期患者指导其食用富含营养、易消化的食物,避免食用辛辣、生冷等刺激性食物及饮用浓茶、咖啡等饮料。嗜酒患者嘱其戒酒。指导患者加强饮食卫生并养成良好的饮食习惯,定时进餐、少量多餐、细嚼慢咽。胃酸缺乏者,可酌情食用酸性食物,如山楂、食醋等。

4.环境

为患者创造良好的休息环境,定时开窗通风,保证病室的温湿度适宜。

(二)心理护理

1.减轻焦虑

提供安全舒适的环境,减少对患者的不良刺激。避免患者与其他有焦虑情绪的患者和亲属接触。指导其散步、听音乐等转移注意力的方法。

2.心理疏导

首先帮助患者分析这次产生焦虑的原因,了解患者内心的期待和要求,然后共同商讨这些要求是否能够实现,以及错误的应对机制所产生的后果。指导患者采取正确的应对机制。

3.树立信心

向患者讲解疾病的病因及防治知识,指导患者如何保持合理的生活方式和去除对疾病的不利因素。还可以请有过类似疾病的患者讲解采取正确应对机制所取得的良好效果。

(三)治疗配合

1.腹痛

评估患者疼痛的部位、性质及程度。嘱患者卧床休息,协助患者采取有利于减轻疼痛的体位。可利用局部热敷、针灸等方法来缓解疼痛。必要时遵医嘱给予药物止痛。

2.活动无耐力

协助患者进行日常生活活动。指导患者体位改变时动作要慢，以免发生直立性低血压。根据患者病情与患者共同制订每天的活动计划，指导患者逐渐增加活动量。

3.恶心、呕吐

协助患者采取正确体位，头偏向一侧，防止误吸。安慰患者，消除患者紧张、焦虑的情绪。呕吐后及时为患者清理，更换床单位并协助患者采取舒适体位。观察呕吐物的性质、量及呕吐次数。必要时遵医嘱给予止吐药物治疗。

（四）用药护理

（1）向患者讲解药物的作用、不良反应及用药的注意事项，观察患者用药后的反应。

（2）根据患者的情况进行指导，避免使用对胃黏膜有刺激的药物，必须使用时应同时服用抑酸剂或胃黏膜保护剂。

（3）有幽门螺杆菌感染的患者，向其讲解清除幽门螺杆菌的重要性，嘱其连续服药2周，停药4周后再复查。

（4）静脉给药患者，根据患者的病情、年龄等情况调节滴注速度，保证入量。

六、健康指导

（1）向患者及家属介绍本病的有关病因，指导患者避免诱发因素。

（2）教育患者保持良好的心理状态，平时生活要有规律，合理安排工作和休息时间，注意劳逸结合，积极配合治疗。

（3）强调饮食调理对防止疾病复发的重要性，指导患者加强饮食卫生和饮食营养，养成有规律的饮食习惯。

（4）避免刺激性食物及饮料，嗜酒患者应戒酒。

（5）向患者介绍所用药物的名称、作用、不良反应，以及服用的方法、剂量和疗程。

（6）嘱患者按时服药，如有不适及时就诊。

第五节　消化性溃疡

消化性溃疡（Peptic Ulcer，PU）是一种消化道的常见病，多发病。由于溃疡的发生与胃酸及胃蛋白酶的消化作用有关，故而定名为PU。PU可发生在胃肠道与胃酸、胃蛋白酶能接触的任何一个部位，如食管下端、胃、十二指肠、胃空肠吻合术后的空肠和具有异位胃黏膜的Meckel憩室等，但以胃、十二指肠最为多见，约占98%。具体分为胃溃疡（Gastric Ulcer，GU）与十二指肠溃疡（Duodenal Ulcer，DU），以后者多见。

一、病因

消化性溃疡存在多种病因，它们通过不同的发病机制增强对黏膜的攻击因子，或减弱黏膜的防御因子，当胃肠道黏膜的攻击因子超过防御因子时，就会发生消化性溃疡。

(一)攻击因子

1.幽门螺杆菌(Helicobacter Pylori,Hp)

现已明确 Hp 是消化性溃疡,尤其是十二指肠溃疡的重要致病因子。

2.非甾体类抗感染药(NSAIDS)

随着 NSAIDS 应用的日益普遍,NSAIDS 已成为消化性溃疡的第二大病因。常用药物有:保泰松、吲哚美辛、阿司匹林等。

3.胃酸分泌过多

胃酸是由胃壁细胞分泌的,正常人的胃黏膜内大约有 10 亿个壁细胞平均每小时分泌盐酸 22mmol。DU 患者的壁细胞总数增多,每小时分泌盐酸约 42mmol,达正常人的 2 倍左右。

4.促溃疡形成介质

促溃疡形成介质具有促进溃疡发生、参与溃疡形成和抑制溃疡修复等方面的作用。主要有氧自由基、血小板活化因子、白细胞三烯、血栓素、内皮素等。

(二)防御因子

广义地说,黏膜防御不仅包含黏膜及其相关的解剖结构对损伤的天然抵抗机制,而且包括一旦损伤发生,黏膜能迅速修复损伤,从而维护黏膜的完整性,而且还包括调节黏膜防御能力的神经、体液、血管机制。主要的防御因子有:黏膜屏障、黏液/重碳酸盐屏障、胃黏膜血流量、细胞更新、损伤的急性愈合、前列腺素和表皮生长因子等。

(三)其他因素

遗传因素、身心因素、饮食因素、吸烟、环境、季节、不良生活习惯等。

二、临床表现

(一)症状

1.上腹部疼痛

典型的无并发症的胃、十二指肠溃疡的疼痛具有以下特点。

(1)慢性:多缓慢起病,并有反复发作的过程,病史可达数年或数十年。

(2)节律性:疼痛的发生与进食有一定的关系。胃溃疡疼痛常在饭后 0.5～2 小时发作,称"餐后痛",其规律为进食→疼痛→舒适,幽门前区的胃溃疡及十二指肠溃疡多在空腹时疼痛,一般在饭后 3～4 小时发生,称"饥饿痛",不少患者夜间痛醒,其规律为进食→舒适→疼痛。

(3)周期性:消化性溃疡的发作多与季节因素有关,秋末冬初是发病最多的季节,其次为春季,夏季最少。

2.其他症状

有嗳气、反酸、恶心、呕吐等,可伴随疼痛出现。

(二)体征

缓解期几乎无明显体征,发作期可仅有上腹部压痛,压痛部位与溃疡的位置基本相符。

三、辅助检查

(一)内镜检查

不论选用纤维胃镜或电子胃镜,均作为确诊消化性溃疡的主要方法。在内镜直视下,消化性溃疡通常呈圆形、椭圆形或线形,边缘锐利,基本光滑,为灰白色或灰黄色苔膜所覆盖,周围黏膜充血、水肿,略隆起。

(二)X线钡餐检查

消化性溃疡的主要X线下象是壁龛或龛影,指钡悬液填充溃疡的凹陷部分所造成。在正面观,龛影呈圆形或椭圆形,边缘整齐。因溃疡周围的炎性水肿而形成环形透亮区。

(三)HP感染的检测

HP感染的检测方法大致分为四类:①直接从胃黏膜组织中检查HP,包括细菌培养、组织涂片或切片染色镜检细菌;②用尿素酶试验、呼吸试验、胃液尿素氮检测等方法测定胃内尿素酶的活性;③血清学检查抗HP抗体;④应用多聚酶链式反应(PCR)技术测定HP-DNA。细菌培养是诊断HP感染最可靠的方法。

(四)胃液分析

正常男性和女性的基础酸排出量(BAO)平均分别为2.5mmol/h和1.3mmol/h,(0~6 mmol/h),男性和女性十二指肠溃疡患者的BAO平均分别为5.0mmol/h和3.0mmol/h。当BAO>10mmol/h,常提示胃泌素瘤的可能。五肽胃泌素按6μg/kg注射后,最大酸排出量(MAO),十二指肠溃疡者常超过40mmol/h。由于各种胃病的胃液分析结果,胃酸幅度与正常人有重叠,对溃疡病的诊断仅作参考。

四、护理诊断/问题

(一)疼痛:上腹痛

与消化道黏膜溃疡有关。

(二)营养不良:低于机体需要量

与疼痛导致摄入量减少、消化吸收障碍有关。

(三)知识缺乏

缺乏溃疡病防治的知识。

(四)焦虑

与疼痛症状反复出现、病程迁延不愈有关。

(五)潜在并发症

上消化道出血、胃穿孔。

五、护理措施

(一)疼痛的护理

(1)疼痛发生时,患者应卧床休息。

(2)向患者讲解疼痛的原因,消除患者的紧张心理,可采用交谈、听音乐等方法分散患者的注意力。

(3)遵医嘱给予药物治疗。

(4)帮助患者减少或去除诱因:①对服用非甾体类抗感染药者,应更换其他类药物或停药;②避免食用刺激性食物,以免加重对黏膜的刺激;③对嗜烟酒者,劝其戒除。

(5)注意观察及详细了解患者疼痛的性质、部位及持续的时间,认真做好疼痛评估,根据疼痛的规律和特点,进行干预:①指导十二指肠溃疡患者准备能中和胃酸的食物,如苏打饼干等在疼痛时进食;②嘱患者定时进餐,每餐不宜过饱,以免胃窦部过度扩张而刺激胃酸分泌。

(二)用药护理

1.质子泵抑制药

服用时间为早餐前1小时或晚睡前,服用时应整粒吞服,不可咀嚼。

2.H$_2$受体拮抗药

服用时间为餐前。

3.抗 Hp 药物

抗生素均于餐后服用。有青霉素过敏史者禁用阿莫西林,无青霉素过敏史的患者用药前应做青霉素皮试。甲硝唑的代谢产物可使尿液呈深红色。

4.保护胃黏膜药物

(1)硫糖铝:硫糖铝片和硫糖铝混悬液,如为片剂应嚼服,在餐前1小时服用。与制酸药物同服,可降低硫糖铝的药效。本药含糖量较高,糖尿病患者应慎用。

(2)秘剂:餐前服用,不得与强制酸药物同时服用,服药期间便可呈黑色,还应注意不得与牛奶同服。

(3)米索前列醇:本品不常用,要求空腹服用,孕妇忌服。

(三)并发症的观察与护理

1.上消化道出血

根据患者的血压、脉搏、呕血、黑便等临床表现综合判断患者的出血量,尽早内镜下查找出血原因及进行止血治疗。

2.穿孔

禁食,胃肠减压。在积极抗休克充分扩充血容量的基础上,做好术前的准备工作,如备皮、青霉素皮试、普鲁卡因皮试、血型交叉、备血等。

3.幽门梗阻

(1)给予禁食,持续胃肠减压及抗酸治疗,以减少胃内潴留、抑制胃液分泌,使溃疡迅速消肿、愈合。观察胃液引流的颜色、性质和量。

(2)维持水、电解质平衡,定期监测血生化。

(3)准确记录出入量。

(4)禁用抗胆碱能药物,如阿托品、山莨菪碱等,因为此类药物会延迟胃排空,加重胃潴留。

六、健康指导

(一)心理指导

消化性溃疡属于典型的心身疾病范畴,心理—社会因素对发病起重要作用,因此应保持乐观的情绪、避免过度紧张,在本病的发作期或缓解期均很重要。

(二)饮食指导

1.急性发作期饮食指导

易消化、低脂饮食,宜少量多餐。可选择少渣半流饮食。

2.缓解期饮食指导

少渣软食,同时要注意蛋白质的补充。

3.恢复期饮食指导

此期饮食应营养均衡,大多数患者可进行正常饮食,不必过多限制但应避免辛辣、刺激、过咸、过甜食物。

(三)作息指导

不能剧烈或过度运动,以免引起疲劳。疼痛时可卧床休息,减少活动。

(四)家庭防护指导

Hp可通过口—胃和(或)口—口途径在人与人之间传播,病员应与家人分餐,餐具进行消毒。

(五)出院指导

(1)秋末冬初、冬春之交,一般容易复发,尤其注意休养,以免复发或加重。

(2)按时服药、坚持服药。H_2受体拮抗药或质子泵抑制药溃疡的疗程,一般为十二指肠溃疡4～6周,胃溃疡6～8周。

(3)避免使用致溃疡药物,必须使用时应尽量采用肠溶剂型或小剂量间断应用或选用不良反应小者,同时必须进行充分的抗酸治疗和加强黏膜保护治疗。

(4)纠正不良的饮食习惯,如避免两餐间吃零食、睡前进食、暴饮暴食,戒烟、酒。

(5)门诊随访,出院后3个月需复查胃镜,当出现腹痛节律变化并加重及有黑便等症状时应及时就诊。

第六节　功能性消化不良

功能性消化不良(FD)是临床上最常见的一种功能性胃肠病,是指具有上腹痛、上腹胀、早饱、嗳气、食欲缺乏、恶心、呕吐等上腹不适症状,经检查排除了引起这些症状的胃肠、肝胆及胰腺等器质性疾病的一组临床综合征,症状可持续或反复发作,病程一般超过1个月或在1年中累计超过12周。

根据临床特点,FD分为3型:运动障碍型,以早饱、食欲缺乏及腹胀为主;溃疡型,以上腹痛及反酸为主;反流样型。

一、临床表现

(一)症状

FD有上腹痛、上腹胀、早饱、嗳气、食欲缺乏、恶心、呕吐等症状,常以某一个或某一组症状为主,每年至少持续或累积4周,在病程中症状也可发生变化。

FD起病多缓慢,病程常经年累月,呈持续性或反复发作,不少患者由饮食、精神等因素诱发。部分患者伴有失眠、焦虑、抑郁、头痛、注意力不集中等精神症状。无贫血、消瘦等消耗性疾病表现。

(二)体征

FD的体征多无特异性,多数患者中上腹有触痛或触之不适感。

二、辅助检查

(1)三大常规检查和肝、肾功能均正常,血糖及甲状腺功能正常。

(2)胃镜、B超、X线钡餐检查。

(3)胃排空试验近50%的患者出现胃排空延缓。

三、护理诊断/问题

(一)舒适的改变

与腹痛、腹胀、反酸有关。

(二)营养失调:低于机体需要量

与消化不良、营养吸收障碍有关。

(三)焦虑

与病情反复、迁延不愈有关。

四、护理措施

(一)心理护理

本病为慢性反复发作的过程,因此,护士要做好心理疏导工作,尽量避免各种刺激及不良情绪,详细讲解疾病的性质,鼓励患者,提高其认知水平,帮助患者树立战胜疾病的信心。教会患者稳定情绪,保持心情愉快,培养广泛的兴趣爱好。

(二)饮食护理

建立良好的生活习惯,避免烟、酒及服用非甾体类抗感染药。强调饮食规律性,进食时勿做其他事情,睡前不要进食,以利于胃肠道的吸收及排空。避免高脂油炸食物,忌坚硬食物及刺激性食物,注意饮食卫生。饮食适量,不宜极渴时饮水,一次饮水量不宜过多。不能因畏凉食而进食热烫食物。进食适量新鲜蔬菜水果,保持低盐饮食。少食易产气的食物及寒、酸性食物。

(三)合理活动

参加适当的活动,如打太极拳、散步或练习气功等,以促进胃肠蠕动及消化腺的分泌。

(四)用药指导

对于焦虑、失眠的患者可适当给予镇静剂,从小剂量开始使用,严密观察使用镇静剂后的不良反应。

五、健康指导

(一)一般护理

功能性消化不良患者在饮食中应避免油腻及刺激性食物,戒烟、戒酒,养成良好的生活习惯,避免暴饮暴食及睡前进食过量;可采取少食多餐的方法;加强体育锻炼;要特别注意保持愉快的心情和良好的心境。

(二)预防护理

(1)进餐时应保持轻松的心情,不要匆忙进食,也不要囫囵吞食,更不要站着吃或边走边吃。

(2)不要泡饭或和水进食,饭前饭后不要立即大量饮用液体。

(3)进餐时不要讨论问题或争吵,讨论应在饭后1h以后进行。

(4)不要在进餐时饮酒,进餐后不要立即吸烟。

(5)不要穿着束紧腰部的衣裤就餐。

(6)进餐应定时。

(7)避免大吃大喝,尤其是辛辣和富含脂肪的饮食。

(8)有条件者可在两餐之间喝 1 杯牛奶,避免胃酸过多。

(9)少食过甜、过咸食品,食入过多糖果会刺激胃酸分泌。

(10)进食不要过冷或过烫。

第二章　呼吸科护理

第一节　支气管哮喘

支气管哮喘是多种细胞(如嗜酸性粒细胞、肥大细胞、淋巴细胞、中性粒细胞)和气道上皮组织参与的气道慢性炎症疾患。这种慢性炎症导致气道高反应性,并引起反复发作性的喘息气急、胸闷或咳嗽等症状,常在夜间和(或)清晨发作、加剧,通常出现广泛多变的可逆性气流受限,多数患者可自行缓解或经治疗缓解。

一、病因与发病机制

(一)病因与诱因

病因是导致正常人发生哮喘病的因素,诱因是引起哮喘患者的哮喘症状急性发作的因素。目前导致哮喘发病的病因不完全清楚,患者个体过敏性体质及环境因素的影响是发病的危险因素。哮喘与多基因遗传有关,同时受遗传和环境的双重影响。

(二)发病机制

哮喘的发病机制尚未完全清楚。变态反应、气道炎症、气道反应性增高、神经等因素及其相互作用被认为与哮喘的发病关系密切。

二、临床表现

(一)症状

发作前可有干咳、打喷嚏、流泪等先兆,典型表现为发作性呼气性呼吸困难、喘息,胸闷患者被迫采取坐位或呈端坐呼吸。

(二)体征

发作期间,可表现为胸廓饱满、心率增快,辅助呼吸肌参与呼吸运动,说话困难。肺部听诊可闻及广泛的哮鸣音,尤以呼气较为明显。一般哮鸣音随哮喘的严重程度而加重,但当气道极度收缩加上阻塞时,哮鸣音反而减弱,甚至完全消失,是病情危重的表现,应积极予以抢救。发作缓解后可无任何症状及体征,但常反复发作。

三、辅助检查

(一)X 线检查

肺部透亮度增高,并发感染时可见肺纹理增多及炎症阴影。

(二)血液免疫检查

血液嗜酸性粒细胞、血清总 IgE 及特异性 IgE 均可增高。

(三)肺功能检查

哮喘发作时第 1 秒用力呼气量、最大呼气流速峰值(PEF)等均降低;当吸入 β_2 受体激动药后上述指标可有所改善,如果第 1 秒用力呼气量增加 15% 以上,则有助于哮喘的诊断。

四、护理诊断/问题

(一)低效性呼吸型态或气体交换受损

与支气管哮喘有关。

(二)体液不足或有体液不足的危险

与体液丢失增加、水分摄入不足有关。

(三)知识缺乏

缺乏预防哮喘发作的知识。

(四)执行治疗方案无效(个人)

与不能正确使用止喘气雾剂或害怕激素的不良反应等有关。

(五)合作性问题

潜在并发症:自发性气胸、呼吸衰竭。

五、护理措施

(一)一般护理

(1)饮食护理:给予营养丰富清淡饮食,多饮水、多吃水果和蔬菜。

(2)给予精神安慰和心理护理。

(3)半卧位,保持病室的安静和整洁,减少对患者的不良刺激。

(二)病情观察

(1)密切观察血压、脉搏、呼吸、神志、发绀和尿量等情况。

(2)观察药物作用及其不良反应,尤其是糖皮质激素。

(3)了解患者复发哮喘的病因和变应原,避免诱发因素。

(4)密切观察哮喘发作先兆症状,如胸闷、鼻咽痒、咳嗽、打喷嚏等,应尽早采取相应措施。

(三)对症护理

(1)了解患者有无其他疾病,正确应用支气管解痉剂。

(2)应合理给氧,鼓励多饮水,保证每日一定的水量。

(3)帮助痰液引流、翻身叩背、雾化吸入等。

(4)指导患者正确使用定量雾化吸入器:打开盖子,摇匀药液,深呼气至不能再呼时张口,将喷嘴置于口中,双唇包住咬口,以慢而深的方式经口吸气,同时以手指按压喷药,至吸气末屏气 10 秒钟,使较小的雾粒沉降在气道远端,然后缓慢呼气,休息 3 分钟后可再重复使用 1 次,将盖子套回喷口上,用清水漱口,去除上咽部残留的药物。

(四)危重哮喘的护理

(1)面罩给氧:根据病情调整氧流量,一般为每分钟 4～7L,充分湿化,维持 PaO_2 在 66kPa 以上,预防氧中毒。

(2)密切观察病情,保持水电解质平衡,注意纠正二氧化碳潴留。若出现二氧化碳潴留,则病情危重,提示已有呼吸肌疲劳。必要时经鼻气管插管或气管切开和机械通气。

(3)糖皮质激素是目前治疗哮喘的最有效的消炎药物,与支气管扩张药联合使用,静脉滴注或静脉注射。并发呼吸衰竭使用呼吸兴奋药时,一般先用茶碱类药物解除支气管痉挛,而后用呼吸兴奋药。

(4)体位和环境:患者常被迫取端坐位。协助家属每天给予热水擦浴,病室设施及生活用品应简洁,尽量避免变应原如花草、地毯等,保持环境清洁、安静,减少尘螨滋行的机会。

(5)鼓励患者咳嗽促进排痰,多饮水,保持呼吸道通畅。

(6)做好心理护理,经常巡视,多与患者接触。发现问题及时解决,以解除患者精神上的恐惧和孤独感。

六、健康指导

(1)居室内禁放花、草、地毯等。

(2)忌食诱发患者哮喘的食物,如鱼、虾等。

(3)避免刺激气体、烟雾、灰尘和油烟等。

(4)避免精神紧张和剧烈运动。

(5)避免受凉及上呼吸道感染。

(6)寻找变应原,避免接触变应原。

(7)戒烟。

第二节 支气管扩张症

支气管张症是由于支气管、肺部反复感染或炎性黏稠分泌物阻塞,导致细支气管壁破坏以及附近肺组织纤维收缩,呈持久扩张和变形而逐渐形成的气道慢性炎症。临床表现为慢性咳嗽、咳痰、间断咯血和反复肺部感染。

一、病因

支气管扩张症的病因有很多种,主要包括以下方面。

(一)感染

细菌、真菌、病毒、结核分枝杆菌及非结核分枝杆菌。

(二)遗传性或先天性缺陷

囊性纤维化、肺隔离症、支气管软骨缺损等。

(三)免疫缺陷

原发性低 γ 球蛋白血症、HIV 感染、肺移植等。

(四)物理化学因素

放射性肺炎、毒气吸入、吸入性肺炎等。

(五)全身相关疾病

类风湿关节炎等。

二、临床表现

因病情轻重不一,临床表现各异,病变早期临床可无症状,随着病情进展可出现以下临床常见症状。

(一)症状

1.慢性咳嗽、大量黏液脓痰

咳嗽和咳痰与体位改变有关,卧床或晨起时咳嗽痰量增多。呼吸道感染急性发作时,黄绿色脓痰明显增加。

2.间断咯血

因病变部位支气管壁毛细血管扩张形成血管瘤,而反复咯血,咯血程度可分为小量咯血至大量咯血,与病情无相关性。有些患者仅有反复咯血,而无咳嗽、脓痰等症状,或仅有少许黏液痰,临床上称为干性支气管扩张。

3.全身症状

若支气管引流不畅,痰不易咳出,反复继发感染,可出现畏寒、发热、食欲缺乏、消瘦、贫血等症状。有的患者存在副鼻窦炎,尤其先天性原因引起的支气管扩张。

(二)体征

轻症或干性支气管扩张体征不明显。病变典型者可于下胸部、背部的病变部位闻及固定性、局限性湿啰音,呼吸音减低,严重者可伴哮鸣音。慢性患者可伴有杵状指(趾)。

三、辅助检查

(一)胸部 X 线

可见一侧或双侧下肺纹理增多或增粗,典型者可见多个不规则的蜂窝状透亮阴影或沿支气管的卷发状阴影。

(二)CT 检查

外周肺野出现囊状、柱状及不规则形状的支气管扩张,囊状支气管扩张其直径比伴行的血管粗大,形成印戒征。

(三)纤维支气管镜检查

敏感性可达97%,是主要的诊断方法。可直接观察气道黏膜病变,可做支气管肺泡灌洗液检查,能进行细菌、细胞病理学、免疫学检查,可进一步明确病因,指导诊断和治疗。

(四)痰微生物检查

包括痰涂片、痰细菌培养、抗生素敏感试验等,以指导用药。

(五)血清免疫球蛋白和补体检查

有助于发现免疫缺陷病引起呼吸道反复感染所致的支气管扩张。

四、护理诊断/问题

(一)清理呼吸道无效

与痰液黏稠、量多,无效咳嗽引起痰液不易排出有关。

(二)有窒息的危险

与痰多、黏稠,大咯血而不能及时排出有关。

(三)营养失调—低于机体需要量

与慢性感染导致机体消耗增加、咯血有关。

(四)焦虑

与疾病迁延不愈、不能正常生活工作有关。

五、护理措施

(一)生活护理

患者居室应经常通风换气,换气时注意保护患者避免受凉。室内温湿度适宜,温度保持在22～24℃,湿度保持在50%～60%,保持气道湿润,利于纤毛运动,维护气道正常的廓清功能。因患者慢性长期咳嗽和咳大量脓性痰,机体消耗大,故应进食营养丰富的饮食,特别是供给优质蛋白,如蛋、奶、鱼、虾、瘦肉等。加强口腔护理,大量咳痰的患者,口腔内有痰液残留,易发生口腔感染及口腔异味,因此,应嘱患者随时漱口,保持口腔清洁。

(二)心理护理

支气管扩张症的患者多数为幼年、青年期发病,其病程之长,反复发作,使患者产生焦虑、悲观的心理,呼吸困难、反复咯血等症状又使患者感到恐惧。因此应提供一个良好的休息环境,多巡视、关心患者,建立良好的护患关系,取得患者的信任,告知患者通过避免诱因,合理用药可以控制病情继续进展,缓解症状,相反,焦虑会加重病情。并教育家属尽可能地陪伴患者,给予患者积极有效的安慰、支持和鼓励。

(三)治疗配合

1.病情观察

慢性咳嗽、咳大量脓性痰、反复咯血、反复肺部感染是支气管扩张症的主要临床表现,痰量在体位改变时变化,如起床时或就寝后最多每日可达100～400ml,痰液经放置数小时后可分三层,上层为泡沫,中层为黏液,下层为脓性物和坏死组织,当伴有厌氧菌感染时,可有恶臭味。50%～70%支气管扩张症患者有咯血症状,其咯血量差异较大,可自血痰到大咯血,应注意观察,及时发现患者有无窒息的征兆。

2.体位引流

(1)应根据病变的部位和解剖关系确定正确的体位。通过调整患者的体位,将患肺置于高位,引流支气管开口向下,以利于淤积在支气管内的脓液随重力作用流入大支气管和气管而排出。病变位于上叶者,取坐位或健侧卧位。病变位于中叶者,取仰卧位稍向左侧。病变位于舌叶者,取仰卧位稍向右侧。病变位于下叶尖段者,取俯卧位。

(2)体位引流每日2～4次,每次15～20min,两餐之间进行。如痰液黏稠可在引流前行雾化吸入,并在引流时用手轻叩患者背部,使附于支气管壁的痰栓脱落,促进引流效果。

(3)引流过程中注意观察患者反应,如发现面色苍白、出冷汗、头晕、脉率增快、血压下降及有大咯血等,应立即停止引流,并采取相应措施。

3.咯血的护理

根据咯血量临床分为痰中带血、少量咯血(<100ml/d)、中等量咯血(100～500ml/d)或大量咯血(>500ml/d,或1次300～500ml)。

(1)咯血量少者适当卧床休息,取患侧卧位,以利于体位压迫止血。进食少量温凉流质饮食。

(2)中等或大量咯血时应严格卧床休息,应用止血药物,必要时可经纤维支气管镜止血,或插入球囊导管压迫止血。

(3)大量咯血时取侧卧或头低足高位,预防窒息,并暂禁食。咯血停止后进软食,忌用咖啡、浓茶等刺激性食品。备好抢救物品及各种抢救药物。

(4)观察再咯血征象,如患者突感胸闷、气急、心慌、头晕、咽喉部发痒、口有腥味并烦躁、发绀、神色紧张、面色苍白、冷汗、突然坐起,甚至抽搐、昏迷、尿失禁等,提示再咯血的可能。应立即置患者于头低足高侧卧位,通知医师并准备抢救。大咯血时可因血块堵塞大气管而致窒息或肺不张,故须立即将口腔血块吸出,抽吸同时辅以轻拍背部,使气管内的血液尽快进入口腔。

(四)用药护理

合并严重感染时可根据细菌药敏选用抗生素,用法、用量应遵医嘱,并及时观察药物过敏反应,毒性反应。局部用药,如雾化吸入,及时协助患者排出痰液。咯血患者常规留置套管针,建立有效的静脉通路。大咯血时遵医嘱应用止血药,如垂体后叶素,用药过程中注意观察止血效果和毒性反应,如发现患者出现心慌、面色苍白、腹痛等,除通知医师外立即减慢滴速。及时给予氧气吸入,备好抢救物品。如吸引器、简易呼吸器、气管插管、呼吸机、急救药品等。

六、健康指导

(1)患有其他慢性感染性病灶如慢性扁桃体炎、鼻窦炎、龋齿等患者,应劝其积极治疗,以防复发。

(2)指导患者进行体位排痰,可指导患者将以往确定的病变肺叶和肺段置于高位,引流支气管开口向下,使痰液顺体位流至气管,嘱患者深呼吸数次,然后用力咳嗽将痰液咳出,如此反复进行。

(3)指导患者和家属了解疾病的发生、发展和治疗、护理过程及感染、咯血等症状的监测。

(4)嘱患者戒烟,注意保暖,预防感冒,并加强体育锻炼,增强机体免疫力和抗病能力。

(5)建立良好生活习惯,养成良好的心态,防止疾病的进一步发展。

第三节　急性上呼吸道感染

急性上呼吸道感染(AURI),俗称"感冒",是小儿最常见的疾病。它主要侵犯鼻、鼻咽和咽部,导致急性鼻咽炎、急性咽炎、急性扁桃体炎等,常统称"上呼吸道感染"。由于年龄大小、体质强弱及病变部位的不同,病情的缓急、轻重程度也不同。婴幼儿及体弱儿童易有严重并发症。

一、病因

急性上呼吸道感染绝大部分是由病毒引起的,少数可由细菌和支原体感染引起。常见的病毒有鼻病毒、呼吸道合胞病毒、腺病毒、流感病毒、副流感病毒、冠状病毒、柯萨奇病毒、埃可病毒等。现已证实急性上呼吸道炎症绝大多数为各种呼吸道病毒感染所引起;细菌感染大多继发于病毒感染之后,以溶血性链球菌最为多见,其次为肺炎球菌、流感嗜血杆菌、革兰阴性细菌。

急性上呼吸道感染,全年都可发生,冬春较多。在幼儿期发病最多,5岁以下小儿人均每年发生 4~6 次;学龄儿童逐渐减少。致病病毒的传播一般通过飞沫传染及直接接触,偶尔通过肠道,可以流行或散发。传染期在轻症只限于最初几天,重症则较长,继发细菌感染后则更延长。人体对上述病毒的免疫力一般较短,仅 1～2 个月或稍长,但也有长达数年者。

由于小儿呼吸道解剖生理特点,呼吸道局部免疫功能低下、营养不良、佝偻病等因素的影响易造成病原体的侵入;加上气候季节的变化及环境因素如居室拥挤、通风不良、空气污浊、阳光不足等可使机体抵抗力降低而发病。

主要是喉以上部位黏膜的急性炎症、充血、水肿、单核细胞浸润,腺体及杯状细胞分泌增多,分泌物先为清水样,后变为黏液性。若继发细菌感染,有中性粒细胞浸润,则分泌物为脓性。上皮细胞受到损害后即行剥脱,直到痊愈时重新增生。

二、临床表现

(一)症状

1.年长儿

局部症状明显,以鼻咽部卡他症状为主要表现。初期有咽干、咽痒或烧灼感,发病同时或数小时后,可有喷嚏、鼻塞、流清水样鼻涕,2～3 日后变稠。可伴咽痛,有时由于耳咽管炎使听力减退,也可出现流泪、味觉迟钝、呼吸不畅、声嘶、少量咳嗽等。一般无发热及全身症状,或仅有低热、不适、轻度畏寒和头痛。如无并发症,一般经 5～7 日痊愈。

2.婴幼儿

全身症状重,局部症状轻。常骤然起病,高热、流涕、频咳、精神萎靡,常伴有呕吐、腹泻。

(二)体征

可见鼻腔黏膜充血、水肿、有分泌物,咽部轻度充血。流感病毒和腺病毒感染时咽部明显充血和水肿。颌下淋巴结肿大且触痛。腺病毒咽炎可伴有眼结合膜炎。细菌性咽—扁桃体炎检查可见咽部明显充血,扁桃体肿大、充血,表面有黄色点状渗出物,颌下淋巴结肿大、压痛,肺部无异常体征。

(三)特殊类型的上呼吸道感染

1.疱疹性咽峡炎

常由柯萨奇病毒 A 引起,表现为明显咽痛、发热,病程约 1 周。检查可见咽充血,软腭、腭垂,咽及扁桃体表面有灰白色疱疹,有浅表溃疡,周围有红晕。多于夏季发作。

2.咽结膜热

主要由腺病毒等引起。临床表现有发热、咽痛、畏光、流泪,咽及结合膜明显充血。病程4～6 日,常发生于夏季,游泳中传播。

三、辅助检查

(一)血常规

病毒性感染见外周白细胞计数正常或偏低,淋巴细胞比例升高。细菌感染有白细胞计数与中性粒细胞增多和核左移现象。

(二)病原学检查

视需要可用免疫荧光法、酶联免疫吸附检测法、血清学诊断法及病毒分离和鉴定,以判断病毒的类型,区别病毒和细菌感染。细菌培养判断细菌类型和药敏试验。

(三)X线检查

鼻窦及胸部X线检查以排除鼻窦炎、下呼吸道感染及呼吸道异物。

(四)心电图

有胸闷、心慌、乏力、面色苍白、腹痛及心脏听诊异常者,进行心电图检查,以除外心肌炎及其他心脏疾病。

四、护理诊断/问题

(一)体温过高

与急性化脓性扁桃体炎有关。

(二)有体液不足的危险

与发热、出汗、饮水少有关。

(三)知识缺乏

缺乏有关上感的保健知识。

(四)语言沟通障碍、咽痛、声音嘶哑

与急性病毒性喉炎有关。

五、护理措施

(一)一般护理

如保持病房内环境卫生,定时开窗,保证通风,维持适宜的温度和湿度;叮嘱患者多进行卧床休息,进行必要的隔离,减少细菌传染及传播。保证病房环境整洁、安静;提醒患者遵医嘱用药,并使患者保持乐观情绪;根据气温变化提醒患者添加衣物等。

(二)症状护理

对于鼻塞、通气不畅的患者。及时清除鼻腔分泌物,采用麻黄碱进行滴鼻,减少鼻塞;对于高烧患者,采用药物退热与物理退热相结合的方法进行退热,特别是对于儿童患者,避免高烧引起其他并发症状;对于咽部不适的患者,加强咽部护理,给予雾化吸入治疗后采用润喉含片治疗。尽量在一定时间内集中完成护理。减少对患者的打扰,保证其足够的休息时间。

(三)心理护理

患者虽然年龄小,但是由于病痛的折磨,心理也会变得非常敏感和脆弱,因此护理人员一定要加强对患者的心理指导,通过讲故事、玩游戏等方式能够转移患者的注意力,分散其因为病痛带来的难过,从而能够很好地改善患者的身体状况和病情状况,对比两组患者的护理疗效。

(四)饮食指导

患者需要经常喝水,饮食以清淡为主,可服用一些粥类食物等,少食多餐,保证其获得足够的能量。指导患者多进食高热量、高蛋白、易消化、富含维生素的易消化食物,禁食油腻、刺激性食物。

(五)发热护理

多数急性上呼吸道感染患者会表现出高烧的症状,需要保证其绝对静卧休息,采用头部冷敷、温水擦浴等方法进行物理降温,若效果仍不理想,需遵医嘱给予降温药物治疗;有些患者额头及腋窝等处温度较高,但手脚冰凉,特别是符合此症状的儿童患者,容易并发高热惊厥,需要引起重视；在降温过程中，应随时观察患者体温，降温速度不易过快，注意观察激惹及惊厥现象；对于出现体温骤降、面色苍白、大汗淋漓以及四肢厥冷的患者，应及时报告医生进行处理；对于婴幼儿，体温尽量维持在38℃以下，以避免惊厥的发生。

（六）并发症护理

注意观察患者皮疹、口腔黏膜、神经系统症状表现，辨别咳嗽的性质，及早发现猩红热及麻疹等急性传染性疾病；出汗较多的患者会出现一定程度的皮肤瘙痒症状，因此需要及时更换床单及衣物，保证干燥整洁，避免皮肤感染；对婴幼儿做好安全防护，指导患儿家属对其进行合理喂养并及时预防接种，修剪患儿指甲以防止因抓破皮肤而导致感染。

六、健康指导

向患者讲解急性上呼吸道感染的发病机制、影响因素、临床表现和主要的治疗方法，使患者了解其病因、预防措施及自我护理方法；解答患者疑问，消除其焦虑、紧张心理，树立治愈疾病的自信心，从而使患者主动配合治疗，促进康复。

第四节　急性支气管炎

急性支气管炎是由细菌、病毒的感染、物理化学刺激或过敏引起的支气管黏膜急性炎症。常于寒冷季节或气候突变之时诱发。常在病毒感染的基础上继发细菌感染。临床上以咳嗽、咳痰为主要症状。先为干咳或少量黏液性痰，后可转化为黏液脓性，痰量增多，咳嗽加剧，偶可痰中带血，支气管痉挛时可有不同程度的气促，伴胸骨后发紧感。体检两肺呼吸音增粗，部位不固定的散在的干、湿啰音，咳痰后可减少或消失，低热或不发热，白细胞计数和中性粒细胞可不增高或轻度增高，胸部X线检查大多正常或肺纹理增粗。咳嗽和咳痰可延续2～3周才消失。

一、病因

（一）感染

引起本病的病毒有腺病毒、流感病毒、呼吸道合胞病毒、副流感病毒；细菌有流感嗜血杆菌、肺炎链球菌、链球菌、葡萄球菌等。病毒和细菌可以直接感染气管—支气管，也可先侵犯上呼吸道，继而引起本病。近年来由支原体和衣原体引起者逐渐增多。

（二）物理、化学刺激

吸入冷空气、粉尘、刺激性气体或烟雾（如二氧化硫、二氧化氮、氨气、氯气、臭氧等）等可以引起气管—支气管黏膜的急性炎症。

（三）变态反应

引起气管和支气管变态反应的常见变应原包括花粉、有机粉尘、细菌蛋白质、真菌孢子以及在肺内移行的钩虫、蛔虫的幼虫。

二、临床表现

（一）上呼吸道感染症状

起病往往先有鼻塞、喷嚏、咽痛、声嘶等上呼吸道感染症状。

（二）全身症状

大多轻微，仅有轻度畏寒、发热、头痛及全身酸痛等，婴幼儿可有发热、呕吐和腹泻等症状。发热和全身不适可在3～5日消退。

（三）咳嗽

开始不重，呈刺激性，痰少。1～2日后咳嗽加剧，痰由黏液转为黏液脓性。咳剧时可伴恶心、呕吐或胸腹肌痛。当伴发支气管痉挛时，可有哮鸣和气急。咳嗽有时延至数周方愈。

（四）体征

两肺呼吸音粗，有不固定的散在干湿啰音，咳嗽后消失。

三、辅助检查

（一）血常规

病毒感染者外周血淋巴细胞可增加，细菌感染时白细胞总数和中性粒细胞比例增高。

（二）X线胸片

无异常或仅有肺纹理增深。

四、护理诊断/问题

（一）清理呼吸道无效

与痰液黏稠、气道分泌物堆积有关。

（二）体温升高

与支气管炎症有关。

五、护理措施

（一）一般护理

保持室内环境安静，舒适，空气新鲜。保持病室温度22℃～24℃，相对湿度55％～65％，可减少对支气管黏膜的刺激。给予营养丰富、易消化的饮食。对于哺乳期的患儿，要尽量采取母乳喂养，提高患儿的免疫力。此外，不可进食太快和太饱，以免引起呛咳或呕吐而影响呼吸。要保持口腔卫生，以增加舒适感，增进食欲。婴幼儿可在进食后喂适量开水，以清洁口腔。年长儿在晨起、餐后、睡前漱口。

（二）心理护理

患儿家长尤其是低龄父母由于经验不足，面对疾病容易心慌意乱甚至恐惧，一定程度上影响了医嘱的依从性，对治疗效果不利。护理人员要经常与患儿及家长交流，并对家长讲解急性支气管炎的相关知识，使其积极配合治疗。由于年龄以及体质等因素，患儿有时不能很好地表达自己的感受并且对疼痛的忍受程度较低，很容易哭闹不止以及烦躁。对患儿的哭闹程度、情绪以及心理状态等进行评估，与患儿沟通，使患儿有亲切感，并根据患儿的性格以及喜好讲故事，利用玩具、游戏、图画书以及视频等吸引患儿的注意力，减缓疼痛感以及烦躁感。

（三）饮食护理

饮食护理。由于疾病可能会导致患儿出现食欲缺乏情况，因此饮食要以清淡、高蛋白易消化的半流质食物，尽量少量多餐，不要使患儿吃得太饱，否则会对其呼吸通常造成影响

（四）发热的护理

患儿要卧床休息，保持室内安静，温度、湿度均适中，通风良好。衣被不可过厚，以免影响

机体散热。为保持皮肤清洁,避免汗腺阻塞,用温热水擦浴,并及时更换被汗液浸湿的衣被。加强口腔护理。观察体温变化,当体温超过38.5℃时,给予物理降温,按医嘱给予退热剂、嘱多饮水,每4小时测体温一次,并准确记录。如为超高热或有高热惊厥史者须1～2小时测量一次。退热处置1小时后复测体温,并随时注意有无新的症状或体征出现,以防惊厥发生或体温骤降。如有虚脱表现,应予保暖,饮热水,严重者给予静脉补液。对于体温低于38.5℃且年龄小于6个月的儿童,暂不给予退热药处理。若有高热惊厥史者则要及早给予处置。

(五)呼吸道通畅的护理

保持呼吸道通畅,及时清除呼吸道分泌物,改善缺氧状况。用手轻拍患儿背部,促使痰液排出。对不能配合的患儿,操作者左手从腰间环抱患儿,取头低足高位;能够配合的患儿取坐位或侧卧位。操作者右手固定呈空心隆起状,利用腕部的力量,有节奏地由下到上、由外到内稍用力叩击患儿背部,频率及力量以使患儿能接受及痰液顺利排出为宜,在叩击患儿背部同时鼓励患儿咳痰。教会家长为患儿间断喂水。婴幼儿咳嗽反射弱或不会咳痰,痰液常滞留在咽喉部,喉部常有痰鸣音。家长要少量多次予患儿喂水,每次5～10ml,通过患儿吞咽动作清除咽喉部的痰液,减少患儿咳嗽频率,同时也能清洁口腔,补充体液。若呼吸道分泌物较多而排出不畅时,可进行体位引流,使呼吸道分泌物借助重力排出。必要时给予吸痰,选用软的吸痰管,动作要轻柔,以防损伤呼吸道黏膜,且吸痰不能过频和过慢(过频可刺激黏液产生增多,过慢可妨碍呼吸使缺氧加重)。吸痰不宜在哺乳后1小时内进行,以免引起呕吐。吸痰时患儿多因刺激而咳嗽、烦躁,吸痰后宜立即吸氧。对痰液黏稠不宜咳出者,可按医嘱给予超声雾化吸入或蒸汽吸入,以稀释痰液利于咳出。

六、健康指导

(一)生活指导

加强营养,增强体质。适当开展户外活动,进行体格锻炼,增强机体对气温变化的适应能力。根据气温变化增减衣物,避免受凉或过热。在呼吸道疾病流行期间避免去人多拥挤的公共场所,以免交叉感染。积极预防营养不良、佝偻病、贫血和各种传染病,按时预防接种增强机体免疫力。

(二)药物指导

口服退热药后要多饮水,以免大量出汗引起虚脱。服止咳糖浆后半小时不宜饮水。多种药物同时服用时,糖浆最后服。使用青霉素、头孢类抗生素时,注意观察药物的疗效及不良反应。在患病的早期,对于痰多的患儿,不主张用止咳药,以免影响排痰。痰稠且咳嗽严重者可服用祛痰药。

(三)健康指导

责任护士宣教,包括对该疾病的发病机制、临床症状、危险因素以及预防措施进行讲解;指导家属对患儿的用药以及拍痰等;指导家属合理、科学地加强患儿身体素质锻炼,提高自身免疫力;指导家属关注天气的变化,适当调整饮食以及增减衣物,预防小儿支气管炎的发生。

第五节　慢性阻塞性肺疾病

慢性阻塞性肺疾病(Chronic Obstructive Pulmonary Disease,COPD)是一种以气流受限为特征的可以预防和治疗的疾病,气流受限不完全可逆,成进行性发展。与肺部对香烟烟雾等有害气体或颗粒的异常炎症反应有关,COPD 主要累及肺,也可以引起显著的全身反应。

一、病因
COPD 的病因至今仍不十分清楚,但已知与某些危险因素有关。

(一)环境因素

1.吸烟

已知吸烟为 COPD 最主要的危险因素,吸烟数量愈大,年限愈长,则发病率愈高。被动吸烟也可以导致 COPD 的发生。

2.职业性粉尘和化学物质

包括有机或无机粉尘、化学物质和烟雾,如煤尘、棉尘、二氧化硅等。

3.室内空气污染

用木材、畜粪或煤炭做饭或取暖等,通风不良也可发生 COPD。

4.室外空气污染

汽车、工厂排放的废气,如二氧化氮、二氧化硫等可引起 COPD 的急性加重。

(二)易感性

包括易感基因和后天获得的易感性。

1.易感基因

比较明确的是表达先天性 α_1-抗胰蛋白酶缺乏的基因,是 COPD 的一个致病原因。

2.出生低体重

学龄儿童调查发现出生低体重者肺功能较差,这些儿童以后若吸烟,可能是 COPD 的一个易感因素。

3.儿童时期下呼吸道感染

儿童时期患下呼吸道感染者,若以后吸烟,则 COPD 的发病率显著增加。

4.气道高反应性

是 COPD 的一个危险因素。气道高反应性除与基因有关外也可后天获得,继发于环境因素。

二、临床表现

(一)症状

早期患者,即使肺功能持续下降,可毫无症状,及至中晚期,出现咳嗽、咳痰、气短等症状,痰量因人而异,为白色黏液痰,合并细菌感染后则变为黏液脓性。在长期患病过程中,反复急性发作和缓解是本病的特点,病毒或细菌感染常是急性发作的重要诱因,常发生于冬季。咯血不常见,但痰中可带少量血丝。晚期患者即使是轻微的活动,都不能耐受。合并肺心病时可出现肺、心力衰竭及其他脏器的功能损坏表现。

(二)体征

早期无明显体征。随着病情发展可见桶状胸,呼吸活动减弱,辅助呼吸肌活动增强;触诊语颤减弱或消失;叩诊呈过清音,心浊音界缩小,肝浊音界下移;听诊呼吸音减弱,呼气延长,心音遥远等。晚期患者因呼吸困难,颈、肩部辅助呼吸肌常参与呼吸运动,可表现为身体前倾。呼吸时常呈缩唇呼吸,可有口唇发绀、右侧心力衰竭体征。

(三)分型

COPD可分两型,即慢性支气管炎型和肺气肿型。慢性支气管炎型因缺氧发绀较重,常合并肺心病,水肿明显;肺气肿型因缺氧较轻,发绀不明显,而呼吸困难、气喘较重。大多数患者兼具这两型,但临床上以某型的表现为主。

三、辅助检查

(一)胸部X线检查与CT

胸廓前后径增大,肋骨水平,肋间隙增宽,膈肌低平,两肺野透明度增高,肺纹理变细、减少。CT上可见低密度的肺泡腔、肺大疱与肺血管减少。

(二)肺功能检查

最常用的指标是第1秒用力呼气量(FEV_1)占其预计值的百分比($FEV_1\%$)和FEV_1占用力肺活量(FVC)之比。在诊断COPD时,必须以已使用支气管舒张药后测定的FEV_1为准,$FEV_1 < 80\%$预计值,和(或)$FEV_1/FVC < 70\%$可认为存在气流受限。

(三)动脉血气分析

早期无变化,随病情发展,动脉血氧分压降低,二氧化碳分压增高,并可出现代偿性呼吸性酸中毒,pH降低。

四、护理诊断/问题

(一)气体交换受损

与呼吸道阻塞、呼吸面积减少引起的通气换气功能障碍有关。

(二)清理呼吸道无效

与呼吸道炎症、阻塞,痰液过多而黏稠有关。

(三)营养失调

与呼吸困难、疲乏等引起患者食欲下降、摄入不足、能量需求增加有关。

(四)焦虑

与呼吸困难影响生活、工作和害怕窒息有关。

(五)活动无耐力

与日常活动时供氧不足、疲乏有关。

(六)睡眠形态紊乱

与呼吸困难、不能平卧有关。

五、护理措施

(一)生活护理

(1)急性发作期有发热、喘息时应卧床休息取舒适坐位或半卧位,衣服要宽松,被褥要松软、暖和,以减轻对呼吸运动的限制。保持室内空气的新鲜与流通,室内禁止吸烟。

(2)对心、肝、肾功能正常的患者,应给予充足的水分和热量。每日饮水量应在 1500ml 以上。充足的水分有利于维持呼吸道黏膜湿润,使痰的黏稠度降低,易于咳出。适当增加蛋白质、热量和维生素的摄入。COPD 患者在饮食方面需采用低糖类、高蛋白、高纤维食物,同时避免产气食物。少食多餐,每餐不要吃得过饱,少食可以避免腹胀和呼吸短促。

(二)心理护理

COPD 患者因长期患病,影响工作和日常生活,出现焦虑、抑郁、紧张、恐惧、悲观失望等不良心理。针对患者病情及心理特征及时给予精神安慰、心理疏导,做好家人及亲友工作,鼓励他们在任何情况下,都要给予患者精神安慰,调动各种社会支持系统给予精神及物质关怀,介绍类似疾病治疗成功的病例,强调坚持康复锻炼的重要性,以取得主动配合,树立战胜疾病的信心。

(三)治疗配合

1.病情观察

患者急性发作期常有明显咳嗽、咳痰及痰量增多,合并感染时痰的颜色由白色黏痰变为黄色脓性痰。发绀加重常为原发病加重的表现。重症发绀患者应注意观察神志、呼吸、心率、血压及心肺体征的变化,应用心电监护仪,定时监测心率、心律、血氧饱和度、呼吸频率、节律及血压变化,发现异常及时通知医师处理。

2.对症护理

主要为咳嗽、咳痰的护理,发作期的患者呼吸道分泌物增多、黏稠,咳痰困难,严重时可因痰堵引起窒息。因此,护士应通过为患者实施胸部物理疗法,帮助患者清除积痰,控制感染、提高治疗效果。胸部物理疗法包括:深呼吸和有效咳嗽、胸部叩击、体位引流、吸入疗法。

(1)深呼吸和有效咳嗽:鼓励和指导患者行有效咳嗽,这是一项重要的护理。通过深呼吸和有效咳嗽,可及时排出呼吸道内分泌物。指导患者每 2~4 小时定时进行数次随意的深呼吸,在吸气末屏气片刻后暴发性咳嗽,促使分泌物从远端气道随气流移向大气道。

(2)胸部叩击:通过叩击振动背部,间接地使附在肺泡周围及支气管壁的痰液松动脱落。方法为五指并拢,向掌心微弯曲,呈空心掌,腕部放松,迅速而规律地叩击胸部。叩击顺序从肺底到肺尖,从肺外侧到内侧,每一肺叶叩击 1~3min。叩击同时鼓励患者深呼吸和咳嗽、咳痰。叩击时间 15~20min 为宜,每日 2~3 次,餐前进行。叩击时应询问患者感受,观察面色、呼吸、咳嗽、排痰情况,检查肺部呼吸音及啰音的变化。

(3)体位引流:按病灶部位,协助患者取适当体位,使病灶部位开口向下,利用重力及有效咳嗽或胸部叩击将分泌物排出体外。引流多在早餐前 1h,晚餐前及睡前进行,每次 10~15min,引流期间防止头晕或意外危险,观察引流效果,注意神志、呼吸及有无发绀。

(4)吸入疗法:利用雾化器将祛痰平喘药加入湿化液中,使液体分散成极细的颗粒,吸入呼吸道以增强吸入气体的湿度,达到湿润气道黏膜,稀释气道痰液的作用,常用的祛痰平喘药:氨溴索(沐舒坦),异丙托溴铵(爱喘乐)。在湿化过程中气道内黏稠的痰液和分泌物可因湿化而膨胀,如不及时吸出,有可能导致或加重气道狭窄甚至气道阻塞。在吸入疗法过程中,应密切观察病情,协助患者翻身、叩背,以促进痰液排出。

3.氧疗过程中的护理

COPD急性发作期,大多伴有呼吸衰竭、低氧血症及二氧化碳潴留。Ⅰ型呼吸衰竭患者按需吸氧,根据缺氧程度适当调节氧流量,但应避免长时间、高浓度吸氧,以防氧中毒。Ⅱ型呼吸衰竭患者给予低流量吸氧,以免抑制呼吸。用氧前应向患者家属做好解释工作,讲明用氧目的、注意事项,嘱患者不可擅自调节氧流量或停止吸氧,以免加重病情。在吸氧治疗中应监测患者的心率、血压、呼吸频率及血气指标的变化,了解氧疗效果。注意勿使吸氧管打折,鼻腔干燥时可用棉签蘸水湿润鼻黏膜。

4.呼吸功能锻炼

COPD患者急性症状控制后应尽早进行呼吸功能锻炼,教会患者及其家属呼吸功能锻炼技术,督促实施并提供有关咨询材料。可以选用下述呼吸方法,一种或两种交替进行。

(1)腹式呼吸锻炼:由于气流受限、肺过度充气、膈肌下降、活动减弱,使呼吸类型改变。通过呼吸肌锻炼,使浅快呼吸变为深慢有效呼吸,利用腹肌帮助膈肌运动,调整呼吸频率,呼气时间延长,以提高潮气量,减少无效腔,增加肺泡通气量,改变气体分布,降低呼吸功耗,缓解气促症状。方法:患者取立位,体弱者也可取坐位或仰卧位,上身肌群放松做深呼吸,一手放于腹部一手放于胸前,吸气时尽力挺腹,也可用手加压腹部,呼气时腹部内陷,尽量将气呼出,一般吸气 2s,呼气 4~6s。吸气与呼气时间比为 1:2 或 1:3。用鼻吸气,用口呼气要求缓呼深吸,不可用力,每分钟呼吸速度保持在 7~8 次,开始每日 2 次,每次 10~15min,熟练后可增加次数和时间,使之成为自然的呼吸习惯。

(2)缩唇呼吸法:通过缩唇徐徐呼气,可延缓吸气气流压力的下降,提高气道内压,避免胸膜腔内压增加对气道的动态压迫,使等压点移向中央气道,防止小气道的过早闭合,使肺内残气更易于排出,有助于下一吸气进入更多新鲜的空气,增强肺泡换气,改善缺氧。方法为:用鼻吸气,缩唇做吹口哨样缓慢呼气,在不感到费力的情况下,自动调节呼吸频率、呼吸深度和缩唇程度,以能使距离口唇30cm处与唇等高点水平的蜡烛火焰随气流倾斜又不致熄灭为宜。每天 3 次,每次 30min。

(四)用药护理

按医嘱用抗生素、止咳、祛痰药物,掌握药物的疗效和不良反应,不滥用药物。

1.祛痰止咳药物应用护理

常用的祛痰类药物如下。

(1)祛痰药:通过促进气道黏膜纤毛上皮运动,加速痰液的排出;能增加呼吸道腺体分泌,稀释痰液,使痰液黏稠度降低,以利于咳出。

(2)黏液溶解药:通过降低痰液黏稠度,使痰液易于排出。

(3)镇咳药:直接作用于咳嗽中枢。

(4)其他还有中药化痰制剂。用药观察:观察用药后痰液是否变稀、容易咳出。及时协助患者排痰。注意事项:对呼吸储备功能减弱的老年人或痰量较多者,应以祛痰为主,协助排痰,不应选用强烈镇咳药物,以免抑制呼吸中枢及加重呼吸道阻塞和炎症,导致病情恶化。

2.解痉平喘药物应用护理

解痉平喘药物可解除支气管痉挛,使通气功能有所改善,也有利于痰液排出。常用药物有:①M型胆碱受体阻滞药;②β₂肾上腺素能受体激活药;③茶碱类。用药观察:用药后注意患者咳嗽是否减轻,气喘是否消失。β₂受体兴奋药常同时有心悸、心率加快、肌肉震颤等不良反应,用药一段时间后症状可减轻,如症状明显应酌情减量。茶碱引起的不良反应与其血药浓度水平密切相关,个体差异较大,常有恶心、呕吐、头痛、失眠,严重者心动过速、精神失常、昏迷等,应严格掌握用药浓度及滴速。

六、健康指导

(1)告诉患者及其家属应避免烟尘吸入,气候骤变时注意预防感冒,避免受凉以及与上呼吸道感染患者接触。

(2)加强体育锻炼,要根据每个人的病情、体质及年龄等情况量力而行、循序渐进,天气良好时到户外活动,如散步、慢跑、打太极拳、练气功等,以不感到疲劳为宜,增加患者呼吸道对外界的抵抗能力。

(3)教会患者学会自我监测病情变化,尽早治疗呼吸道感染,可在家中配备常用药物及掌握其使用方法。

(4)重视营养的摄入,改善全身营养状况,提高机体抵抗力。

(5)严重低氧血症患者坚持长期家庭氧疗,可明显提高生活质量和劳动能力,改善生命质量。每天吸氧10~15h,氧流量1~2L/min。并告知患者及其家属氧疗的目的及注意事项。

第六节　呼吸衰竭

呼吸衰竭(Respiratory Failure)简称呼衰,是指各种原因引起的肺通气和(或)换气功能严重障碍,以致在静息状态下亦不能维持足够的气体交换,导致低氧血症伴(或不伴)高碳酸血症,从而引起一系列病理生理改变和相应临床表现的综合征。

一、病因与发病机制

(一)病因

引起呼吸衰竭的病因很多,参与肺通气和肺换气的任何一个环节的严重病变都可导致呼吸衰竭,包括以下方面。

1.气道阻塞性病变

如慢性阻塞性肺疾病、重症哮喘等。

2.肺组织病变

如严重肺结核、肺水肿等。

3.肺血管疾病

如肺栓塞。

4.胸廓与胸膜病变

如胸外伤造成的连枷胸、胸廓畸形、广泛胸膜增厚、气胸等。

5.神经肌肉病变

如脑血管疾病、脊髓外颈段或高胸位段损伤,重症肌无力等。

(二)发病机制

1.肺通气不足

肺泡通气量减少会引起缺氧和CO_2潴留。是Ⅱ型呼衰的发病机制。

2.弥散障碍

因二氧化碳弥散能力为氧的20倍,故弥散障碍时,通常以低氧血症为主。

3.通气/血流比例失调

正常成人每分钟肺泡通气量约为4L,肺毛细血管血流量约5L,通气/血流比值约为0.8。一方面当肺毛细血管损害而通气正常时,则通气/血流比值增大,结果导致生理无效腔增加,即为无效腔效应;另一方面当肺泡通气量减少(如肺不张、肺水肿、肺炎实变等)肺血流量正常时,则通气/血流比值降低,使肺动脉的混合静脉血未经充分氧合而进入肺静脉,形成肺动—静脉样分流或功能性分流,若分流量超过30%,吸氧并不能明显提高PaO_2。无论通气/血流比值增高或降低,均影响肺的有效气体交换,可导致缺氧,而无二氧化碳潴留,是Ⅰ型呼衰发病的主要机制。

二、临床表现

(一)呼吸困难

呼吸衰竭最早出现的症状。急性呼吸衰竭早期表现为呼吸频率增快,病情加重时出现呼吸困难,辅助呼吸肌活动增加,可出现三凹征。慢性呼吸衰竭表现为呼吸费力伴呼气延长,严重时呼吸浅快,并发CO_2麻醉时出现浅慢呼吸或潮式呼吸。

(二)发绀

缺氧的典型表现。当SaO_2低于90%时,可在口唇、指甲出现发绀。

(三)精神神经症状

急性衰竭可出现精神错乱、躁狂、昏迷、抽搐等症状。慢性衰竭随着$PaCO_2$升高,出现先兴奋后抑制状态。

(四)循环系统表现

多数患者有心动过速,严重低氧血症、酸中毒时,可引起心肌损害,亦可引起周围循环衰竭、血压下降、心律失常,甚至心搏骤停。

(五)消化和泌尿系统表现

严重呼吸衰竭可损害肝、肾功能,并发肺心病时出现尿量减少,部分患者可引起应激性溃疡而发生上消化道出血。

三、辅助检查

(一)动脉血气分析

PaO_2低于7.9kPa,伴或不伴$PaCO_2$高于6.6kPa。

(二)肺功能检测

通过肺功能的检测能判断通气功能障碍的性质及是否合并有换气功能障碍,并对通气和换气功能障碍的严重程度进行判断。

(三)胸部影像学检查

包括胸部 X 线片、胸部 CT 和放射性核素肺通气/灌注扫描、肺血管造影等可协助分析呼吸衰竭的原因。

(四)纤维支气管镜检查

对于明确大气道情况和取得病理学证据具有重要意义。

(五)其他检查

尿中可见红细胞、蛋白及管型,丙氨酸氨基转移酶和尿素氮升高;亦可有低血钾、高血钾、低血钠、低血氯等。

四、护理诊断/问题

(一)气体交换受损

与肺换气功能障碍有关。

(二)呼吸道无效

提供的授权呼吸道分泌物黏稠集聚有关。

(三)有感染的危险

与长期使用呼吸机有关。

(四)有皮肤完整性受损的危险

与长期卧床有关。

(五)营养失调:低于机体需要量

与摄入不足有关,与恐惧于病情的危重也有关。

五、护理措施

(一)一般护理

(1)饮食护理,鼓励患者多进食高蛋白质、高维生素食物。

(2)保持病室整洁、通风,2 次/日。

(3)正确留取各项标本。

(4)严格控制陪客和家属探望。

(二)病情观察

(1)呼吸频率、节律和深度,使用辅助呼吸机呼吸的情况,呼吸困难的程度。

(2)缺氧和 CO_2 潴留情况。

(3)监测血压、心率及心律的变化,必要时进行血流动力学监测。

(4)意识状况及神经精神症状:观察有无肺性脑病的表现,如有异常应及时通知医生。昏迷者应评估瞳孔、肌张力、腱反射及病理反射。

(5)观察并记录每小时尿量和液体出入量,有肺水肿的患者需适当保持负平衡。

(6)监测动脉血气分析和生化检查结果,了解电解质和酸碱平衡情况。

(三)用氧护理

(1)Ⅰ型呼吸衰竭患者需吸入较高浓度(高于 35%)的氧,使 PaO_2 迅速提高为 7.9~10.6kPa或 SaO_2 高于 90%。

(2)Ⅱ型呼吸衰竭的患者一般在 PaO_2 低于 7.0kPa 时才开始氧疗,应给予低浓度(低于

35%)持续吸氧,使 PaO_2 控制在 7.9kPa 或 SaO_2 在 90% 或略高,以防因缺氧完全纠正,使外周化学感受器失去低氧血症的刺激而导致呼吸抑制,反而会导致呼吸频率和幅度降低,加重缺氧和 CO_2 潴留。

(四)呼吸道护理

(1)保持呼吸道通畅:鼓励患者咳嗽、咳痰、更换体位和多饮水。危重患者每 2~3 小时翻身拍背 1 次,帮助排痰。

(2)指导Ⅱ型呼吸衰竭的患者通过腹式呼吸时膈肌的运动和缩唇呼吸使气体均匀而缓慢地呼出,以减少肺内残气量,增加有效通气量,改善通气功能。

(3)使用口鼻面罩加压辅助通气者,做好该项护理有关事项。

(4)病情危重者建立人工气道(气管插管或气管切开),接呼吸机进行机械通气时应按机械通气护理要求。

(五)并发症观察

应注意观察有无重要器官缺氧性损伤、消化道出血、心力衰竭、休克等并发症的出现,及时做好应对措施。

六、健康指导

(1)鼓励患者做缩唇呼吸和腹式呼吸以改善通气。

(2)鼓励患者适当家务活动,尽可能下床活动。

(3)预防上呼吸道感染,保暖、季节交换和流感季节少外出,少去公共场所。

(4)劝告戒烟,如有感冒尽量就医,控制感染加重。

第三章　外科护理

第一节　胸部损伤

胸部损伤根据胸膜腔与外界是否相通,分为闭合性和开放性两大类。闭合性损伤多由于胸部受到暴力挤压、冲撞或钝器碰击等引起;高压水浪或气浪冲击则可引起肺爆震伤。如果暴力挤压胸部时,患者声门紧闭,胸腔内压力骤然升高,右心房的血液经无静脉瓣的上腔静脉系统逆流,可造成头、颈、肩部和胸部毛细血管破裂,引起创伤性窒息,主要表现为面、颈和上胸部皮肤出现针尖大小的紫蓝色淤斑,以面部和眼眶部为明显,甚至会出现口腔、球结膜和鼻黏膜出血,视网膜、视神经出血和鼓膜破裂等,多数患者可出现暂时性意识障碍。开放性损伤平时以各种锐器伤为主,战时以火器伤居多,刺破胸壁多伴有胸腔内组织、器官裂伤,可导致开放性气胸或血胸,影响呼吸和循环功能。闭合性或开放性损伤发生膈肌破裂,并造成胸腔和腹腔组织或器官同时损伤,称为胸腹联合伤。

一、肋骨骨折

肋骨骨折在胸部损伤中最常见。可分为单根肋骨骨折和多根肋骨骨折,同一肋骨也可一处或多处骨折。肋骨骨折多见于第 4～7 肋,因其较长且固定,最易折断。第 1～3 肋因较粗短,且有锁骨、肩胛骨保护而较少发生骨折。第 8～10 肋骨虽然长,但前端与胸骨连成肋弓,弹性较大,不易骨折。第 11～12 肋前端不固定且游离,较少发生骨折。儿童肋骨富有弹性,不易折断。中老年人的肋骨骨质疏松,脆性较大,容易发生骨折。

(一)病因

肋骨骨折的病因有外来暴力和病理因素。外来暴力又可分为直接和间接暴力两种。直接暴力直接施压于肋骨,使肋骨向内弯曲折断;间接暴力则是施压于胸部前后,肋骨向外弯曲折断。老年人偶尔可因咳嗽或打喷嚏引起肋骨骨折,恶性肿瘤侵犯肋骨或严重骨质疏松者也易出现病理性骨折。

(二)临床表现

1.症状

肋骨骨折部位疼痛,且在深呼吸、咳嗽或变换体位时疼痛加剧;由于疼痛和反常呼吸运动限制胸壁活动,患者有胸闷和不同程度的呼吸困难;肺有挫伤时出现咳嗽或咯血。严重呼吸困难或伴有大量血胸时导致休克。

2.体征

受伤胸壁青紫、肿胀,可有畸形;局部压痛明显;有时可触及骨擦感或听到骨擦音;多根多处肋骨骨折者,伤处可见反常呼吸运动;部分患者可有皮下气肿。

(三)辅助检查

1.实验室检查

大量出血者可显示血红蛋白和血细胞比容下降。

2.影像学检查

胸部 X 线和 CT 检查可显示骨折部位或断端错位、血气胸以及纵隔移位等,但不能显示前胸肋软骨折断的征象。

(四)护理诊断/问题

1.气体交换受损

维持有效气体交换、清理呼吸道分泌物,鼓励患者咳出分泌物和血性痰,对气管插管或气管切开,应用呼吸机辅助呼吸的患者,加强呼吸道护理,包括吸痰和湿化;密切观察生命体征、神志以及气促、发绀、呼吸困难等情况,若有异常,及时报告医生并协助处理。

2.疼痛

遵医嘱行胸带固定,应用镇痛、镇静药物;可主动与患者交谈,采用分散注意力、保持舒适体位等方法提高痛阈,同时患者咳痰时,协助或指导其用双手按压患侧胸壁。

3.潜在并发症

如肺部和胸腔感染:密切观察体温,若体温超过 38.5℃,应通知医生及时处理。鼓励并协助患者有效咳痰。对开放性损伤者,及时更换创面敷料,保持敷料洁净和引流管通畅;遵医嘱合理使用抗菌药。

(五)护理措施

1.非手术治疗的护理/术前护理

(1)现场急救:维持有效气体交换,协助医生控制患者的反常呼吸运动;保持呼吸道通畅;及时处理休克等。

(2)减轻疼痛:疼痛限制患者深呼吸及有效咳痰,影响气体交换,需采取有效的止痛措施。妥善固定胸壁;遵医嘱给予止痛药物;当患者咳嗽或咳痰时,协助或指导患者及其家属用双手按压患侧胸壁,以减轻疼痛。

(3)病情观察:密切观察患者的生命体征、神志及胸腹部活动度等,观察其有无皮下气肿,发现异常及时通知医生处理。

(4)术前准备:做好手术前常规准备。

2.术后护理

密切观察生命体征,监测体温,预防感染;鼓励并协助患者深呼吸、咳嗽和有效排痰等,以减少肺部并发症;及时更换创面敷料,保持引流管通畅。

(六)健康指导

1.生活护理

指导患者进行有效的咳嗽、咳痰;忌食辛辣刺激、生冷和油腻食物,防止助湿生痰。骨折临床愈合者可适当活动,并系好肋骨固定带。

2.复诊指导

定期复查,不适随时就诊。

二、损伤性气胸

气胸即胸膜腔内积气。在胸部损伤中,气胸发生率仅次于肋骨骨折。

(一)病因与分类

根据胸膜腔内压力的变化,气胸分为 3 类。

1.闭合性气胸

多因肋骨骨折断端刺破肺,空气进入胸膜腔引起。

2.开放性气胸

多见于战时火器伤或平时刀刃锐器刺伤。

3.张力性气胸

常见于较大的肺泡破裂、较深较大的肺裂伤或支气管破裂,如不及时诊治患者可很快死亡。

(二)病理生理

胸部损伤造成肺组织、气管或支气管、食管破裂,空气进入胸膜腔,或者因胸壁伤口穿破胸膜后外界空气进入而引起。

1.闭合性气胸

空气经胸壁或肺、支气管伤道进入胸膜腔后,伤道很快闭合。胸膜腔内负压被部分抵消,但胸膜腔内压力仍小于大气压,可有部分肺受压萎缩,肺的通气和换气功能受损。

2.开放性气胸

胸壁有开放性伤口,胸膜腔与外界大气相通,空气可随着呼吸自由出入胸膜腔。当胸壁伤口大于 3cm 时,空气入量多,胸膜腔内压几乎等于大气压,伤侧肺完全萎缩,纵隔向健侧移位,随呼吸出现纵隔扑动:即吸气时健侧胸膜腔负压升高,与伤侧压力差增大,纵隔向健侧移位;呼气时,两侧胸膜腔压力差减小,纵隔又移回患侧,导致纵隔位置随呼吸运动而左右摆动。纵隔扑动影响静脉回流,导致循环功能严重障碍。此外,吸气时健侧肺扩张,吸入的气体不仅来自从气管进入的空气,也来自伤侧肺排出的含氧量低的气体;呼气时健侧的气体不仅排出体外,也排至伤侧的支气管及肺内,低氧气体在两侧肺内重复交换而造成严重缺氧。

3.张力性气胸

胸部损伤后,胸壁伤口或肺、支气管裂口呈单向活瓣,吸气时气体只能从裂口进入胸膜腔而不能排出体外,致胸膜腔内压力不断升高,最终高于大气压,又称高压性气胸。患侧肺严重萎缩,纵隔显著向健侧移位,健侧肺受压,导致呼吸和循环功能严重障碍。高压气体经支气管和气管周围疏松结缔组织或壁胸膜裂伤处进入纵隔及胸壁软组织,并向皮下扩散,形成纵隔气肿或面、颈和胸部等处的皮下气肿。

(三)临床表现

1.闭合性气胸

(1)症状:患者会出现胸闷、胸痛、气促和呼吸困难。胸膜腔少量积气,肺萎缩 30% 以下者为小量气胸,患者多无明显症状;肺萎缩在 30%～50% 者为中量气胸;肺萎缩在 50% 以上者为大量气胸。后两者均可出现明显的低氧血症。

(2)体征:气管向健侧移位,伤侧胸廓饱满,叩诊呈鼓音,呼吸音减弱或消失。

2.开放性气胸

(1)症状:患者明显呼吸困难、发绀,甚至休克。

(2)体征:伤侧颈静脉怒张,胸部饱满,叩诊呈鼓音,气管向健侧移位,听诊呼吸音减弱或消失。患者呼吸时在胸壁伤口处能听到空气出入胸膜腔的吸吮样"嘶嘶"声。

3.张力性气胸

(1)症状:患者极度进行性呼吸困难、大汗淋漓、发绀、烦躁、昏迷、休克甚至窒息。

(2)体征:气管明显向健侧移位,颈静脉怒张;患侧胸部饱满,叩诊呈高度鼓音,听诊呼吸音消失;多有皮下气肿。

(四)辅助检查

1.胸部 X 线

闭合性气胸时,可显示不同程度的肺萎缩和胸膜腔积气征象。开放性气胸时,可见大量积气征象,肺明显萎缩,纵隔移向健侧。张力性气胸时,胸膜腔内积气严重、肺萎缩,气管和心影偏移至健侧。

2.诊断性穿刺

既可明确诊断,又可抽出气体,缓解症状。张力性气胸胸腔穿刺有高压气体冲出。

(五)护理措施

1.非手术治疗的护理/术前护理

(1)现场急救:患者若有生命危险时,护士应协同医生采取急救措施。

1)开放性气胸:立即用无菌敷料封闭伤口,再用胶布或绷带包扎固定,使之变为闭合性气胸,阻止气体继续进出胸膜腔。

2)闭合性或张力性气胸:积气量多者,立即协助医生行胸腔穿刺排气减压或胸腔闭式引流。可用粗针头在伤侧锁骨中线第 2 肋间穿刺入胸腔,针头用血管钳固定于胸壁;穿刺针尾系一末端有 1cm 小剪口的乳胶指套,剪开的指套能起到活瓣的作用,呼气时活瓣开放气体排出,吸气时活瓣闭合则阻止气体进入胸膜腔。

(2)病情观察:密切观察生命体征、意识及胸腔内积气变化,有无气管和纵隔移位、皮下气肿和休克征象等。

(3)维持呼吸功能:病情稳定者取半卧位;吸氧;保持呼吸道通畅,协助患者翻身、拍背及做深呼吸运动;咳嗽咳痰时疼痛者,协助或指导患者及其家属用双手按压患侧胸壁;痰液黏稠者,可雾化吸入;不能进行有效排痰或呼吸功能衰竭者,可建立人工气道,实施气管插管或气管切开行呼吸机辅助呼吸。

(4)预防感染:密切观察体温的变化,若有异常,报告医生后协助处理;配合医生及时清创、缝合、包扎伤口,注意无菌操作;遵医嘱使用抗生素预防或控制感染;有开放性伤口者,应注射破伤风抗毒素。

(5)术前准备:做好术前常规准备如备皮、配血及药敏试验等。

2.术后护理

(1)病情观察:密切观察生命体征,必要时行心电监护;继续做好呼吸道护理;妥善安置各种管道并保持通畅;预防感染;鼓励患者早期下床活动。

(2)胸腔闭式引流的护理。

1)保持管道密闭:使用前仔细检查引流装置的密闭性能,引流管皮肤入口处周围是否用油纱布包盖严密。水封瓶长玻璃管应保持直立。搬运患者时、更换引流瓶时、水封瓶破裂或连接部位脱落时,务必用双钳双向夹闭引流管,以防止空气进入胸膜腔。若引流管从胸腔滑脱,立即用手捏闭伤口处皮肤,消毒处理后用凡士林纱布封闭伤口,绝不可擅自将脱出的引流管再插入胸膜腔内,避免污染或损伤。

2)严格无菌操作,防止逆行感染:引流装置应保持无菌,定时更换引流瓶和引流接管。引流瓶位置应低于胸壁引流口平面60~100cm,主要靠重力引流,任何情况下引流瓶不应高于患者胸腔,以免瓶内液体逆流入胸腔引起感染。保持胸壁引流口处敷料清洁干燥,一旦渗湿,及时更换。

3)保持引流管通畅:定时挤压引流管,以免管腔堵塞。防止引流管打折、受压、扭曲。患者取半坐卧位,鼓励其咳嗽和深呼吸,利于积液、积气排出,恢复胸膜腔负压。

4)观察水柱波动情况:密切观察,以判断引流管是否通畅,正常水柱上下波动4~6cm;若波动幅度过大,提示可能有肺不张;若水柱随呼吸无波动表示引流管不通畅或者肺已完全复张。不通畅者可挤压引流管或负压间断抽吸引流瓶中的短管,促使其恢复通畅,并通知医生立即处理。

5)观察记录引流情况:通常开胸术后胸腔引流出的血性液24h内不超过500mL,且逐渐减少、颜色逐渐变淡。若每小时引流出血性液体超过200mL,持续2~3h以上,应考虑胸腔内有活动性出血;若伴有愈来愈多的气泡逸出,表示可能有肺裂伤或支气管裂伤,应及时处理;若引流液为乳糜色,提示胸导管损伤。

6)妥善固定:引流瓶应妥善固定于床旁,以免因翻身、牵拉等而发生疼痛或脱出。运送患者时,水封瓶置于躺在床上的患者的双下肢之间,防止滑脱。

7)拔管护理:留置48~72h后,观察无气体逸出,引流液颜色变浅,24h引流量<50mL,脓液量<10mL,经X线检查证实肺复张良好、无漏气,患者无呼吸困难,即可考虑拔管。拔管时嘱患者先深吸一口气,在吸气末屏气,迅速拔除引流管,立即用凡士林纱布及厚敷料封闭伤口,用胶布固定。拔管后24h内注意观察患者有无胸闷、发绀、呼吸困难、渗液、出血、切口漏气、皮下气肿等,若发现异常应及时通知医生处理。

(3)并发症护理:观察切口情况和体温变化,预防切口感染及肺部、胸腔内感染。

(六)健康指导

1.呼吸功能锻炼

戒烟,指导患者出院后继续坚持腹式深呼吸和有效咳嗽与排痰。

2.肢体功能锻炼

告知患者循序渐进地进行患侧肩关节功能锻炼,但在气胸痊愈1个月内,不宜参加剧烈的体育活动如打球、跑步等。

3.定期复诊

伴肋骨骨折者,术后3个月复查胸部X线,了解骨折愈合情况。

三、血胸

血胸指胸膜腔积血。血胸可与气胸同时存在,称为血气胸。

(一)病因

胸膜腔内血液多来自心脏、胸内大血管及其分支、肺组织、胸壁、膈肌和心包血管出血。肺裂伤出血时,常因循环压力低,出血量少而缓慢,能自行停止;肋间血管、胸廓内血管或压力较高的动脉损伤出血时,常不易自行停止,造成有效循环血量减少,甚至短期内患者死于失血性休克。

(二)病理生理

血胸不仅引起血容量减少,还使伤侧肺受压萎缩,纵隔被推向健侧,致健侧肺也受压,从而阻碍腔静脉回流,严重影响呼吸和循环。由于心包、肺和膈肌的运动有去纤维蛋白作用,故积血不易凝固。但少数出血量大且快者来不及去纤维蛋白,便可形成凝固性血胸。凝血块机化后形成的纤维板束缚肺和胸廓,影响呼吸运动及功能。若胸内积血受到细菌感染,还可形成脓胸。

(三)临床表现

1.症状

血胸的临床表现取决于出血量和出血速度。少量血胸(成人出血量在 500mL 以下),可无明显症状。中量血胸(500～1000mL)和大量血胸(1000mL 以上),尤其急性失血时,可出现面色苍白、心率增快、血压下降等低血容量性休克表现;同时伴呼吸急促等胸腔积液的表现。血胸多并发感染,表现为寒战、高热、出汗和疲乏等。

2.体征

有胸腔积液征象,如肋间隙饱满,气管向健侧移位,伤侧胸部叩诊浊音,呼吸音减弱或消失等。

(四)辅助检查

1.实验室检查

血常规检查血红蛋白、血细胞比容降低。继发感染者,血白细胞计数和中性粒细胞比例增高。

2.影像学检查

(1)X 线检查:少量血胸时仅示肋膈角消失,大量血胸可见胸腔有大片阴影,纵隔向健侧移位。

(2)超声波检查:不仅可以探测到积血,还可判断积血量。

3.胸腔穿刺

抽出不凝固血液即可确诊。

(五)护理措施

1.术前护理

(1)现场急救:做好损伤者的现场急救,保持呼吸道通畅,及时清除呼吸道血液、呕吐物、异物,预防窒息。胸部有较大异物者,为防止出血,不宜立即拔除。

(2)病情观察。

1)监测生命体征:注意呼吸型态、呼吸音及频率,观察有无缺氧征象,发现异常及时报告医生处理。

2)观察活动性出血征象:观察引流液的颜色、性状和量,若每小时引流量超过 200mL 并持续 3h 以上,引流出的血液很快凝固,脉搏持续加快,血压持续降低,经补充血容量后血压仍不稳定;血红蛋白、红细胞计数、血细胞比容持续降低;胸部 X 线显示胸腔有大片阴影,则提示可能有活动性出血,应积极做好开胸手术的术前准备。

(3)静脉输液:建立静脉通路,积极补充血容量。

2.术后护理

(1)病情观察:监测生命体征及引流液情况,病情危重者,测定中心静脉压和尿量等。

(2)维持呼吸功能:观察呼吸型态,吸氧,监测血氧饱和度变化;生命体征平稳后取半卧位;协助患者叩背、排痰,教会其深呼吸及有效咳嗽的方法,预防肺部并发症。

(3)胸腔闭式引流的护理:严格无菌操作,保持引流通畅,以防胸腔继发感染等。

(4)预防感染:密切观察体温和伤口情况,遵医嘱使用抗生素预防。

(六)健康指导

(1)指导患者合理休息,加强营养。

(2)指导患者做腹式呼吸及有效咳嗽。

(3)出院后出现呼吸困难和高热等不适时应及时就诊。

第二节　食管癌

食管癌是一种常见的消化道肿瘤,在我国男性发病率多于女性,发病年龄多在 40 岁以上。

一、病因

病因目前尚未明确,可能与下列因素有关。

(一)亚硝胺及真菌

在食管癌高发区的粮食和饮水中,亚硝胺(公认的化学致癌物)含量较高,与当地食管癌和食管上皮增生的患病率成正相关;少数真菌也能合成亚硝胺。另外,各种霉变食物也能产生致癌物质,一些真菌能将硝酸盐还原成亚硝酸盐,促进二级胺的形成从而致癌。

(二)营养因素

食物中缺乏某些微量元素,如钼、铁、铜、锌、锰等;缺乏维生素 A、维生素 B_2、维生素 C 和动物蛋白等。

(三)饮食习惯

有长期饮烈酒和吸烟嗜好者,或有进食过快,食物过热、过硬的习惯者,易致食管上皮损伤,增加对致癌物的敏感性。

(四)遗传因素

在食管癌高发家族中,染色体的数目及结构异常者明显增多。

(五)其他

如慢性食管炎、黏膜损伤或慢性刺激也与食管癌发病相关。

二、病理生理

(一)病理分类

食管分为颈、胸、腹 3 部分,胸部食管又分为上、中、下 3 段。临床上以中胸段食管癌多见,下胸段次之,上胸段较少;95%以上食管癌为鳞状上皮癌。

按病理形态,食管癌可分为五型。

1.髓质型

最常见。管壁明显增厚并向腔内外扩展,使癌肿的上下端边缘呈坡状隆起。多数累及食管周径的全部或大部分,恶性程度高。癌肿为均匀致密的实体肿块,切面呈灰白色。

2.蕈伞型

瘤体为卵圆形扁平肿块状,向腔内呈蘑菇样突出。

3.溃疡型

瘤体的黏膜面呈深陷的溃疡,边缘清楚,溃疡大小、形状不一,深入肌层。

4.缩窄型(硬化型)

瘤体形成明显的环形狭窄,累及食管全部周径,较早出现梗阻症状。

5.腔内型

较少见,癌肿呈息肉样向食管的腔内突出。

(二)转移途径

1.直接扩散

自黏膜下向食管全周及上、下扩散,也可向肌层浸润,因食管外缺乏浆膜层,故极易侵入邻近组织。

2.淋巴转移

为主要转移途径。一般上段食管癌转移到锁骨上淋巴结或颈部淋巴结,中段和下段经食管旁淋巴结向上转移至纵隔淋巴结,向下转移至贲门周围的膈下和胃周淋巴结,可沿着气管、支气管转移至肺门。

3.血行转移

较少见,最常见的转移部位是肺、肝、肋骨、脊柱和肾等。

三、临床表现

早期无典型症状,进食粗硬食物时可偶有不适,包括哽噎感、异物感,胸骨后烧灼样、针刺样、牵拉摩擦样疼痛,症状时轻时重,进展缓慢。

中期典型症状是进行性吞咽困难,先是难咽干硬食物,继而只能进半流质饮食,最后流质饮食也难以下咽。患者逐渐消瘦及脱水。

晚期患者明显消瘦、贫血、乏力和低蛋白血症等,最后呈现恶病质状态。癌肿侵犯肋间神经,引起持续性胸背部痛;侵犯喉返神经可出现声音嘶哑;侵入主动脉溃烂破裂时,可引起大量呕血;侵入气管可形成食管气管(或支气管)瘘;压迫颈交感神经节可产生霍纳综合征;食管梗阻时可致食物流入呼吸道,引起进食时呛咳及肺部感染。此外,还可出现锁骨上淋巴结肿大、肝肿大、胸腔积液或腹腔积液等。

四、辅助检查

(一)影像学检查

1.食管吞钡 X 线双重对比造影

早期可见食管黏膜皱襞粗糙、断裂、紊乱,局限性管壁僵硬和蠕动中断,小龛影或小的充盈缺损;中、晚期可见有明显的充盈缺损、不规则狭窄和梗阻等。

2.CT 和 EUS(内镜超声)

胸和腹部 CT 扫描,能显示食管癌向管腔外扩展的范围以及淋巴结远处转移情况。EUS 可以确定食管癌的浸润深度及有无纵隔淋巴结转移,便于术前分期。

(二)纤维食管镜检查

可直接观察癌肿的部位、大小、形态并钳取活组织进行病理检查。

(三)放射性核素检查

利用某些亲肿瘤的核素如^{32}P、^{131}I 等检查,对早期食管癌的诊断有帮助。

五、护理措施

(一)术前护理

1.呼吸道准备

术前严格戒烟 2 周,指导患者有效咳嗽、排痰及腹式深呼吸,预防术后肺炎和肺不张。

2.胃肠道准备

(1)术前 3d 改为流质饮食,术前禁食 12h,禁饮 8h。

(2)对梗阻明显或炎症者,术前 1 周遵医嘱给予患者分次口服抗生素溶液,可预防局部感染;进食后有滞留或反流者,术前日晚遵医嘱给予庆大霉素、甲硝唑加生理盐水 100mL 经鼻胃管冲洗食管及胃,以减轻局部充血水肿,减少术中污染,防止吻合口瘘。

(3)拟行结肠代食管手术者,术前 3~5d 口服新霉素、庆大霉素或甲硝唑等肠道不吸收的抗生素,术前 2d 进无渣流质饮食,术前日晚禁食、禁饮且行清洁灌肠或全肠道灌洗。

(4)术日晨放置胃管,如果通过梗阻部位困难时,不能强行置入,以免戳穿食管。可将胃管留在梗阻上方食管内,待手术中再放入胃内。

3.营养支持

保证患者的营养摄入,维持水、电解质平衡。指导其合理进食高热量、高蛋白、高维生素的流质或半流质饮食。对于营养状况差、不能进食者,可补充水、电解质或提供肠内、肠外营养。

4.心理护理

加强与患者及其家属的沟通,必要时进行心理疏导,鼓励、安慰和体贴患者,树立治疗疾病的信心,配合医疗护理工作。讲解手术和各种治疗与护理的方法、意义、注意事项,尽可能减轻其不良心理反应。了解患者家属对患者的关心程度、支持程度及家庭经济承受能力等。指导晚期患者在接受治疗的基础上解决进食问题。

(二)术后护理

1.病情观察

术后 2~3h 内,严密观察患者的生命体征变化,每 15~30min 测量一次,平稳后改为每小时测量一次。

2.呼吸道护理

食管—胃吻合术后患者胃上提至胸腔使肺受压,术后切口疼痛和虚弱致咳痰无力等,均易发生肺炎、肺不张。护理措施包括:有慢性肺疾病史者,应做好对症处理;密切观察呼吸型态、频率,有无缺氧征兆等;气管插管者,要保持呼吸道通畅,及时吸痰;指导并训练患者进行有效咳痰和腹式深呼吸,增加肺部通气量,促使肺膨胀;痰多且咳痰无力者,必要时给予吸痰。

3.胸腔闭式引流的护理

注意维持引流通畅,观察引流液的颜色、性状和量并记录。

4.饮食护理

因食管缺乏浆膜层,故吻合口愈合较慢。术后 3～4d 吻合口处于充血水肿期,应严格禁食、禁饮。禁食期间持续行胃肠减压,遵医嘱给予肠内和肠外营养支持。停止胃肠减压 24h 后,若患者无吻合口瘘的症状可开始进食。先试饮少量水,术后 5～6d 可给全清流质饮食,每2h 给 100mL,每日 6 次。术后 3 周患者无不适可进普通饮食,但短期内仍要遵循少食多餐的原则,防止进食过多、速度过快,避免坚硬、生冷食物和咽下大块食物,以免导致晚期吻合口瘘。食管—胃吻合术者,可能会出现进食后胸闷、气短,主要是因为胃拉入胸腔压迫肺引起,建议患者少食多餐,1～2月后此症状多可减轻。食管癌术后出现胃液反流者,应避免餐后马上卧床休息,最好室外散步片刻,睡眠时将枕头垫高。

5.胃肠减压的护理

术后 3～4d 内持续胃肠减压,待引流量减少、肠功能恢复、肛门排气可拔除胃管。置管期间应严密观察引流物的量、性状、颜色并准确记录;术后 6～12h 内可从胃管内抽出少量血性或咖啡色液体,以后颜色逐渐变浅;若引流出大量鲜血或血性液体,患者出现休克症状,如烦躁、血压下降、脉搏增快、尿量减少等,应考虑吻合口出血,需立即通知医生并配合处理。经常挤压胃管,定期用少量生理盐水低压冲洗并及时回抽,避免管腔堵塞引起胃扩张,使吻合口张力增加或胃液反流而发生吻合口瘘。严密观察病情,脱出的胃管不应再盲目插入,以免戳穿吻合口,造成吻合口瘘。

6.结肠代食管(食管重建)术后护理

保持置于结肠袢内的减压管通畅;注意观察腹部体征,了解有无吻合口瘘、出血或感染等发生,有异常情况及时通知医生处理;若从减压管内吸出大量血性液体或患者呕吐大量咖啡样液体并伴有全身中毒症状,可能为代食管的结肠袢坏死,应立即通知医生并配合抢救;结肠代食管后,因结肠逆蠕动,患者常会嗅到粪臭味,需向其解释原因,并指导注意口腔卫生,一般此情况于半年后会逐步缓解。

7.并发症观察

(1)吻合口瘘:多发生在术后 5～10d,是食管癌患者术后最严重的并发症,病死率高达50%。发生的相关因素:食管的解剖特点如无浆膜覆盖和肌纤维呈纵形走向使其易发生撕裂;食管血液供应呈节段性,易造成吻合口缺血;吻合口张力过大、感染、营养不良、贫血和低蛋白血症等均可引起。表现为患者进食后胸痛、呼吸困难、胸腔积液或积气、寒战、高热,严重时发生休克,一旦出现上述症状,立即通知医生。护理措施:患者应立即禁食,直至吻合口瘘愈合;

保证胃管通畅，避免胃排空不畅增加吻合口张力；行胸腔闭式引流、抗感染治疗及营养支持疗法；需再次手术者，配合医生完善术前准备。

（2）乳糜胸：是食管癌术后比较严重的并发症，多因术中伤及胸导管所致，常发生在术后2～10d。术后早期由于禁食，乳糜液含脂肪很少，胸腔闭式引流液可为淡血性或淡黄色，量较多；恢复进食后，乳糜液漏出量明显增多，大量积聚在胸腔内，可压迫肺及纵隔并使纵隔向健侧移位。由于乳糜液中95％以上是水，并含有大量脂肪、胆固醇、蛋白质、酶、抗体和电解质等，若未及时处理，可在短时间内造成全身消耗、衰竭而死亡，须积极预防和及时处理。故需密切观察病情，如有胸闷、气急、心悸和血压下降，要迅速治疗，必要时置胸腔闭式引流，使肺膨胀；给予充分的肠外营养支持治疗；需行胸导管结扎者，积极配合医生进行术前准备。

六、健康指导

（一）饮食指导

加强营养，提高机体抵抗力。做到进食适当，如少食多餐，由稀到干，逐渐增加食量等，并注意进食后的反应；避免过硬、过热及刺激性的食物，以免导致吻合口瘘。

（二）体位与活动

患者餐后取半卧位，以防止进食后反流、呕吐，同时有利于肺膨胀和引流。注意劳逸结合，逐渐增加活动量；由于开胸手术要切断胸肌，术后应加强功能锻炼，预防术侧肩关节强直或肌肉失用性萎缩。

（三）疾病预防

避免致癌因素，如改良饮水、改善维生素缺乏状况等。加大防癌宣传教育。

（四）复诊指导

遵医嘱坚持放疗或化疗，注意不良反应的发生；定期复查；若术后3～4周再次出现吞咽困难，考虑为吻合口狭窄，及时就诊。

第三节　急性化脓性腹膜炎

急性化脓性腹膜炎是由细菌感染、化学性或物理性损伤等因素引起的腹膜和腹膜腔的急性炎症，是外科常见的急腹症。按感染范围可分为弥散性和局限性腹膜炎；按发病机制又可分为原发性和继发性腹膜炎。

一、病因

（一）原发性腹膜炎

较少见，又称自发性腹膜炎，即腹腔内无原发病灶，致病菌经血行播散（如呼吸道感染）、上行性感染（女性生殖道感染）、直接播散及透壁性感染等途径播散至腹腔而引起的炎症。病原菌多为溶血性链球菌（脓液稀薄、无臭味）或肺炎双球菌、大肠埃希菌。感染范围很大，与细菌种类和脓液性质有关。

(二)继发性腹膜炎

临床上最常见。主要病因为腹内脏器的穿孔或破裂,如急性阑尾炎穿孔、胃或十二指肠穿孔、肝破裂、膀胱破裂等;腹内脏器的感染扩散,如急性阑尾炎、胆囊炎、胰腺炎等;腹内脏器的缺血、渗出导致炎症扩散,如绞窄性疝、绞窄性肠梗阻等;腹部手术污染等。致病菌以大肠埃希菌(脓液稠厚、带粪臭味)最为多见,其次是厌氧拟杆菌、链球菌、变形杆菌等。一般都是混合性感染,故毒性较强。

二、病理生理

细菌、胃肠内容物、血液、尿液等进入腹腔后,机体立即发生反应,腹膜充血水肿,随之产生大量浆液性渗出液以稀释腹腔内毒素或消化液,减轻对腹膜的刺激,亦可造成机体脱水和电解质紊乱,并出现大量的中性粒细胞、巨噬细胞、细菌、坏死组织和凝固的纤维蛋白,使渗出液逐渐混浊并变为脓液。

腹膜炎的结局主要取决于患者全身和腹膜局部的防御能力及致病菌的性质、数量和作用时间。若患者抵抗力强而致病菌毒力弱,且治疗及时恰当,病灶经大网膜包裹而被局限,形成局限性腹膜炎或自行痊愈;若感染局限、脓液积聚便形成腹腔脓肿;炎症控制后腹腔内多有不同程度的纤维性粘连,可导致粘连性肠梗阻。若年老体弱、致病菌毒力强、机体抵抗力弱或治疗不当,感染迅速扩散而形成弥散性腹膜炎。弥散性腹膜炎时,由于腹腔内脏器官浸泡在脓液中,可形成麻痹性肠梗阻,致肠内积液和呕吐,导致细胞外液容量明显减少,引起低血容量休克;同时细菌毒素吸收入血,引发感染性休克。麻痹肠管高度扩张、胀气,可使腹内压急剧升高,发展成腹腔间隔室综合征(ACS),影响心肺功能,进而影响血液循环和气体交换,加重休克而致死亡。

三、临床表现

(一)腹痛

是最主要的症状。疼痛程度与病因、炎症轻重、年龄和身体素质等有关。一般为持续性剧烈腹痛,常难以忍受。疼痛始于原发病变部位,随炎症扩散可波及全腹,但仍以原发病变部位最为显著。深呼吸、咳嗽、体位改变时均会加重疼痛。

(二)恶心、呕吐

腹膜受刺激时引起反射性恶心、呕吐,呕吐物为胃内容物;麻痹性肠梗阻呕吐较重,呕吐物可含黄绿色胆汁,甚至为棕褐色粪样内容物。

(三)生命体征变化

与炎症轻重有关。体温开始正常,后逐渐升高,脉搏逐渐加快;若原发病已造成体温升高,继发腹膜炎后温度继续升高,老年患者可不升高。多数患者脉搏会随着体温升高而加快,如果脉搏加快而体温不升反而下降,说明患者病情恶化。

(四)感染中毒症状

可出现寒战、高热、脉速、呼吸浅快、大汗等全身中毒症状,继之可出现水、电解质紊乱和代谢性酸中毒及感染性休克等临床表现。

(五)腹部体征

患者多呈急性面容,蜷曲体位,腹部拒按。

1. 视诊

腹胀明显,腹式呼吸减弱或消失。腹胀进行性加重是病情恶化的重要标志。

2. 触诊

腹部压痛、反跳痛和腹肌紧张,三者合称为腹膜刺激征,是腹膜炎的标志性体征,以原发病灶处最为明显。腹肌紧张程度因病因及患者全身情况的不同而有差异。胃肠或胆囊穿孔时可呈"板状腹";年老体弱者或幼儿腹肌紧张多不明显,易被忽视。

3. 叩诊

胃肠胀气时叩诊呈鼓音;胃肠穿孔时肝浊音界缩小或消失;腹腔内积液较多时可叩出移动性浊音。

4. 听诊

肠鸣音减弱或消失。

5. 直肠指检

盆腔感染或脓肿形成时直肠前窝饱满,有触痛。

(六)并发症

若腹腔内手术后感染或急性腹膜炎渗出液不能完全吸收并局限于某一间隙或某一部位,则形成腹腔脓肿。脓肿可为一个或数个,根据发生部位可分为膈下脓肿、盆腔脓肿和肠间脓肿,其中盆腔脓肿和膈下脓肿较多见。

1. 膈下脓肿

脓液位于膈肌之下、横结肠及其系膜的间隙内。患者平卧时膈下部位最低,所以脓液积聚在此。临床特点是患者出现高热、脉快、食欲缺乏、乏力等明显的全身中毒症状;局部症状有肋缘下或剑突下持续性钝痛,深呼吸时疼痛加重,可有肩、颈部牵涉痛;脓肿刺激膈肌可引起呃逆;膈下感染可引起反应性胸腔积液,或者经淋巴途径蔓延至胸腔引起胸膜炎,还可进入胸腔引起脓胸并出现相应症状等。X线检查患侧膈肌活动受限,肋膈角模糊或有少量积液;B超等可确定诊断。

2. 盆腔脓肿

盆腔由于处于腹腔最低位,盆腔腹膜吸收能力有限,故临床特点是局部症状明显而全身中毒症状轻。多见于急性腹膜炎患者治疗过程中,体温下降后又升高,出现里急后重、黏液便,或尿急、尿频等典型的直肠或膀胱刺激症状。直肠指检可见直肠前窝饱满,有触痛,部分患者可触及波动感。

3. 肠间脓肿

脓液被包裹在肠管、肠系膜与网膜之间。可单发或多发。若周围发生广泛粘连,会发生不同程度的粘连性肠梗阻,可触及境界不清的痛性包块。X线检查可见肠壁间距增宽及部分肠管积气,也可见小肠液气平面。

四、辅助检查

(一)实验室检查

1. 血常规

白细胞计数及中性粒细胞比例增高。病情危重或机体反应能力低下者,白细胞计数可不升高,仅有中性粒细胞比例增高甚至出现中毒颗粒。

2.尿常规

因失水而尿浓缩,尿酮体可呈阳性表现。

3.血生化

测定有无电解质及酸碱平衡紊乱。

(二)影像学检查

1.腹部 X 线检查

可见小肠普遍胀气并有多个液气平面的肠麻痹征象;胃肠道穿孔时多数可见膈下游离气体。

2.腹部 B 超

可显示腹腔内有液体。对膈下脓肿的诊断意义大,可明确脓肿的位置及大小。

3.腹部 CT

对腹腔内实质性脏器的病变如急性胰腺炎诊断帮助较大,可弥补 X 线检查无法提供的定位和病理信息。

(三)诊断性腹腔穿刺及腹腔灌洗

腹腔穿刺的穿刺点多选在脐与髂前上棘连线的中外 1/3 交界处,或经脐水平线与腋前线相交处。把有多个侧孔的细塑料管经针管送入腹腔深处,进行抽吸,根据抽出液的性状判断原发病灶。若渗出液量较少,腹腔穿刺无阳性发现者,可经置入的塑料管向腹内缓慢灌入 500 ~1000mL 无菌生理盐水,然后借助虹吸作用使腹内灌洗液流回输液瓶。根据灌洗液的颜色、性状和涂片、细菌培养等检查结果辅助诊断。检查结果符合以下任何一项即为阳性:灌洗液含有肉眼可见的血液、胆汁、胃肠内容物或证明是尿液;显微镜下红细胞计数 $>100\times10^9/L$ 或白细胞计数 $>0.5\times10^9/L$;淀粉酶 $>100U/dL$(So-mogyi 法);灌洗液中发现细菌。

(四)腹腔镜检查

可直接观察腹腔内积液和炎症状态,并能准确定位损伤部位或病变器官,亦可进行腹腔镜下冲洗、引流等治疗。

五、护理诊断/问题

(一)疼痛

与腹膜受炎症刺激有关。

(二)体温过高

与腹膜炎毒素吸收有关。

(三)体液不足

与大量腹腔渗出、高热、体液丢失过多有关。

(四)焦虑

与病情严重、躯体不适、担心术后康复及预后等有关。

(五)潜在并发症

腹腔脓肿、切口感染。

六、护理措施

(一)非手术治疗的护理/术前护理

1.病情观察

监测生命体征;密切观察腹部症状和体征的变化,了解腹痛部位、性质、范围、持续时间等的变化;准确记录24h液体出入量,监测尿量、中心静脉压、血气分析,注意患者有无水、电解质紊乱和酸碱失衡及休克等征象。

2.体位与活动

休克者取休克体位,无休克者取半卧位。半卧位有利于腹壁松弛,减轻腹痛;有利于炎性渗出物向盆腔聚积,减少毒素吸收入血,减轻全身中毒症状;有助于膈肌下降,改善呼吸和循环功能。尽量减少搬动和按压患者腹部,以减轻腹痛和避免加重病情。

3.禁食、胃肠减压

消化道穿孔者必须禁食、禁饮,留置胃管持续胃肠减压,抽出胃肠内容物和气体,以减少胃肠内容物流入腹腔,改善肠壁的血液循环,减轻疼痛,促进胃肠蠕动,使炎症局限并吸收。禁食期间,行肠外营养补充。

4.纠正水、电解质紊乱和酸碱失衡

迅速建立静脉通道,遵医嘱补液,以纠正水、电解质及酸碱平衡失调,必要时输血浆或全血。

5.控制感染

继发性腹膜炎多为混合感染,应遵医嘱根据细菌培养及药物敏感试验结果合理选用抗生素控制感染,并观察药物使用疗效和不良反应。

6.对症护理

高热患者给予物理或药物降温;体温不升者注意保暖。对诊断明确并已决定手术治疗的患者,可适当使用镇痛剂;对诊断不明仍需观察或治疗方案未确定的患者,禁用吗啡类强镇痛剂,以免掩盖病情。病情观察期间,一般禁止灌肠和服用泻药,以免引起肠穿孔,加重腹腔污染。

7.心理护理

注意观察患者的心理及情绪变化,有针对性地做好解释,消除和减轻患者的焦虑情绪;向患者及其家属介绍疾病相关知识,提高其认识,使其能积极配合治疗和护理工作。

(二)术后护理

1.病情观察

密切观察患者生命体征变化;观察腹部体征的变化,注意有无腹腔脓肿形成;记录24h液体出入量,监测尿量;观察切口愈合情况。

2.体位和活动

全麻清醒前,去枕平卧,头偏向一侧,注意呕吐情况,保持呼吸道通畅;麻醉清醒后或硬膜外麻醉平卧6h后,血压、脉搏平稳者取半卧位。鼓励患者术后早期活动,以促进术后肠蠕动恢复,防止发生粘连性肠梗阻。

3.禁食、胃肠减压

术后禁食禁饮、胃肠减压,待肠蠕动恢复,拔除胃管后,逐步恢复经口饮食,不足部分肠外营养补充。禁食期间注意做好口腔护理。

4.补液、控制感染

遵医嘱合理补液,必要时输新鲜全血、血浆,以维持和纠正水、电解质和酸碱平衡。遵医嘱继续使用抗生素,进一步控制腹腔感染,重点预防腹腔脓肿及切口感染的发生。

5.腹腔引流管的护理

妥善固定并正确标记引流管,防止脱出、扭曲、受压或抬高,并经常挤压引流管防止堵塞,以保持管道通畅和有效引流;生命体征平稳后取半卧位,并经常更换体位以利引流;严格无菌操作,定时更换引流袋;准确记录引流液的量、色、质;若引流液颜色澄清、非脓性,引流量明显减少,每日<10mL,无发热、腹痛、腹胀等情况,白细胞计数恢复正常时可考虑拔管,拔管后继续观察患者病情变化。

七、健康指导

(一)预防宣教

有消化系统疾病者应早期积极治疗;进行安全知识宣教,以免腹部受伤。

(二)饮食指导

向患者讲解禁食、胃肠减压的意义和重要性。指导患者术后正确饮食,鼓励其进食营养丰富、易消化食物,循序渐进,少食多餐,避免生冷、辛辣、刺激性食物。

(三)活动指导

解释术后早期活动的重要性,鼓励其早期进行活动,促进肠功能恢复,防止肠粘连、深静脉血栓形成等。

(四)复诊指导

术后定期复诊,如有腹痛、腹胀、恶心、呕吐等不适,应及时就医。

第四节　腹部损伤

腹部损伤是指暴力所致的腹壁和(或)腹腔内脏器损伤,是常见的外科急症,平时和战时都可发生,发生率在平时约占人体各种损伤的0.4%~1.8%。根据损伤是否穿透腹壁及腹膜腔是否与外界相通分为开放性和闭合性腹部损伤两大类。开放性腹部损伤有腹膜破损者为穿透伤(多伴内脏损伤);无腹膜破损者为非穿透伤(可伴内脏损伤)。单纯性腹壁损伤的伤情一般较轻且稳定,有腹壁挫伤、腹直肌血肿或断裂、腹壁裂伤和腹壁缺损4种情况;合并腹腔内脏器损伤时伤情常复杂而严重,病死率较高。

一、临床表现

(一)实质性脏器损伤

以腹膜内或腹膜后出血为主要表现,严重者可致休克,常见于脾、肝、胰、肾等脏器损伤。

1.腹痛

多呈持续性,因血液对腹膜的刺激较轻,腹痛一般不剧烈。但肝破裂伴有大量胆汁外溢,或胰腺损伤胰液溢入腹腔时,则有明显的腹痛和腹膜刺激征,甚至可因膈肌受到刺激而出现肩背部放射痛。

2.失血症状

脾、肝、胰、肾等损伤后,由于腹腔内出血,患者出现面色苍白、四肢厥冷、脉搏细速、血压下降、脉压变小、尿量减少等失血性休克的表现。肝或脾实质内或被膜下破裂者,在伤后数小时或数周内,可因被膜下血肿增大或轻微外力的作用,被膜突然破裂而发生急性大出血,并出现失血性休克。肝破裂者,血液可通过胆道进入十二指肠而出现呕血或黑便。

3.体征

肝或脾被膜下破裂伴血肿者可触及腹部包块,肝、胰破裂伴有大量消化液外溢时可有腹膜刺激征,部分患者出现移动性浊音。

(二)空腔脏器破裂

以局限性或弥散性腹膜炎为主要表现,严重者可致感染性休克,常见于胃肠道、胆道和膀胱等脏器损伤。

1.腹痛

伤后患者出现持续性剧烈腹痛,伴恶心、呕吐。

2.感染症状

随着病情的发展,可有体温升高、脉快、呼吸急促等全身感染表现,严重者可发生感染性休克。

3.体征

有典型腹膜刺激征,其程度与空腔脏器内容物有关,胃液、胆汁、胰液刺激性最强,肠液次之,血液轻微。肠鸣音减弱或消失,腹腔内有游离气体时肝浊音界缩小等。

二、辅助检查

(一)实验室检查

大量失血时红细胞计数、血红蛋白和血细胞比容等数值下降;空腔脏器破裂时白细胞计数和中性粒细胞比例增高;胰腺损伤时血和尿及腹腔穿刺液淀粉酶值升高;尿常规检查若发现红细胞,常提示泌尿系统损伤。

(二)影像学检查

1.X 线

胃肠穿孔者,立位腹部平片显示膈下新月形游离气体影。

2.B 超

对实质性脏器损伤和腹腔积液的诊断意义较大。

3.CT

可显示实质性脏器损伤情况,有助于判断腹膜后损伤情况和腹腔内出血量。

三、护理诊断/问题

(一)体液不足

与腹部器官损伤出血有关。

(二)疼痛

与脏器破裂有关。

(三)潜在并发症

损伤的器官再出血或腹腔内感染、脓肿形成。

四、护理措施

(一)非手术治疗的护理/术前护理

1.急救护理

腹部损伤可合并多发性损伤,在急救时首先处理危及生命的情况,如心搏呼吸骤停、窒息、大出血、张力性气胸等;对已发生休克者应迅速建立两条以上通畅的静脉通路,遵医嘱及时补液,必要时输血;对开放性腹部损伤,应妥善处理伤口,及时止血,做好包扎固定。如有少量肠管脱出,可用消毒或清洁器皿覆盖保护后再包扎,切勿现场还纳,以防污染腹腔。在整个急救过程中密切观察病情变化。

2.病情观察

每15～30min测量呼吸、脉搏、血压一次,并注意观察腹部情况的变化,尤其是腹痛、腹膜刺激征的程度和范围;动态监测血常规及相关辅助检查以判断腹腔内有无活动性出血。出现下列情况之一者即应考虑腹腔内脏器损伤:①早期出现休克;②持续性剧烈腹痛,进行性加重伴恶心、呕吐;③有腹膜刺激征,并呈扩散趋势;④有气腹表现或移动性浊音;⑤有呕血、便血、尿血;⑥直肠指检、腹腔穿刺及腹腔灌洗等有阳性发现。

3.饮食护理

诊断明确前需禁食、禁饮、禁灌肠和禁服泻药,怀疑有空腔脏器损伤者行胃肠减压,禁食期间行肠外营养。

4.休息和体位

绝对卧床休息,若病情稳定可取半卧位,不得随意搬动患者。

5.用药护理

遵医嘱尽早输液并合理使用抗生素,以提供营养,纠正水和电解质紊乱、酸碱失衡和防止感染。诊断未明确前禁用吗啡、哌替啶等镇痛剂。

6.心理护理

加强与患者的沟通交流,关心体贴患者,向患者介绍腹部损伤的相关知识,消除和减轻患者的焦虑、恐惧心理,使患者情绪稳定,积极配合治疗。

7.其他

随时做好术前准备。

(二)术后护理

护理原则同急性化脓性腹膜炎患者术后护理。

五、健康指导

(一)预防宣教

进行安全知识宣教,避免损伤;讲解急救知识,鼓励自救、互救;损伤一旦发生,及时救治。

(二)康复指导

适当休息与活动,防止肠粘连;多食易消化、营养丰富的食物;保持大便通畅,预防腹胀和便秘。

(三)复诊指导

定期复查,若出现腹痛、腹胀等不适,应及时就医。

第五节　腹外疝

疝是体内脏器或组织离开其正常解剖位置,通过先天或后天形成的薄弱点、缺损或孔隙进入另一解剖位置。多发生于腹部,以腹外疝多见。腹外疝是由腹腔内脏器或组织连同壁腹膜经腹壁薄弱点或孔隙向体表突出所致。腹外疝根据其发生部位分为腹股沟疝、股疝、脐疝、切口疝、白线疝等。

一、病因

(一)腹壁强度降低

1.先天性因素

主要是指某些器官或组织穿过腹壁或盆壁时形成的先天性薄弱点,如精索或子宫圆韧带穿过的腹股沟管、脐血管穿过的脐环、股动静脉穿过的股管等;也包括腹白线发育不良。

2.后天性因素

如腹部手术切口愈合不良、腹壁神经损伤、外伤或感染、年老体弱或过度肥胖造成腹壁肌萎缩等,胶原纤维代谢紊乱等。

(二)腹内压力增高

常见原因有慢性咳嗽、长期便秘、排尿困难、腹腔积液、妊娠、搬运重物、从事重体力劳动、婴儿经常啼哭等。若腹壁强度正常,一般腹内压增高不至于导致疝。

二、病理解剖

典型的腹外疝由疝环、疝囊、疝内容物和疝外被盖组成。疝囊是壁腹膜向外突出所形成的囊状结构,由疝囊颈、疝囊体两部分组成,其中疝囊颈是比较狭窄的部分,是疝环所在部位。疝环是疝内容物向体表突出的门户,也称疝门,是腹壁的薄弱区或缺损处。临床上各种疝通常以疝环所在部位作为命名依据,如腹股沟疝、股疝、脐疝、切口疝等。疝内容物是突入疝囊内的腹内脏器或组织,以小肠最为多见,其次是大网膜。盲肠、阑尾、膀胱、横结肠、乙状结肠也可作为疝内容物进入疝囊,但较少见。疝外被盖指覆盖在疝囊以外的腹壁各层组织,通常由筋膜、肌肉、皮下组织和皮肤组成。

三、分类

根据疝回纳的难易程度和血供情况,可分为以下四类。

(一)易复性疝

最常见,也称单纯性疝。当患者腹内压增高时,疝内容物向外突出进入疝囊;患者平卧、休息或用手向腹腔内推送疝块时,疝内容物很容易回纳腹腔,称为易复性疝。

(二)难复性疝

疝内容物不能回纳或不能完全回纳入腹腔,这种无血液循环障碍、临床症状较轻的疝称为难复性疝,其内容物大多数是大网膜。因疝内容物反复突出致疝囊颈受摩擦而损伤并发生粘连所致。少数病程长、疝环大的腹外疝,盲肠、乙状结肠、膀胱等可随后腹膜滑入疝囊,并成为疝囊壁的一部分,这种疝称为滑动性疝,也属于难复性疝。

(三)嵌顿性疝

疝环较小而腹内压骤然升高时,疝内容物可强行扩张疝环进入疝囊,随后,疝环弹性回缩,将内容物卡住,使疝内容物不能回纳入腹腔,称为嵌顿性疝。其内容物若为肠管,肠壁及系膜受压,静脉回流先出现障碍,肠壁淤血水肿,由淡红转为深红,可有黄色渗液,此时更难回纳,但肠系膜动脉搏动尚可扪及。肠管嵌顿可导致机械性肠梗阻。若嵌顿此时能被解除,病变肠管可恢复正常。

(四)绞窄性疝

嵌顿性疝若疝内容物嵌顿时间过久,肠管及其系膜受压不断加重,可使其动脉血流减少,最终完全被阻断,即为绞窄性疝。此时肠系膜动脉搏动消失,肠管失去光泽、弹性和蠕动能力,最终变黑坏死,继发感染可导致便血、腹膜炎和感染性休克等。绞窄性疝和嵌顿性疝是同一个病理过程的两个不同发展阶段,临床上很难截然分开。

四、临床表现

(一)腹股沟疝

发生在腹股沟区的腹外疝称为腹股沟疝。腹股沟疝男女发病率之比约为 15:1,右侧多于左侧。其以腹壁下动脉为界分为斜疝和直疝两种,其中以腹股沟斜疝最为多见。疝囊从腹股沟管深环(腹环,位于腹股沟中点上方 2cm 和腹壁下动脉外侧处)突出,经过腹股沟管,再穿出腹股沟管浅环(皮下环)并可进入阴囊,称为腹股沟斜疝。其约占全部腹外疝的 75%～90%,占腹股沟疝的 85%～95%。疝囊经腹股沟三角(亦称 Hesselbach 三角、海氏三角、直疝三角)直接由后向前突出者,称为腹股沟直疝。

1.腹股沟斜疝

多见于儿童及青壮年男性。腹股沟区可触及包块,多呈带蒂的梨形,可降至阴囊或大阴唇。平卧或用手向腹腔回纳后,手指经阴囊皮肤伸入腹股沟管皮下环,可感觉皮下环扩大,嘱患者咳嗽,指尖有冲击感。用手指紧压腹股沟管深环,让患者起立并咳嗽,疝块不再出现。移去手指,则见疝块由外上方向内下方突出。

2.腹股沟直疝

多见于年老体弱者,一般无自觉症状。主要表现为患者站立或腹内压增高时,腹股沟内侧、耻骨结节外上方出现一半球形肿块,不降入阴囊。直疝疝囊颈宽大,患者平卧后疝块多能自行消失,故极少发生嵌顿。腹股沟直疝与腹股沟斜疝均发生在腹股沟区,应加以鉴别。

(二)股疝

疝内容物通过股环经股管向隐静脉裂孔(卵圆窝)突出的疝称股疝。多见于中年以上经产妇,与女性骨盆较宽、股管口宽大松弛有关。股疝是腹外疝中最容易嵌顿的疝,因股管近乎呈垂直角度,疝块在卵圆窝处向前转折成一锐角,且股环较小,因此容易嵌顿,加上被周围韧带压迫,极易发展成绞窄性疝。故一旦确诊,应及时手术。

(三)脐疝

腹腔内的器官或组织由脐环突出所形成的疝称脐疝。脐疝分婴儿型和成人型两种。婴儿脐疝较多见,大多数是因先天性脐环闭锁不全所致,2岁之前多采用非手术治疗;成人脐疝少见,多发生在中年肥胖的经产妇女。成人脐疝因疝环狭小,边缘较坚韧且缺乏弹性,容易发生嵌顿和绞窄。

(四)切口疝

发生于腹壁手术切口的疝称切口疝。主要原因为切口感染导致腹壁组织破坏,其他如营养不良、放置引流物时间过长或因术后腹胀、便秘、剧烈咳嗽等引起腹内压增高,导致切口内层的腹膜、筋膜、腱膜等组织裂开,使腹壁强度降低。切口疝的疝环宽大,很少发生嵌顿。

五、辅助检查

(一)透光试验

腹股沟斜疝阴囊透光试验阴性,鞘膜积液透光试验阳性。

(二)实验室检查

疝内容物继发感染时白细胞计数和中性粒细胞比例升高,粪便检查可为血便、隐血试验阳性或见白细胞。

(三)X线检查

疝嵌顿或绞窄时X线检查可见肠梗阻征象。

六、护理诊断/问题

(一)焦虑

患者对手术缺乏信心,害怕手术失败,要跟患者多沟通,减少焦虑。

(二)疼痛

术后切口愈合会出现疼痛。

(三)排尿困难

可以让患者热敷下腹部,听流水声,必要时导尿。

(四)感染

术后适当使用抗菌药预防感染。

七、护理措施

(一)非手术治疗的护理/术前护理

1.棉束带压迫治疗的护理

1岁以内患儿的腹股沟斜疝采用棉束带压迫治疗期间,应指导家属学会正确的使用方法,经常检查棉束带的松紧度,观察局部皮肤的血运情况;保持棉束带的清洁,若被污染后应立即更换,以免接触过久发生皮炎。

2.疝带压迫治疗的护理

佩戴疝带时常可产生不适感,患者易出现厌烦情绪,应安慰患者,并说明疝带使用的意义,争取患者的理解与配合。指导患者正确佩戴疝带,防止压迫错位而影响效果。但应注意,长期使用疝带时,可导致疝囊颈反复受摩擦而增厚,增加疝嵌顿的机会,并可使疝囊与疝内容物发生粘连,形成难复性疝。

3.病情观察

密切观察腹部情况,若患者出现剧烈腹痛,疝块突然增大、紧张发硬、触痛明显、不能回纳腹腔,应高度警惕疝嵌顿的可能,需立即通知医生,及时处理。

4.饮食护理

普通饮食,鼓励患者多饮水、多吃蔬菜等富含纤维素食物,保持排便通畅。

5.体位与活动

一般患者卧位和活动不受限制,但巨大疝患者应卧床休息2~3d,减少活动,回纳疝内容物,使局部组织松弛,减轻充血、水肿。

6.消除腹内压增高的因素

腹内压增高可影响修补部位的愈合,导致疝修补术失败和术后疝的复发。凡术前存在咳嗽、便秘、排尿困难等症状时,应积极处理,待症状控制后方可手术;抽烟的患者术前应戒烟2周;注意保暖,防止受凉感冒。

7.术前准备

术前日晚灌肠,防止术后便秘和腹胀。对嵌顿或绞窄性疝伴有肠梗阻者,术前常规禁食和给予胃肠减压;纠正体液失衡,并使用抗生素预防感染。术前排空膀胱,必要时留置导尿管保持膀胱空虚,以防术中误伤。

(二)术后护理

1.病情观察

密切观察生命体征的变化,切口有无渗血、渗液、感染征象,阴囊有无血肿等,发现异常应报告医生处理。

2.体位与活动

术后取平卧位,膝下垫软枕,使膝、髋关节微屈曲,腹肌松弛,以降低腹腔内压力和腹股沟切口张力,利于切口愈合和减轻切口疼痛。术后一般需卧床3~5d。无张力疝修补术后,患者可早期离床活动。年老体弱、复发性疝、绞窄性疝、巨大疝患者应延长卧床时间,以防术后初期疝复发。卧床期间注意饮食、排便护理及适当的床上活动。

3.饮食护理

一般患者术后6~12h无恶心、呕吐即可进流质饮食,次日可进软食或普通饮食。行肠切除吻合术者术后应禁食,待肠道功能恢复后方可进流质饮食,再逐步过渡到半流质、普通饮食。

4.并发症的预防和护理

(1)防止腹内压增高:术后注意保持大、小便通畅,如有便秘及排尿困难应及时处理;加强保暖,防止受凉引起咳嗽,若有咳嗽应及时应用药物治疗,并嘱患者在咳嗽时用手掌按压伤口,减少腹内压增高对切口愈合的不利影响。

(2)预防阴囊血肿:因阴囊位置较低且组织结构比较松弛,术后常可出现阴囊血肿,故术后切口部位常规用沙袋(0.5kg)压迫24h,或用丁字带或阴囊托把阴囊托起,以减少渗液、渗血的积聚,促进回流和吸收。

（3）预防切口感染：注意观察切口情况，保持敷料清洁、干燥，避免大、小便污染，婴幼儿更应加强护理，发现敷料污染或脱落时，应及时更换，防止切口感染。嵌顿性或绞窄性疝术后，遵医嘱合理应用抗生素。

八、健康指导

（一）知识宣教

向患者及其家属宣教腹外疝的原因和手术的必要性，减少其顾虑，使其配合治疗。

（二）出院指导

出院后逐渐增加活动量，但3个月内应避免重体力劳动或提举重物；积极治疗和预防引起腹内压增高的因素，如慢性咳嗽、慢性便秘、排尿困难等。若腹外疝复发，应及早就医。

第六节 胆道疾病

胆道疾病中常见的有胆道感染与胆石症，是外科较常见的急腹症。40岁以上女性多见。胆道感染与胆石症常相伴发生，二者互为因果关系。临床特征为急性右上腹疼痛、寒战和高热、黄疸（简称痛、热、黄）三大症状。胆道感染以急性梗阻性化脓性胆管炎（AOSC）最为严重，病死率较高。

一、病因

胆石症和胆道感染是多种因素共同作用的结果。

（一）代谢异常

由于饮食、代谢等因素，胆汁中胆固醇浓度增高，胆汁酸盐和卵磷脂含量相对减少，使胆固醇呈过饱和状态并析出，从而形成结石。

（二）胆汁淤积

胆道梗阻引起胆汁淤积，可促使结石形成和引起胆道感染。

（三）细菌感染

胆汁淤滞、细菌或寄生虫经十二指肠逆行进入胆道可引起胆道感染。致病菌以大肠埃希菌最多见。细菌产生的β-葡萄糖醛酸酶使可溶性结合胆红素水解为游离胆红素，后者与钙结合，形成胆色素钙结石。

（四）其他

胆道异物如虫卵、成虫尸体、胆道手术后的线结等均可成为结石形成的核心；胆囊功能异常、遗传因素等亦与结石的形成有关。

二、临床表现

（一）胆囊结石与胆囊炎

多数胆囊结石患者无症状或仅有轻微消化系统症状；结石嵌顿于胆囊颈部或合并急性胆囊炎时，可出现明显症状和体征。

1.症状

胆绞痛是其典型症状,表现为右上腹或上腹部阵发性疼痛或持续性疼痛阵发性加剧,可向右肩背部放射;常发生于进油腻食物、饱餐后或睡眠中体位改变时;多伴有恶心呕吐和发热。

2.体征

右上腹有不同程度的压痛或叩痛,有时可触及肿大的胆囊,炎症波及浆膜时可触及压痛、反跳痛和肌紧张;墨菲(Murphy)征阳性是急性胆囊炎的典型体征;黄疸较少见,可见于胆囊炎反复发作合并 Mirizzi 综合征的患者。

慢性胆囊炎的表现常不典型,多数患者有胆绞痛病史,缓解期有厌油、腹胀、嗳气等轻度消化道症状,右上腹可触及轻压痛。

(二)胆管结石与胆管炎

1.肝外胆管结石与急性胆管炎

平时可无症状或仅有上腹不适,但当结石阻塞胆管并继发感染时,可出现典型的夏柯(Charcot)三联征,即腹痛、寒战和高热、黄疸。①腹痛:位于右上腹或剑突下,呈阵发性绞痛或持续性疼痛伴阵发性加剧,向右肩背部放射,常伴恶心和呕吐;系结石嵌顿于胆总管下端或壶腹部刺激胆管平滑肌及奥迪括约肌痉挛所致;②寒战和高热:多发生于剧烈腹痛之后,是胆管梗阻后继发感染所引起的全身中毒症状,体温可高达 39～40℃,一般呈弛张热;③黄疸:结石堵塞胆管后,胆红素逆流入血引起。黄疸的轻重与梗阻程度、有无继发感染、结石是否松动等因素有关,故黄疸可呈间歇性和波动性;患者可出现尿色变深、大便颜色变浅和皮肤瘙痒等症状;④体征:右上腹、剑突下可有深压痛。严重感染者可有不同程度的腹膜刺激征,并可伴肝区叩痛。

2.急性梗阻性化脓性胆管炎

又称急性重症胆管炎(ACST),在我国,常见的原因是胆管结石梗阻、胆道蛔虫、胆管狭窄。欧美等发达国家和地区常见的原因是恶性肿瘤、胆道良性病变引起的胆道狭窄。基本病理变化是胆道梗阻和胆管内化脓性感染,大量细菌及毒素逆行进入肝窦,病菌和毒素再经肝静脉侵入全身循环,引起严重的脓毒症、感染性休克和多器官功能损害。本病发病急,进展快,如未给予及时有效的治疗,病情继续恶化,患者可在短期内死亡。临床表现除具有夏柯三联征外,还可出现休克、中枢神经系统抑制的表现,称为雷诺(Reynolds)五联征。临床表现包括:①夏柯三联征;②神经系统症状:表情淡漠、嗜睡甚至昏迷,合并休克时也可表现为躁动、谵妄等;③休克:口唇发绀,呼吸急促、出冷汗,脉搏细速,达 120～140 次/分,血压迅速下降。可出现全身发绀或皮下淤斑;④体征:剑突下或右上腹有腹膜刺激征;可有肝大和肝区叩痛,有时可扪及肿大的胆囊。

3.肝内胆管结石

可多年无症状或仅有上腹和胸背部胀痛不适。绝大多数患者因寒战、高热和腹痛就诊,若结石位于肝管汇合处时可出现黄疸。体格检查可有肝大、肝区压痛和叩击痛等体征。

4.胆道蛔虫病

是指由于饥饿、胃酸降低或驱虫不当等因素,肠道蛔虫上行钻入胆道后引起的一系列症状。随着生活环境、卫生条件和饮食习惯的改善,本病发生率已明显下降。"症征不符"是本病的特点：症状重，患者突发剑突下或上腹部钻顶样绞痛，阵发性加剧，痛时辗转不安，呻吟不止，大汗淋漓，常伴恶心、呕吐，呕吐物中有时可见蛔虫，常放射至右肩背部，突发突止，间歇期无任何症状；体征较轻，患者仅在剑突下或右上腹有轻度的深压痛。若继发感染和胆道梗阻时，可出现急性胆囊炎、胆管炎、胰腺炎、肝脓肿的相应症状和体征。

三、辅助检查

(一)超声检查

1.B超

是普查和诊断胆道疾病的首选方法。对于胆道结石、胆囊息肉、胆囊炎、胆道肿瘤等病变，诊断正确率可达95%以上，具有无创、简便易行、可多次重复检查、经济、准确率高等特点。

2.内镜超声(EUS)

是一种直视性的腔内超声技术，可以同时进行电子内镜和超声检查。用EUS对胆总管下段和壶腹部进行近距离超声检查，不受胃肠道气体影响，准确率高；判断困难时，可在超声引导下进行穿刺活检。用于胆总管结石、胆总管中下段肿瘤、胆囊微小结石等的诊断。

(二)影像学检查

1.内镜逆行胰胆管造影(ERCP)

更适用于低位胆管梗阻的诊断。该检查可诱发急性胰腺炎和胆管炎，已部分被MRCP取代。

2.经皮肝穿刺胆管造影(PTC)

是一种损伤性检查方法，并发症较多，近年来已不常使用。

3.磁共振胆胰管造影(MRCP)

可显示整个胆道系统的影像，具有无创、胆道成像完整等优点，可用于胆道肿瘤可切除性评估和复杂胆道系统疾病的鉴别诊断，在诊断先天性胆管囊状扩张症及梗阻性黄疸等方面有重要价值，可替代PTC和ERCP。

4.术中或术后胆道造影

胆道手术中，可经胆管置管或穿刺行胆道造影；胆道T管拔管前，常规行T管胆道造影。

(三)胆道镜检查

常在术中经胆囊管或胆总管切开处检查及术后经T管使用，用于胆道疾病的协助诊断和治疗。可直接观察胆道系统，了解病变，亦可在胆道镜直视下行取石术或取材活检。

四、护理诊断/问题

(一)体温升高

与感染有关。

(二)体液不足

与禁食、呕吐发热、引流等有关。

(三)有引流无效的可能

与引流不畅、引流管脱出有关。

(四)知识缺乏

与不具备疾病康复知识有关。

（五）潜在并发症

感染性休克、肝功能障碍、胆道出血、膈下感染等。

（六）疼痛

与梗阻及炎症有关。

五、护理措施

（一）胆道疾病特殊检查的护理

1.B超

嘱患者检查前3d禁食牛奶、豆制品、糖类等易发酵产气的食物，检查前1d晚餐须进清淡饮食，保证胆道内胆汁充盈；检查前禁食12h，禁饮4h，也可在检查前1d冲服番泻叶或灌肠，减少肠道内积气的影响。

2.内镜超声

检查前禁食4～6h，取下活动义齿；检查中患者取左侧屈膝卧位，嘱患者深吸气咬紧牙垫，保持头放低稍向后仰，以增大咽喉部的间隙，利于插镜和分泌物流出。出现恶心呕吐或呛咳时，注意防止误吸或窒息；检查后禁食2h，待麻醉药或镇静药作用消失后方可进食；行针刺活检者禁食4～6h。密切观察生命体征、腹部体征及有无出血等情况。

3.内镜逆行胰胆管造影

检查前6～8h禁食，检查开始前口服咽部局麻药，并联合应用镇静或镇痛药，造影后2h方可进食低脂半流质饮食。造影后3h内及次日晨各检测血清淀粉酶一次，并观察患者的体温和腹部情况，发现异常及时处理。

4.经皮肝穿刺胆管造影

术前评估出凝血时间及血小板计数，有出血倾向者，肌内注射维生素 K_1，检查前禁食4～6h并做碘过敏试验。术后平卧4～6h，卧床休息24h，注意观察生命体征和腹部情况，及时发现和处理出血、腹膜炎等并发症。

5.磁共振胆胰管造影

检查前嘱患者取下义齿、发夹及一切金属物品和手机、磁卡等，指导患者完成吸气—呼气—闭气的呼吸方法，不能配合的检查者检查前适当应用镇静剂。

（二）非手术治疗的护理/术前护理

1.体位

患者注意卧床休息，选择适当的舒适体位，有腹膜炎者取半卧位。

2.饮食护理

胆道疾病患者对脂肪消化吸收能力低，而且常有肝功能损害，应给予低脂、高糖、高维生素、易消化饮食。肝功能较好者可给富含蛋白质的饮食。对病情较重，伴有急性腹痛或恶心、呕吐者，应暂禁饮食，同时注意静脉补液和营养支持，并注意维持水、电解质和酸碱平衡。

3.病情观察

注意患者生命体征及神志的变化。胆道感染时，若出现血压下降、神志改变，说明病情危重，应及时通知医生。观察黄疸及腹膜刺激征的变化，注意有无胰腺炎、腹膜炎等情况发生；及时了解辅助检查结果，准确记录24h液体出入量。

4.缓解疼痛

胆绞痛发作的患者,若疼痛较剧且诊断明确,可遵医嘱给予解痉止痛药物,常用哌替啶 50～100mg、阿托品 0.5mg 肌内注射;禁止使用吗啡,因其能使胆总管下端奥迪括约肌痉挛,加重胆道梗阻。

5.控制感染

遵医嘱应用抗生素,注意按时用药,观察药物的不良反应。

6.腹腔镜胆囊切除术的术前特殊准备

(1)皮肤准备:嘱患者用肥皂水清洗脐部,并用松节油或液体石蜡清洁脐部污垢。

(2)戒烟、避免感冒,减少呼吸道分泌物;锻炼呼吸功能,以适应术中腹腔注入 CO_2 引起的高碳酸血症和呼吸抑制。

7.其他

肝功能受损者应肌内注射维生素 K_1 纠正凝血功能;黄疸患者皮肤瘙痒时,不可用手抓挠,可温水擦浴或外用炉甘石洗剂止痒;高热时物理降温;有休克时,应积极进行抗休克治疗的护理;有腹膜炎者,应采取相应的护理措施。

(三)术后护理

1.卧位

术后清醒且生命体征稳定者取半卧位。

2.饮食

术后禁食、胃肠减压,通过肠外营养方式补充营养物质。术后 1～2d 胃肠道功能恢复后给予低脂流食,逐渐过渡到低脂普通饮食。适当静脉输液,维持体液平衡。

3.病情观察

注意观察生命体征、神志、尿量及黄疸的变化;观察腹部体征,记录腹腔引流液的性状和量,警惕胆汁渗漏和出血的发生;黄疸患者应观察记录大便颜色并监测血清胆红素变化。

4.药物护理

遵医嘱术后继续使用抗生素,注意观察药物疗效及不良反应。

5.腹腔镜胆囊切除术后护理

(1)术后禁食 6h,24h 内饮食以无脂流质和半流质饮食为主,逐渐过渡为低脂普通饮食。

(2)术后低流量吸氧,鼓励患者深呼吸、咳嗽,促进体内 CO_2 排出,以避免高碳酸血症。

(3)严密观察生命体征、腹部体征及引流液情况。若患者出现发热、腹痛、腹胀等腹膜炎表现,或者腹腔引流液呈黄绿色胆汁样,提示可能发生胆瘘,应及时报告医生处理。

(4)少数患者术后出现肩背部酸痛,原因为建立气腹时残留在腹腔内的 CO_2 排出不完全,使 CO_2 聚集在膈下产生碳酸刺激膈肌及胆囊创面所致。延长吸氧时间和按摩肩背疼痛部位能缓解症状。

6.T 管引流的护理

切开胆总管的手术,一般都放置 T 管引流。其主要目的是:①引流胆汁和减压,防止胆汁性腹膜炎;②引流残余结石;③支撑胆道,防止胆总管切口处粘连、瘢痕狭窄等导致管腔变小;④可经 T 管溶石或造影。

T管引流的护理应注意以下几个方面。

（1）妥善固定：T管除由缝线结扎固定于腹壁外，一般还应在皮肤上加胶布固定，不可固定在床单上。引流袋连接管应长短适宜，过短易受到牵拉而脱落；过长易扭曲、受压。

（2）保持引流通畅：避免引流管受压、扭曲、折叠，引流液中有血凝块、絮状物、泥沙样结石时要定时挤捏，防止管道堵塞，必要时用生理盐水低压缓慢冲洗或用 50mL 注射器负压抽吸，操作时注意避免诱发胆管出血。

（3）加强观察：①观察患者全身情况：如患者体温下降，大便颜色加深，黄疸消退，说明胆道炎症消退，胆汁能顺利进入肠道；否则表示胆管下端仍不通畅。如有发热和腹痛，出现腹膜刺激征，应考虑胆汁性腹膜炎的可能，及时联系医生处理；②观察记录胆汁的量、颜色及性状：正常成人每日分泌胆汁 800～1200mL，呈黄色或黄绿色，清亮无沉渣，有一定黏性。术后 24h 引流量约 300～500mL，恢复饮食后可增至每日 600～700mL，以后逐渐减少至每日约 200mL。胆汁量少可能因 T 管阻塞或肝衰竭所致，量过多应考虑胆总管下端有梗阻；胆汁颜色过淡或过于稀薄，说明肝功能不佳；混浊表示有感染；有泥沙样沉淀物，说明有残余结石。

（4）预防感染：T 管与引流袋连接紧密，不可随意脱开；长期带管者，定期更换引流袋，更换时严格无菌操作；引流口周围皮肤用纱布覆盖保护。平卧时引流管远端不高于腋中线，坐位和站立时不高于腹壁引流口高度，防止胆汁逆流引起感染。

（5）拔管：若 T 管引流出的胆汁色泽正常，且引流量逐渐减少，可在术后 10～14d 试行夹管 1～2d。夹管期间若患者无腹痛、发热、黄疸等症状，可行 T 管造影；若胆道通畅，造影后持续引流 24h，再次夹管 24～48h，患者无不适可拔管。拔管后，残留窦道用凡士林纱布填塞，1～2d 可自行闭合。若胆总管下端仍有阻塞，暂时不能拔管，应开放 T 管继续引流。

（6）拔管后护理：观察饮食情况，注意有无腹膜炎、急性胆管炎表现。

六、健康指导

（一）预防宣教

胆道疾病患者一般选择低脂肪、高蛋白、高维生素的易消化饮食。改变不良饮食习惯，注意饮食卫生。驱虫药应于清晨空腹或者晚上临睡前服用，服药后注意观察有无蛔虫排出。

（二）康复指导

出院后注意自我监测，出现腹痛、发热、黄疸等情况时及时到医院就诊。带 T 管出院的患者，应告知留置 T 管的目的，防止管道受压；淋浴时用塑料薄膜覆盖引流管处，以防感染；避免引流管牵拉脱出，发现引流异常或管道脱出应及时就诊。

第七节　创伤

创伤即机械性损伤，是指机械性致伤因素作用于人体所造成的组织结构完整性破坏或生理功能障碍，多见于工伤、交通事故、自然灾害和战伤等。

一、分类

(一)按受伤部位分类

一般分为颅脑损伤、胸部损伤、腹部损伤、脊柱和四肢损伤等。如伤及多部位则称为多发伤。

(二)按伤后皮肤和黏膜完整性分类

1.闭合性损伤

创伤处的皮肤或黏膜保持完整无破损,如挫伤、扭伤、挤压伤、爆震伤、关节脱位、闭合性骨折、闭合性内脏伤等。

2.开放性损伤

创伤处的皮肤或黏膜有破损,伴有出血,如擦伤、刺伤、切割伤、裂伤、撕脱伤、火器伤等。

3.按伤情轻重分类

一般分为轻、中、重3度。

(1)轻度:伤及局部软组织,无生命危险,仅需局部处理或小手术治疗即可。

(2)中度:主要为广泛软组织损伤、肢体挤压伤、四肢长骨骨折及一般腹腔脏器损伤等,需要手术治疗,但一般无生命危险。

(3)重度:主要是指危及生命或者治愈后留有严重残疾者。

二、病理生理

(一)局部和全身反应

在致伤因素的作用下,机体在局部和全身两方面可出现一系列防御性反应,这些反应有利于机体对抗致伤因素,维持机体内环境的稳定,但若反应过于强烈则会对机体造成有害影响。

1.局部反应

机体主要表现为创伤性炎症反应,局部充血、渗出、肿胀。临床表现出现疼痛、发热等,与一般炎症基本相同。一般3~5d后趋于消退。局部反应的轻重与致伤因素的种类和作用时间、组织损害程度、伤口污染程度、是否有异物存留等有关。

2.全身反应

机体受到严重创伤时可引发一系列神经—内分泌系统活动增强,进而引起全身性功能和代谢改变,是一种非特异性应激反应。

(1)神经—内分泌系统反应:在有效血容量不足、疼痛、精神紧张等因素的综合作用下,下丘脑—垂体—肾上腺皮质轴及交感神经—肾上腺髓质轴分泌大量的肾上腺皮质激素、儿茶酚胺、抗利尿激素、胰高血糖素和生长激素;同时肾素—血管紧张素—醛固酮系统也被激活。这3个系统相互协调,共同调节全身各脏器功能和代谢,以动员机体的代偿能力,对抗致伤因素的损害和保证重要脏器的灌注。

(2)体温变化:创伤后释放大量的炎症介质如白细胞介素、肿瘤坏死因子等作用于下丘脑的体温调节中枢而引起机体发热。

(3)代谢变化:由于神经—内分泌系统的作用,机体分解代谢增强,主要表现为机体出现负氮平衡,能量消耗增强,糖、蛋白质和脂肪分解加速,水电解质代谢紊乱,体重减轻。

(4)免疫反应:严重创伤后,淋巴细胞数量减少、功能下降;中性粒细胞及单核—巨噬细胞吞噬和杀菌能力减弱;免疫球蛋白含量降低和补体系统过度耗竭等因素致机体免疫力下降,对感染的易感性增加。

(二)组织修复和伤口愈合

1.组织修复的方式

伤口愈合的基础是组织修复,修复的基本方式主要是通过伤后细胞和细胞间质再生繁殖来填充、连接或替代缺损组织。

2.伤口愈合过程

(1)炎症反应阶段:伤后立即出现,持续3～5d。主要是血管和细胞反应、免疫应答、血液凝固及纤维蛋白的溶解。主要目的在于清除伤口内的坏死组织,为组织再生和修复奠定基础。

(2)组织增生和肉芽形成阶段:局部炎症开始后不久,即有成纤维细胞和内皮细胞等增生、分化和迁移,两种细胞分别合成和分泌组织基质(主要为胶原)及形成新生的毛细血管,共同构成新生的肉芽组织,以填充伤口,形成瘢痕愈合。

(3)组织塑形阶段:主要是胶原纤维交联密度和强度均增加,多余的部分经多种酶的作用,被降解吸收,过度丰富的毛细血管网消退,伤口组织软化,最终达到受伤部位外观及功能的改善。

3.伤口愈合类型

(1)一期愈合:组织修复以原来细胞为主,仅含有少量的纤维组织,结构和功能修复较好。多见于创伤程度轻、范围小、边缘整齐、缺损少、对合严密且呈线状、无感染的伤口和创面,如无菌手术切口的愈合。

(2)二期愈合:主要以纤维组织修复为主。愈合所需时间长,瘢痕明显,愈合后结构和功能受到不同程度影响。多见于伤口范围大、组织缺损多、创缘不整、污染严重、坏死组织多或有感染的伤口,如经切开引流的较大脓肿的愈合。

4.影响伤口愈合的因素

(1)局部因素:伤口感染是影响伤口愈合最常见的因素。伤口内存在血肿或异物、局部血液循环障碍、伤口引流不畅、局部制动不足、伤口位于关节处、创伤范围大、坏死组织多或治疗处理措施不当等,均可影响伤口愈合。

(2)全身因素:导致伤口愈合延迟的情况包括以下几种。①年龄及营养状况:如高龄、维生素和微量元素缺乏、严重的低蛋白血症等;②慢性消耗性疾病:如糖尿病、结核、肝硬化和恶性肿瘤等;③药物:如大量使用肾上腺皮质激素和抗癌药物;④免疫功能低下。

三、临床表现

创伤的原因、部位和程度不同,其临床表现各异。

(一)局部表现

1.疼痛

疼痛的程度与创伤的部位、性质、范围、程度、炎症反应强弱和个人耐受力等有关。在活动时疼痛加剧,制动后减轻,多在受伤2～3d后逐渐缓解。

2.肿胀和淤斑

由于局部出血及液体渗出所致,多伴有皮肤青紫、淤斑和血肿,伤后2～3d达到高峰。严重肿胀者局部或远端肢体可出现血供障碍。

3.功能障碍

由于局部组织结构破坏、肿胀、疼痛或者神经系统损伤等原因引起。

4.伤口和出血

开放性创伤多伴有伤口和出血。因致伤因素不同,其伤口特点也不同。如擦伤的伤口较浅;刺伤的伤口窄而深;切割伤的伤口比较整齐;撕裂伤的伤口多呈不规则状。受伤程度及部位不同,其出血量不同。

(二)全身表现

1.体温升高

中、重度创伤患者常有发热,多为吸收热,并发感染时可出现高热,颅脑损伤引起中枢性高热时体温可高达40℃。

2.全身炎症反应综合征

创伤后释放的炎症介质、精神紧张、疼痛和血容量减少等因素可引起体温、呼吸、心血管系统和血细胞等方面的异常。主要表现为体温升高或过低,呼吸急促或困难,意识障碍,脉搏微弱且过快,心律不齐,收缩压或脉压下降,面色苍白或口唇和肢端发绀。

四、辅助检查

(一)实验室检查

检查血常规和血细胞比容以了解感染、失血、血液浓缩等情况;尿常规检查有助于判断有无泌尿系统损伤和糖尿病;血清电解质检查可了解体液失衡情况等;检测血、尿淀粉酶有助于判断是否有胰腺损伤等。

(二)影像学检查

X线检查可了解骨折和脱位情况、伤处异物情况、胸腹腔是否有积气和积液等;超声、CT、MRI有助于判断是否存在实质性脏器损伤、脊髓和颅内损伤、骨盆损伤等。

(三)诊断性穿刺和置管检查

胸腔穿刺可明确有无血气胸;腹腔穿刺或灌洗可明确是否有内脏破裂、出血;留置中心静脉导管可监测中心静脉压等。

五、护理诊断/问题

(一)皮肤完整性受损

与开放性伤口、皮肤的防御和保护功能受损等有关。

(二)组织完整性损伤

皮下组织肌肉或器官损伤,与开放或闭合性损伤有关。

(三)焦虑

与开放伤口、出血及剧痛、不安全感有关。

(四)躯体移动障碍

与开放性伤口或有内脏破裂,疼痛限制活动等有关。

(五)疼痛

与损伤刺激神经末梢,炎性物质刺激细胞壁,致通透性增加,引起组织水肿有关。

(六)潜在并发症

感染。

六、护理措施

(一)急救护理

1.现场急救

在现场进行简单评估,按轻重缓急合理救护。必须优先抢救的急症包括心搏和(或)呼吸骤停、窒息、大出血、开放性或者张力性气胸、休克等。其主要措施包括:①心肺复苏:严重创伤后一经确诊为心搏、呼吸骤停的患者,应立即行心肺复苏术;②保持呼吸道通畅:立即解开患者衣领,清理口鼻腔,置通气导管和给氧等;③止血:出现头、颈部及四肢大血管出血者应立即采用手指压迫止血或使用止血带止血,止血带使用时应每隔 1h 放松 1～2min,且使用时间一般不超过 4h;④纠正呼吸紊乱:如封闭胸部开放性伤口和胸腔穿刺排气等;⑤恢复循环血量:条件具备时,现场开放静脉通路,快速补液;⑥监测生命体征:现场救护过程中,应时刻注意生命体征和意识的变化。

2.包扎

开放性损伤应简单、有效包扎伤口,目的是保护伤口,减少出血、再损伤和细菌污染。有少量内脏脱出者禁止现场还纳,可用清洁的碗、盆等器皿覆盖,绷带包扎后急送医院处理。

3.固定

发生骨折时可就地取材或利用自身肢体、躯干进行固定,固定时需超过关节,以免在搬运过程中因骨折部位活动造成再损伤或伤及邻近血管、神经;固定还可减轻疼痛,便于转运。较重的软组织损伤也应局部固定制动。

4.转运

正确的搬运可减少伤员痛苦,避免继发性损伤。经现场初步处理后要迅速、安全平稳地转送伤员。多用担架或徒手搬运。转运途中应使患者头偏向一侧,或采取半卧位、侧卧位,以保持呼吸道通畅,并注意保暖。有脊椎骨折者需注意搬运方法,保持伤处稳定,勿弯曲或扭动,避免加重损伤。

(二)维持有效循环血量

有效止血后,迅速进行抗休克处理,以尽快恢复血容量并维持循环稳定。下肢静脉或髂静脉损伤及腹膜后血肿者,禁止在下肢静脉输液或输血,以免加重出血。

(三)病情观察

1.密切监测

监测意识、生命体征、中心静脉压和尿量等,并做好记录。

2.重点观察内容

闭合性损伤者,重点观察生命体征是否平稳,尤其是血压,以防内脏损伤;开放性损伤者,重点观察伤口有无出血、渗出和感染征象,伤口引流是否通畅等。

(四)缓解疼痛

肢体受伤时应维持有效固定和制动姿势,避免因活动而使疼痛加重。疼痛严重者可遵医嘱使用镇静及镇痛药物。

（五）闭合性损伤的护理

1.局部制动

抬高患肢 15°～30°,以利于静脉、淋巴回流,减轻水肿和疼痛。受伤肢体可用夹板、绷带等包扎固定,局部制动。

2.物理疗法

伤后早期局部冷敷,以减少渗血和肿胀,12h 后改用热敷或理疗,促进渗出吸收和炎症消退。

3.药物外敷

受伤肢体局部还可用中西药物外敷,以止痛、消肿、促进血液循环、预防感染。

4.功能锻炼

病情稳定后配合应用理疗、按摩和功能锻炼,促进伤肢尽快恢复功能。

（六）开放性损伤的护理

1.清创术前护理

开放性损伤在清创术前,应积极做好术前准备工作。有活动性出血者,应积极抗休克处理,并根据出血部位、性质,选用加压包扎、填塞或手术等方法迅速控制出血。血压不平稳者平卧或根据受伤部位选择合适体位。

2.清创术后护理

敷料渗湿时应及时更换;对有骨与关节损伤、血管和神经及肌腱损伤修复术后、植皮术后,均应妥善固定并制动;保持适当体位如抬高患肢和保持功能位置,以减轻肿胀等;密切观察伤肢血液循环及伤口情况,注意预防伤口感染和继发性出血;密切观察全身情况,预防及治疗并发症。

（七）并发症的护理

胸部损伤者若有呼吸急促时,应警惕是否发生气胸等;腹部损伤者若出现腹部胀痛时,应警惕腹内脏器是否发生破裂或出血;对于肢体损伤严重者,应定时测量肢体周径,观察末梢循环、肤色和温度。

1.伤口感染

若伤口出现红、肿、热、痛等感染征象,应及时报告医生,采取相应措施。

2.挤压综合征

肢体或躯干肌肉丰富部位遭受重物长时间挤压,伤情严重时,受伤部位的肌肉组织出现广泛缺血、坏死,患者可出现以肌红蛋白血症、肌红蛋白尿、高血钾和急性肾衰竭为特点的全身性改变,称为挤压综合征。其护理如下:①早期患肢禁止抬高、按摩及热敷;②协助医生切开减压,清除坏死组织;③遵医嘱应用碳酸氢钠和利尿药,防止肌红蛋白阻塞肾小管;④对于严重挤压伤患者应注意观察患者的尿量、尿色、尿比重情况;对行血液透析或腹膜透析治疗的肾衰竭者做好相应护理。

（八）心理护理

创伤往往事发突然,不仅对患者造成身体上的伤害,同时也对心理造成一定的影响,尤其是一些严重创伤会造成患者的外观和功能改变,引发伤者的焦虑和恐惧心理。所以,要为患者提供细致的生活照顾及社会支持,以减轻其心理反应,帮助其树立战胜疾病的信心。

七、健康指导

(1)普及安全知识,加强安全防范意识,避免受伤。一旦肢体受到损伤,应及时到医院就诊,接受正确的诊疗措施,以免延误病情。

(2)严格执行工、农业安全生产制度及措施,做好职业防护;严格执行交通管理制度及措施,限制车辆高速行驶,杜绝严重事故的发生。

(3)伤后恢复期要积极进行肢体功能锻炼,防止肌萎缩和关节僵硬等,促进机体功能尽快恢复。

第四章　儿科护理

第一节　维生素 D 缺乏病

一、维生素 D 缺乏病概述

(一)病因

(1)围生期维生素 D 不足。

(2)日照不足,这是主要原因。

(3)生长速度快。

(4)食物中补充维生素 D 不足。

(5)疾病影响和用药史。

(二)临床表现

本病在临床上可分期如下。

1.初期(早期)

多见 6 个月以内,特别是 3 个月以内小婴儿。多为神经兴奋性增高的表现,如易激惹、烦闹、汗多、刺激头皮而摇头、擦枕等出现枕秃。此期常无骨骼病变,骨骼 X 线可正常,或钙化带稍模糊;血清 25-(OH)D$_3$ 下降,血钙正常或稍低,血磷降低,碱性磷酸酶正常或稍高。

2.活动期(激期)

早期维生素 D 缺乏的婴儿未经治疗,继续加重,出现典型骨骼改变。

(1)头部:6 个月龄以内婴儿的佝偻病以颅骨改变为主,可有颅骨软化。8~9 个月后,可有方颅。

(2)胸部:肋骨串珠,以第 7~10 肋骨最明显。1 岁左右的小儿可见鸡胸、肋膈沟或郝氏沟。

(3)四肢:手、足镯,O 型腿和 X 型腿。患儿会坐与站立后,全身肌肉松弛,肌张力降低和肌力减弱。此期血生化除血清钙降低外,其余指标改变更加显著。X 线显示长骨钙化带消失,干骺端呈毛刷样、杯口状改变;骺骺软骨盘增宽,骨质稀疏,骨皮质变薄。

3.恢复期

以上任何期经日光照射或治疗后,临床症状和体征会逐渐减轻或消失。

4.后遗症期

多见于 2 岁以后的儿童。

(三)护理措施/问题

1.营养不足(维生素 D 缺乏)

与日光照射不足及维生素 D 摄入少有关。

2.成长发展改变

与维生素 D 缺乏导致骨骼和神经、精神发育迟缓有关。

3.有感染的危险

与胸廓畸形、免疫功能低下有关。

4.潜在并发症

维生素 D 中毒。

5.知识缺乏

家长缺乏对佝偻病的预防和护理知识。

(四)护理措施

1.补充维生素 D

(1)增加日照时间。

(2)补充富含维生素 D、钙的食物。

(3)按医嘱补充维生素 D 制剂和钙剂。初期给予维生素 D 每日 1000～2000IU,激期给予每日 3000～6000IU,口服给药,连用 1 个月后改为预防量(每日 400～800IU)至 2 岁,北方地区儿童可延长至 3 岁。

2.注意事项

(1)应使用单纯维生素 D 制剂。

(2)注射时应选择较粗的针头做深部肌内注射,每次应更换注射部位,以免发生硬结;若已发生硬结应及时热敷。

(3)对 3 个月以下有手足抽搐症病史的患儿,在使用大剂量维生素 D 前 2～3 日至用药后 2 周须按医嘱加服钙剂。

3.佝偻病的预防方法

(1)从孕期开始应多晒太阳。

(2)新生儿应提倡母乳喂养,于出生后 1～2 周开始,每日口服维生素 D 400～800IU,连续服用。

(3)婴幼儿应及时添加辅食,多晒太阳,平均每日户外活动应在 1h 以上;每日口服维生素 D 400～800IU 或于冬季 1 次口服或肌内注射维生素 D。

4.骨骼畸形的矫正方法

若患儿已有骨骼畸形,可向患儿家长示范矫正的方法。例如,胸部畸形可让小儿作俯卧位抬头展胸运动;下肢畸形可作肌肉按摩(O 型腿按摩外侧肌群,X 型腿按摩内侧肌群),增强肌张力,促使畸形的矫正。畸形严重者可指导手术矫正事宜。

(五)健康指导

(1)不宜久坐久站,不可过早地行走,也不可以勉强患者坐或者站立,以防发生畸形或者骨折。

(2)充分利用自然条件,增加日光照射,可以增加户外活动时间,适当进行锻炼。

(3)治疗期间应该观察婴幼儿的精神状态是否有减轻,比方易激惹、烦躁、睡眠不安、夜哭、多汗这些症状是否有所改善,如果没有明显的改善,需要及时与医生沟通。

(4)在治疗期间需要预防各种呼吸道和消化道疾病和急性传染病。

(5)补充维生素 D 时,应该监测血钙、血磷的血清水平。高血钙时应立即停用。应注意联合钙剂的使用,避免发生高钙血症。

二、维生素 D 缺乏性手足搐搦症的概述

(一)病因

多见于 6 个月以内的小婴儿。维生素 D 缺乏时,当总血钙低于 1.75～1.88mmol/L(<7～7.5mg/dL),或离子钙低于 1.0mmol/L(4mg/dL)时可引起神经肌肉兴奋性增高,出现抽搐。常见诱因有晒太阳时间延长、摄入的食物中含磷过高、感染等因素。

(二)临床表现

1.典型发作

三种症状以无热惊厥为最常见。

(1)惊厥:突然发生,发作停止后,意识恢复,精神萎靡而入睡,醒后活泼如常,发作次数可数日 1 次或 1 日数次,一般不发热。

(2)手足搐搦:本病典型表现。

(3)喉痉挛:本病死亡主要原因。

2.隐性体征

没有典型发作的症状,但可通过刺激神经肌肉而引出体征。

(1)面神经征。

(2)腓反射。

(3)陶瑟征。

(三)护理诊断/问题

1.有窒息的危险

与喉痉挛有关。

2.有外伤的危险

与惊厥有关。

3.知识缺乏

家长缺乏有关惊厥和喉痉挛的护理知识。

(四)护理措施

(1)惊厥发作时,立即就地抢救,松开患儿衣领将患儿平卧,头转向侧位,以免误造成窒息。喉痉挛发作时,立即将患儿舌体轻轻拉出口外并立即通知医生。迅速在其上下牙齿间置牙垫,以防止舌咬伤。备好气管插管用具,必要时行气管插管,使患儿保持呼吸道通畅,避免家长大声呼叫。

(2)按医嘱立即应用镇静剂控制惊厥和喉痉挛,同时遵医嘱及时补充钙剂,常用 10％葡萄糖酸钙 5～10mL 加 10％～25％葡萄糖液 10～20mL 缓慢静脉注射或静脉滴注,时间不少于10min。若注射过快,可引起血钙突然升高,发生心跳骤停。

(五)健康指导

(1)指导家长合理喂养,合理安排儿童日常生活,坚持每天有一定时间的户外活动。

（2）补充维生素 D，适量补充钙，以预防维生素 D 缺乏性手足搐搦症复发及治疗佝偻病。

（3）教会家长惊厥、喉痉挛发作时的处理方法。

第二节　急性感染性喉炎

急性感染性喉炎为喉部黏膜急性弥散性炎症，以犬吠样咳嗽、声嘶、喉鸣、吸气性呼吸困难为临床特征。冬、春季多发，新生儿极少发病。

一、病因

常为急性上呼吸道病毒或细菌感染的一部分，亦可并发于麻疹流行性感冒或其他急性传染病。由于小儿喉腔狭窄、软骨柔软、黏膜血管丰富、黏膜下组织疏松，发生炎症时易充血、水肿而出现喉梗阻。

二、临床表现

起病急、症状重，可有发热、犬吠样咳嗽、声嘶、吸气性喉鸣和三凹征。严重时可出现发绀、烦躁不安、面色苍白、心率加快，甚至因窒息死亡。一般白天症状轻，夜间入睡后症状加重。喉梗阻若不及时抢救，可因吸气困难而窒息致死。按吸气性呼吸困难的轻重，将喉梗阻分为四度。Ⅰ度：患者仅于活动后出现吸气性喉鸣和呼吸困难，肺呼吸音清晰，心率无改变；Ⅱ度：患者于安静时亦出现喉鸣和吸气性呼吸困难，肺部听诊可闻喉传导音或管状呼吸音，心率增快；Ⅲ度：除上述喉梗阻症状外，患者因缺氧而出现烦躁不安，口唇及指趾发绀，头面出汗，肺部呼吸音明显降低，心音低钝，心率快；Ⅳ度：患者渐显衰竭、昏睡状态，由于无力呼吸，三凹征可不明显，面色苍白发灰，肺部听诊时呼吸音几乎消失，仅有气管传导音，心音钝弱，心律不齐。

三、辅助检查

（一）血常规

病毒感染引起者，血常规中白细胞计数可正常或偏低，C 反应蛋白正常。细菌感染者血白细胞计数升高，中性粒细胞比例升高，C 反应蛋白升高。

（二）胸片

判断是否合并下呼吸道感染。

（三）心肌酶及离子

大致判断患儿是否有脏器损害。

（四）咽拭子

咽拭子或喉气管吸出物做细菌培养可阳性。

四、护理诊断/问题

（一）低效性呼吸形态

与喉头水肿有关。

（二）有窒息的危险

与喉梗阻有关。

（三）体温过高

与感染有关。

（四）舒适度的改变

与频繁咳嗽、呼吸困难等有关。

五、护理措施

（一）维持有效呼吸

室内空气宜清新，注意通风，温湿度适宜，以减少对喉部的刺激，减轻呼吸困难。置患儿于舒适体位，保持安静，合理安排各项操作，减少对患儿刺激。予以雾化吸入以迅速消除喉头水肿，恢复气道通畅。有缺氧症状者给予氧气吸入。遵医嘱给予抗生素、糖皮质激素及镇静剂。若出现急性喉梗阻症状，立即通知医生，给予喉头喷雾或雾化吸入糖皮质激素，必要时协助医生行气管切开术。

（二）维持体温正常

保持安静，注意休息，尽量减少活动以减低氧的消耗。监测体温变化，高热时给予温水擦浴等物理降温或遵医嘱用降温药物。补充水分和营养，给予流质或半流质易消化饮食。耐心喂养，避免呛咳。

（三）心理护理

护士可通过暗示、诱导等方法使患儿情绪逐渐趋于稳定；允许家长陪护；病情稳定后，通过讲故事、做游戏等活动转移其注意力。

（四）健康指导

护士应告知家长由于空气干燥，患儿夜间或睡眠中病情突然加重时，可使患儿立即吸入温暖、湿润的空气，减轻喉部水肿；建议家长在患儿喉炎急性发作缓解后，在室内使用加湿器。

六、健康指导

（1）加强身体锻炼，增强体质。

（2）注意保暖、多饮水、避免着凉，预防上呼吸道感染。

（3）流感期间，减少外出，以防传染。

（4）保持口腔卫生，养成饭后漱口，早晚刷牙的好习惯。

（5）禁食辛辣有刺激性的食品。

（6）适当多吃梨、生萝卜、话梅等水果、干果，以增强咽喉的保养作用。

（7）如有上呼吸道感染，及时就医，避免引起并发症。

第三节　化脓性脑膜炎

化脓性脑膜炎，简称化脑，亦称为细菌性脑膜炎，是由各种化脓菌引起的以脑膜炎症为主的中枢神经系统感染性疾病。2岁以内发病者约占本病的75%，冬春季好发。

一、病因

(一)病原学

许多化脓菌都可引起脑膜炎,但在不同年代、不同地区,引起脑膜炎的各种细菌所占比例有很大差异。在中国,脑膜炎双球菌、肺炎链球菌和流感嗜血杆菌引起者占小儿化脑的 2/3 以上。近年来国内有人统计流感嗜血杆菌引起的化脑比肺炎链球菌引起的还多,而国外由于 B 型流感嗜血杆菌菌苗接种工作的开展,近 10 年来该菌引起的化脑明显减少。不同年龄小儿感染的致病菌也有很大差异,新生儿及出生 2～3 个月以内的婴儿化脑,常见的致病菌是大肠埃希菌、B 组溶血性链球菌和葡萄球菌,此外还有其他肠道革兰氏阴性杆菌、李氏单胞菌等。出生 2～3 个月后的小儿化脑多由 B 型流感嗜血杆菌、肺炎链球菌和脑膜炎双球菌引起,10 岁以上儿童患者的主要致病菌是脑膜炎双球菌和肺炎链球菌。

(二)机体的免疫与解剖缺陷

小儿机体免疫力较弱,血脑屏障功能也差,因而小儿,特别是婴幼儿化脑的患病率高。如果患有原发性或继发性免疫缺陷病,则更易感染,甚至平时少见的致病菌或条件致病菌也可引起化脑,如表皮葡萄球菌、绿脓杆菌等。另外,颅脑外伤、手术、脑脊液引流、皮肤窦道、脑脊膜膨出等,均易继发感染而引起化脑。

二、发病机制

多数化脑是由于体内感染灶(如上呼吸道炎症等)的致病菌通过血行播散至脑膜。少数化脑可由于邻近组织感染扩散引起,如鼻窦炎、中耳炎、乳突炎、头面部软组织感染、皮毛窦感染、颅骨或脊柱骨髓炎、颅脑外伤或脑脊膜膨出继发感染等。

细菌由局部病灶进入血循环后能否引起化脑取决于机体的免疫力和细菌致病力的相对强弱。在机体免疫力弱、细菌数量大以及有荚膜时,容易导致化脑的发生。另外,由细胞因子介导的炎症反应在脑脊液无菌后仍可持续存在,这可能是化脑发生慢性炎症性后遗症的原因之一。

三、病理

蛛网膜和软脑膜普遍受累。脑组织表面、基底部、脑沟、脑裂、脊髓表面等处均有不同程度的炎性渗出物覆盖。感染扩散至脑室内膜则形成脑室膜炎,在软脑膜下及脑室周围的脑实质亦可有细胞浸润、出血、坏死和变性,形成脑膜脑炎。脓液阻塞、粘连及纤维化,可使脑室间脑脊液流通不畅,引起阻塞性脑积水。大脑表面或基底部蛛网膜颗粒因炎症发生粘连、萎缩而影响脑脊液的回吸收时,则形成交通性脑积水。

病变严重时,动静脉均可受累,可引起血管痉挛、血管炎、血管闭塞、坏死出血或脑梗死。颅内压的增高,炎症的侵犯,或有海绵窦栓塞时,可使视神经、动眼神经、面神经和听神经等受损而引起功能障碍。由于血管的通透性增加及经脑膜间的桥静脉发生栓塞性静脉炎,常见硬膜下积液,偶有积脓。由于炎症引起的脑水肿和脑脊液循环障碍可使颅内压迅速增高,如有抗利尿激素的异常分泌或并发脑脓肿、硬膜下积液等,更加重脑水肿和颅内高压,甚至出现脑疝。由于血管通透性增加,可使脑脊液中蛋白增加;由于葡萄糖的转运障碍和利用增加,使脑脊液中葡萄糖含量降低,甚至出现乳酸酸中毒。

由于脊神经及神经根受累可引起脑膜刺激征。

四、临床表现

(一)急性起病

多数化脑患儿急性起病,发病前数日常有上呼吸道感染或胃肠道症状。脑膜炎双球菌脑膜炎(流行性脑脊髓膜炎)的暴发型,起病急骤,可迅速出现进行性休克、皮肤出血点或淤斑、弥散性血管内凝血及中枢神经系统功能障碍,如得不到及时治疗可在 24 小时内危及生命。

(二)全身感染中毒症状

全身感染或菌血症会使患儿突起高热,头痛,精神萎靡,疲乏无力,关节酸痛,皮肤有出血点、淤斑或充血性皮疹等。小婴儿表现为拒食、嗜睡、易激惹、烦躁哭闹、目光呆滞等。

(三)神经系统表现

1.颅内压增高

主要表现为头痛和喷射性呕吐,可伴有血压增高、心动过缓。婴儿可出现前囟饱满而紧张,颅缝增宽。重症患儿可有呼吸循环功能受累、昏迷、去脑、强直,甚至脑疝。眼底检查一般无特殊发现,若有视盘水肿,则提示颅内压增高时间较长,可能已有颅内脓肿、硬膜下积液或静脉栓塞等发生。

2.脑膜刺激征

表现为颈项强直、Kernig 征和 Brudzinski 征阳性。

3.意识障碍

表现为嗜睡、意识模糊、昏迷等,并可出现烦躁不安、易激惹、迟钝等精神症状。

4.惊厥

20%~30%的患儿可出现全身性或部分性惊厥,以 B 型流感嗜血杆菌及肺炎链球菌脑膜炎多见。惊厥的发生与脑实质的炎症、脑梗死及电解质代谢紊乱等有关。

5.局灶体征

部分患儿可出现Ⅱ、Ⅲ、Ⅵ、Ⅶ、Ⅷ颅神经受累或肢体瘫痪症状。新生儿特别是早产儿化脓性脑膜炎常缺乏典型的症状和体征,发热或有或无,甚至体温不升。主要表现为少动、哭声弱或呈高调、拒食、呕吐、吸吮力差、黄疸、发绀、呼吸不规则,甚至惊厥、休克、昏迷等,查体可见前囟隆起,而少有脑膜刺激征。

五、辅助检查

(一)外周血常规

白细胞总数明显增高,分类以中性粒细胞为主。

(二)脑脊液检查

1.常规检查

典型化脓性脑膜炎的脑脊液压力增高,外观混浊;白细胞总数明显增多,多在 $1000×10^6/L$ 以上,分类以中性粒细胞为主;糖含量明显降低,常在 1.1mmol/L 以下;蛋白质含量增高,多在 1g/L 以上。脑脊液涂片找菌是明确化脑病原菌的可靠方法。

2.脑脊液特殊检查

(1)特异性细菌抗原测定:对流免疫电泳可快速确定脑脊液中的流感嗜血杆菌、肺炎链球菌和脑膜炎双球菌等。乳胶凝集试验较前者更敏感,可检测 B 组溶血性链球菌、流感杆菌、肺炎链球菌和脑膜炎双球菌。免疫荧光试验也可用于多种致病菌抗原检测,特异性及敏感性均较高。

(2)其他:脑脊液色氨酸试验阳性,乳酸脱氢酶(LDH)、免疫球蛋白如 IgM 升高等虽无特异性,但对于化脑的诊断和鉴别诊断均有参考价值。

(三)其他实验室检查

1.血培养

早期未用抗生素的患儿,血培养阳性的可能性大;新生儿化脑时血培养的阳性率较高。

2.皮肤淤点涂片检菌

是流行性脑脊髓膜炎重要的病原诊断方法之一。

3.局部病灶分泌物培养

如咽培养、皮肤脓液或新生儿脐炎分泌物培养等,对确定病原都有参考价值。

4.影像学检查

急性化脓性脑膜炎一般不必做常规 CT 扫描,疑有并发症的患儿,应尽早进行颅脑 CT 检查。

六、护理诊断/问题

(一)体温过高

与颅内感染有关。

(二)潜在并发症

颅内高压症,与脑积水、硬脑膜下积液等有关

(三)营养失调(低于机体需要量)

与摄入不足,机体消耗增多有关。

(四)有受伤的危险

与抽搐、反复惊厥有关。

(五)恐惧(家长的)

与预后不良有关。

七、护理措施

(一)维持正常的体温

保持病室安静、空气新鲜。绝对卧床休息。每 4 小时测体温 1 次,并观察热型及伴随症状。鼓励患儿多饮水,必要时静脉补液。出汗后及时更衣,注意保暖。体温超过 38.5℃时,及时给予物理降温或药物降温,以减少大脑对氧的消耗,防止惊厥,并记录降温效果。遵医嘱给予抗生素治疗。

(二)观察病情,防治并发症

1.监测生命体征

若患儿出现意识障碍、囟门及瞳孔改变、躁动不安、频繁呕吐、肢体发紧等惊厥先兆,说明有脑水肿。若呼吸节律不规则、瞳孔忽大忽小或两侧不等大、对光反应迟钝、血压升高,说明有脑疝及呼吸衰竭。应经常巡视、密切观察、详细记录,以便及早发现给予急救处理。

2.做好并发症的观察

如患儿在治疗中发热不退或退而复升,前囟饱满、颅缝裂开、呕吐不止、频繁惊厥,应考虑有并发症存在。可做颅骨透照、头颅 CT 扫描检查等,以期早确诊并及时处理。

3.做好抢救药品及器械的准备

做好氧气、吸引器、人工呼吸机、脱水剂、呼吸兴奋剂、硬脑膜下穿刺包及侧脑室引流包的准备。

4.药物治疗的护理

了解各种药的使用要求及不良反应。如静脉用药的配伍禁忌;青霉素稀释后应在 1 小时内输完,防止破坏,影响疗效;高浓度的青霉素需避免渗出血管外,防止组织坏死;注意观察氯霉素的骨髓抑制作用,定期做血常规检查;静脉输液速度不宜太快,以免加重脑水肿;保护好静脉血管,保证静脉输液通畅;记录 24 小时出入水量。

(三)保证营养供应

保证足够热量摄入,根据患儿热量需要制订饮食计划,给予高热量、清淡、易消化的流质或半流质饮食。少量多餐,以减轻胃的饱胀感,并防止呕吐发生。注意食物的调配,增加患儿食欲。频吐不能进食者,应注意观测呕吐情况并静脉输液,维持水电解质平衡。监测患儿每日热能摄入量,及时给予适当调整。

(四)防止外伤

协助患儿做好洗漱、进食、大小便及个人卫生等生活护理。做好口腔护理,呕吐后帮助患儿漱口,保持口腔清洁,及时清除呕吐物,减少不良刺激。做好皮肤护理,及时清除大小便,保持臀部干燥,适当使用气垫等抗压力器材,预防压疮的发生。注意患儿安全,躁动不安或惊厥时防坠床发生,防舌咬伤。

八、健康指导

(1)必须加强卫生知识的宣传,预防化脓性脑膜炎。保持室内卫生,空气新鲜,阳光充足,及时治疗呼吸道感染、中耳炎、皮肤感染等。提高机体免疫力。凡与流感嗜血杆菌性脑膜炎和流行性脑脊髓膜炎接触的易感儿均应服用利福平,每日 20mg/kg,共 4 天。还可采用脑膜炎双球菌荚膜多糖疫苗在流行地区实施预防接种。

(2)对患儿及家长给予安慰、关心和爱护,让家长接受幼儿患病的事实,增强幼儿战胜疾病的信心。根据患儿及家长的接受程度介绍病情,讲清治疗护理方法,使其主动配合。及时解除患儿不适,取得患儿及家长的信任。

(3)对恢复期和有神经系统后遗症的患儿,应进行功能锻炼,指导家长根据不同情况给予相应护理,促使病情尽可能康复。

第四节　病毒性脑膜炎、脑炎

病毒性脑炎是指各种病毒感染引起的脑实质炎症,如果脑膜同时受累明显则称为病毒性脑膜脑炎。本病是小儿最常见的神经系统感染性疾病之一。

一、病因

许多病毒都可引起脑炎,如肠道病毒、单纯疱疹病毒、腮腺炎病毒、虫媒病毒、腺病毒、巨细胞包涵体病毒及某些传染病病毒等。不同病毒引起的脑炎,具有不同的流行特点。如流行性乙型脑炎,由蚊虫传播,因而主要发生在夏秋季节(7~9月)。人对乙脑病毒普遍易感,但感染后发病者少,多呈隐性感染,感染后可获得较持久的免疫力,故患病者大多为儿童,占患者总数的 $60\%\sim70\%$,以 2~6 岁发病率最高。在中国,小儿肠道病毒脑炎最常见,约占 80%,也主要发生在夏秋季。单纯疱疹病毒脑炎则一年四季均可发生,且可感染所有年龄人群。

二、发病机制

病毒感染中枢神经系统大多通过血行播散,偶尔可沿嗅神经或其他神经通路蔓延。病毒性脑炎引起的神经系统损伤,主要由于病毒对神经组织的直接侵袭和患儿神经组织对病毒抗原的免疫反应。

三、病理

受累脑组织及脑膜充血水肿,有单核细胞、浆细胞、淋巴细胞浸润,常环绕血管形成血管套。神经细胞呈现不同程度的变性、肿胀和坏死,可见噬神经细胞现象。神经髓鞘变性、断裂,如果脱髓鞘程度严重但仍保留神经元及轴突,常提示是感染后或变态反应性脑炎。可有血管内皮及周围组织的坏死,胶质细胞增生可形成胶质结节。不同病原引起的病变部位不同,如单纯疱疹病毒脑炎易侵犯颞叶,虫媒病毒脑炎往往累及全脑,但以大脑皮质、间脑和中脑最为严重。

四、临床表现

与病变的部位、范围和轻重程度有关,其临床表现多种多样,且轻重不一。轻者 1~2 周恢复,重者可持续数周或数月,甚至致死或致残。即使是同一病原引起者,也有很大差别。有的起病时症状较轻,但可迅速加重;有的起病突然,频繁惊厥;但大多患儿先有全身感染症状,而后出现神经系统的症状和体征。

(一)前驱症状

可有发热、头痛、上呼吸道感染症状、精神萎靡、恶心、呕吐、腹痛、肌痛等。

(二)神经系统症状体征

1.颅内压增高

主要表现为头痛、呕吐、血压升高、心动过缓、婴儿前囟饱满等,严重时可呈现去脑强直状态,甚至出现脑疝危及生命。

2.意识障碍

轻者可无意识障碍,重者出现不同程度的意识障碍。可伴有精神症状和异常动作,部分患儿精神症状显著而异常体征不明显。

3.惊厥

常出现全身性或局限性抽搐。

4.病理征和脑膜刺激征

均可为阳性。

5.局灶性症状体征

如肢体瘫痪、失语、颅神经障碍等。一侧大脑病变为主者可出现小儿急性偏瘫,小脑受累明显时可出现共济失调,脑干受累明显时可出现交叉性偏瘫和中枢性呼吸衰竭,后组颅神经受累明显则出现吞咽困难、声音低微,自主神经受累可出现二便功能障碍,基底神经节受累明显则出现手足徐动、扭转痉挛等。

(三)其他系统症状

如单纯疱疹病毒脑炎可伴有口唇或角膜疱疹,肠道病毒脑炎可伴有心肌炎和各种不同类型的皮疹,腮腺炎脑炎常伴有腮腺肿大等。

大部分病毒性脑炎的病程在 2 周左右,多数患儿可完全康复,但重者可留下不同程度后遗症,如肢体瘫痪、癫痫、智力低下、失语、失明等。

五、辅助检查

(一)脑脊液检查

大多患儿脑脊液压力增高,外观清亮,白细胞总数增加,多在 $300 \times 10^6/L$ 以下,病初中性粒细胞可占多数,以后以淋巴细胞为主。少数患儿脑脊液白细胞总数可能正常。单纯—疱疹病毒脑炎脑脊液中常可见到红细胞。病毒性脑炎患儿脑脊液蛋白质大多轻度增高或正常,糖和氯化物无明显改变。涂片或培养均无细菌发现。

(二)病毒学检查

在发病早期可收集脑脊液或咽分泌物、大便等标本,进行病毒的分离培养与鉴定,或直接检测病毒抗原。血清学检查需采集患儿早期和恢复期双份血清,且恢复期血清的抗体效价比早期血清中的抗体效价升高 4 倍才有诊断意义。

(三)脑电图

主要表现为高幅慢波,多呈弥散性分布,可有痫样放电波,对诊断有参考价值。

(四)影像学检查

CT 和 MRI 均可发现病变的部位、范围及性质,但在病毒性脑炎的早期多不能发现明显异常改变。

六、护理诊断/问题

(一)体温过高

与病毒血症有关。

(二)急性意识障碍

与脑实质炎症有关。

(三)躯体移动障碍

与昏迷、瘫痪有关。

(四)营养失调(低于机体需要量)

与摄入不足有关。

(五)潜在并发症

颅内压增高。

七、护理措施

(一)维持正常体温

监测体温,观察热型及伴随症状。出汗后及时更换衣物。体温＞38.5℃时给予物理降温或遵医嘱药物降温、静脉补液。

(二)促进脑功能的恢复

向患儿介绍环境,以减轻其不安与焦虑。明确环境中可引起患儿坐立不安的刺激因素,可能的话,使患儿离开刺激源。纠正患儿的错误概念和定向力错误。如患儿有幻觉,讨论幻觉的内容,以便采取适当的措施。为患儿提供保护性的看护和日常生活的细心护理。

(三)促进肢体功能的恢复

(1)做好心理护理,增强患儿自我照顾能力和信心。

(2)卧床期间协助患儿进行洗漱、进食、大小便等。

(3)教给家长协助患儿进行翻身及皮肤护理的方法。适当使用气圈、气垫等,预防压疮。

(4)保持瘫痪肢体于功能位置。病情稳定后,及早督促患儿进行肢体的被动或主动功能锻炼,活动时要循序渐进,加强保护措施,以防碰伤。在每次改变锻炼方式时给予指导、帮助和正面鼓励。

(四)注意观察病情,保证营养供应

(1)患儿取平卧位,一侧背部稍垫高,头偏向一侧,以便让分泌物排出;上半身可抬高20°~30°,利于静脉回流,降低脑静脉窦压力。利于降颅压。

(2)每2小时翻身一次,轻拍背促痰排出,减少坠积性肺炎。

(3)密切观察瞳孔及呼吸,以防因移动体位致脑疝形成和呼吸骤停。

(4)保持呼吸道通畅、给氧,如有痰液堵塞,立即气管插管吸痰,必要时做气管切开或使用人工呼吸机。

(5)对昏迷或有吞咽困难的患儿,应尽早给予鼻饲,保证热卡供应。另外,要做好口腔护理。

(6)输注能量合剂营养脑细胞,促进脑功能恢复。

(7)控制惊厥,保持镇静,因任何躁动不安均能加重脑缺氧。遵嘱使用镇静药、抗病毒药、激素和促进苏醒的药物等。

八、健康指导

(1)向患儿及家长介绍病情,做好心理护理,增强患儿战胜疾病的信心。

(2)向家长讲解保护性看护和日常生活护理的有关知识。

(3)指导家长做好智力训练和瘫痪肢体功能训练。

(4)有继发癫痫者应指导其长期正规服用抗癫痫药物。

(5)出院的患儿应定期随访。

第五节 小儿肺炎

肺炎是指由不同病原体或其他因素,如吸入羊水、乳汁、植物油类或过敏反应等引起的肺部炎症。临床以发热、咳嗽、气促、呼吸困难和肺部固定中、细湿啰音为主要表现。严重者可累及循环、神经及消化系统,是婴幼儿时期的常见病,其发病率高,是我国住院患儿死亡的第一位原因,被列为小儿重点防治的"四病"(肺炎、腹泻、佝偻病、贫血)之一。一年四季均可发生,以冬春季节及气候骤变时多见,多由急性上呼吸道感染或急性支气管炎向下蔓延所致。

一、分类
肺炎目前尚无统一的分类方法,常用的有以下几种。

(一)按病理分类
分为大叶性肺炎、小叶性肺炎(支气管肺炎)、间质性肺炎等。

(二)按病因分类
1.感染性肺炎

病毒性肺炎、细菌性肺炎、支原体肺炎、衣原体肺炎、原虫性肺炎、真菌性肺炎等。

2.非感染性肺炎

吸入性肺炎、坠积性肺炎、过敏性肺炎等。

(三)按病程分类
1.急性肺炎

病程<1个月。

2.迁延性肺炎

病程1~3个月。

3.慢性肺炎

病程>3个月。

(四)按病情分类
1.轻症肺炎

主要为呼吸系统表现,其他系统轻微受累,无全身中毒症状。

2.重症肺炎

除呼吸系统受累外,其他系统也受累,全身中毒症状明显。

(五)按临床表现典型与否分类
1.典型性肺炎

指由肺炎链球菌、金黄色葡萄球菌、肺炎杆菌、流感嗜血杆菌、大肠埃希菌等引起的肺炎。

2.非典型性肺炎

指由肺炎支原体、衣原体、军团菌、病毒等引起的肺炎。

(六)按发生肺炎的地区进行分类
1.社区获得性肺炎

指无明显免疫抑制的患儿在院外或住院48小时内发生的肺炎。

2.院内获得性肺炎

指住院 48 小时后发生的肺炎。

临床上如果病原体明确,则按病因分类,以便于指导治疗,否则按病理或其他方法分类。

二、病因与病理生理

(一)病因

1.致病菌

(1)常见病原体为细菌和病毒,也可为细菌与病毒的混合感染。

(2)发达国家发病以病毒感染为主,如呼吸道合胞病毒最多见,其次为腺病毒、流感病毒等。发展中国家以细菌感染为主,如肺炎链球菌最多见,其次为葡萄球菌、链球菌等。

(3)近年来肺炎支原体、衣原体和流感嗜血杆菌肺炎有增加趋势。

2.其他因素

(1)内因:婴幼儿上呼吸道的解剖生理特点和免疫特点。

(2)环境、气候因素:居住拥挤、空气污浊、气候改变、护理不当。

(3)疾病影响:低出生体重儿、免疫缺陷者,患营养不良、佝偻病、贫血、先天性心脏病等基础疾病者均可导致本病发生。

(二)病理生理

病原体常由呼吸道入侵,少数经血行入肺,侵犯支气管、细支气管和肺泡等组织,发生充血、水肿、炎性细胞浸润。由于支气管、肺泡炎症引起通气和换气功能障碍,导致缺氧及二氧化碳潴留,从而造成一系列病理生理改变。

1.呼吸系统

由于通气和换气障碍,出现低氧血症和高碳酸血症。为代偿缺氧,患儿呼吸与心率加快,出现鼻翼扇动和三凹征,严重时可发生呼吸衰竭。

2.循环系统

(1)病原体和毒素作用于心肌可引起中毒性心肌炎。

(2)缺氧可致肺小动脉反射性收缩,肺循环阻力增高,肺动脉高压,右心负荷加重,肺动脉高压和心肌炎是诱发心力衰竭的主要因素。

(3)重症患儿可出现微循环障碍、休克甚至 DIC。

3.神经系统

(1)缺氧和二氧化碳潴留使脑血管扩张,血管通透性增加,导致颅内压增高。

(2)缺氧使脑细胞无氧代谢增加,致 ATP 生成减少和 Na^+-K^+ 离子泵转运功能障碍,引起脑细胞内水钠潴留,形成脑细胞水肿。病原体毒素直接损害脑组织也可引起脑水肿。

4.消化系统

低氧血症和病原体毒素可引起胃肠黏膜糜烂、出血、上皮细胞坏死脱落等应激反应,导致黏膜屏障功能破坏,胃肠功能紊乱,严重者可引起中毒性肠麻痹和消化道出血。

5.酸碱平衡失调及电解质紊乱

(1)严重缺氧时体内无氧酵解增加,酸性代谢产物增多,可引起代谢性酸中毒。

(2)二氧化碳潴留导致呼吸性酸中毒,故重症肺炎常出现混合性酸中毒。

(3)缺氧和二氧化碳潴留可使肾小动脉痉挛而引起水钠潴留,重症者可造成稀释性低钠血症。

三、临床表现

多见于2岁以下婴幼儿,多数起病较急,发病前数日多有上呼吸道感染。

(一)轻症肺炎

主要表现为呼吸系统症状和相应的肺部体征。

1.症状

(1)发热:热型不定,多为不规则热,也可为弛张热和稽留热。新生儿、重度营养不良儿可不发热,甚至体温不升。

(2)咳嗽:早期为刺激性干咳,较频繁,极期咳嗽略有减轻,恢复期咳嗽有痰,新生儿、早产儿则表现为口吐白沫。

(3)气促:多在发热、咳嗽后出现,呼吸频率加快。

(4)全身症状:精神不振、食欲减退、烦躁不安、轻度腹泻或呕吐等。

2.体征

(1)呼吸增快,可达40～80次/分,重者可有鼻翼扇动和三凹征。

(2)口唇、鼻唇沟、指(趾)端发绀。

(3)肺部啰音:早期不明显,仅呼吸音粗糙和减低,以后可闻及固定的中、细湿啰音,以背部两肺下方脊柱两旁较多,深吸气末更为明显。

(4)新生儿、小婴儿不易闻及湿啰音。

(二)重症肺炎

除呼吸系统症状和全身中毒症状加重外,可有循环、神经和消化等系统受累的表现。

1.循环系统

常见心肌炎、心力衰竭。

(1)合并心肌炎的表现:面色苍白、心动过速、心音低钝、心律不齐、心电图示ST段下移和T波低平或倒置。

(2)合并心力衰竭的表现:①呼吸困难加重,呼吸频率加快(>60次/分);②心率加快(婴儿>180次/分,幼儿>160次/分),心音低钝,出现奔马律;③颈静脉怒张,烦躁不安,面色苍白或发绀,肝脏迅速增大等;④严重者还可发生微循环障碍、休克甚至DIC。

2.神经系统

常表现为精神萎靡、烦躁或嗜睡,发生脑水肿时可出现意识障碍、惊厥、前囟膨隆、脑膜刺激征、呼吸不规则、瞳孔对光反射迟钝或消失等。

3.消化系统

常表现为食欲减退、呕吐或腹泻等。发生中毒性肠麻痹时可出现严重腹胀,呼吸困难加重,肠鸣音消失;发生消化道出血时可出现呕吐咖啡样物,大便潜血试验阳性或柏油样便。

(三)并发症

如能早期诊断、合理治疗,则并发症较少发生。若延误诊断或病原体致病力较强可引起并发症,以金黄色葡萄球菌肺炎为多见,其次是某些革兰阴性杆菌肺炎。常见的并发症有脓胸、脓气胸、肺大泡等。

四、辅助检查

(一)血常规检查

病毒性肺炎白细胞总数大多正常或偏低,淋巴细胞增高;细菌性肺炎白细胞总数及中性粒细胞增高,并有核左移现象,胞质中可有中毒颗粒。

(二)病原学检查

可进行病毒分离或细菌培养,以明确病原体;病毒特异性抗原抗体检测有助于早期诊断;可进行血清冷凝集试验、补体结合抗体检测明确有无肺炎支原体感染。

(三)胸部 X 线检查

早期肺纹理增粗,以后出现大小不等的斑片状阴影,或融合成片,可伴有肺气肿或肺不张,以双肺下野中内带居多。

五、护理诊断/问题

(一)气体交换受损

与肺部炎症致通气、换气功能障碍有关。

(二)清理呼吸道无效

与呼吸道分泌物过多、痰液黏稠、咳嗽无力有关。

(三)体温过高

与肺部感染有关。

(四)潜在并发症

心力衰竭、中毒性脑病、中毒性肠麻痹等。

六、护理措施

(一)保持呼吸道通畅

(1)保持室内空气新鲜,定时开窗通风,避免直吹或对流风。保持适宜的温湿度,室温维持在 18~22℃,湿度以 60% 为宜。

(2)给予易消化、营养丰富的流质、半流质饮食,少食多餐,避免过饱影响呼吸;喂食时应耐心,防止呛咳引起窒息。重症患儿不能进食时,采取静脉营养,保证水分摄入量,避免呼吸道黏膜干燥,痰液黏稠。

(3)经常更换体位,翻身拍背,促使痰液排出,拍背方法为:五指并拢、稍向内合掌成空心状,由下向上、由外向内地轻叩背部,以利分泌物排出;痰液黏稠不易咳出者给予雾化吸入,以稀释痰液;指导和鼓励患儿进行有效的咳嗽;必要时予以吸痰,也可进行体位引流。

(4)按医嘱给予祛痰剂,严重喘憋者给予支气管解痉剂。

(二)改善呼吸功能

(1)有缺氧症状者,如出现呼吸困难、口唇发绀、烦躁不安、面色发灰等情况应立即吸氧。一般采用鼻前庭给氧,氧流量为 0.5~1L/min,氧浓度不超过 40%,氧气应湿化,以免损伤呼吸道黏膜。缺氧明显者可用面罩给氧,氧流量 2~4L/min,氧浓度为 50%~60%。若出现呼吸衰竭则应使用机械通气正压给氧。

(2)病室环境要安静,护理操作应集中完成,尽量保持患儿安静,避免哭闹,以减少氧的消耗。

(3)呼吸困难者可采取半卧位,并常更换体位,以减少肺部淤血和防止肺不张。

(4)按医嘱使用抗生素或抗病毒药物治疗,促进肺部炎症消散,改善呼吸功能。

(三)维持体温正常

密切观察体温变化,警惕高热惊厥的发生,并采取相应的降温措施。

(四)密切观察病情

(1)如患儿出现烦躁不安、面色苍白、呼吸加快(＞60次/分)、心率加速(＞160~180次/分)、肝脏在短时间急剧增大等心力衰竭的表现,及时报告医生,给予氧气吸入并减慢输液速度,按医嘱给予强心、利尿药物,以增强心肌收缩力,减轻心脏负荷。若患儿突然口吐粉红色泡沫痰,应考虑肺水肿,可给予20％~30％酒精湿化的氧气间歇吸入,每次吸入不超过20分钟。

(2)若患儿出现烦躁、嗜睡、惊厥、昏迷、呼吸不规则等,提示脑水肿或中毒性脑病,立即报告医生并配合抢救。

(3)若患儿体温不降或退而复升,咳嗽或呼吸困难加重,面色青紫,应考虑脓胸或脓气胸的可能,应立即报告医生,配合进行胸穿或胸腔闭式引流,并做好术后护理。

七、健康指导

向患儿家长讲解疾病的有关知识和防护知识,指导家长合理喂养,加强体格锻炼,增强体质;注意气候变化,及时增减衣物,避免着凉;及时治疗上感和急性气管、支气管炎等呼吸道感染性疾病,积极防治维生素D缺乏性佝偻病、营养不良、贫血等疾病;注意室内空气流通,肺炎高发季节避免去人多拥挤的公共场所,按时预防接种。让家长参与患儿的护理工作,了解所用药物的名称、用法、用量及不良反应,了解病情的进展情况,对家长护理和照顾儿童的内容和方法进行讲解和示范,提高家长的应对能力。

第六节 蛋白质—热能营养不良

蛋白质—热能营养不良(PEM)是由于缺乏能量和(或)蛋白质所致的一种营养缺乏症,常伴有各器官不同程度的功能紊乱,多见于3岁以下的婴幼儿。临床上如以能量供应不足为主,表现为体重减轻、皮下脂肪减少者称为消瘦型;如以蛋白质缺乏为主,表现为水肿者称为水肿型;介于两者之间者为消瘦—水肿型。

一、病因

(一)长期摄入不足

常由下列因素引起。

1.食物供应不足

由于贫困不能提供足够的食物以满足小儿生长发育所需。

2.喂养不当

常由家长缺乏喂养知识所致,如婴儿母乳不足又未及时添加辅食等。

3.不良饮食习惯和一些精神因素

如偏食、厌食等。

(二)疾病因素

消化系统解剖或功能上的异常如唇裂、过敏性肠炎等影响食物的消化吸收,急慢性传染病的恢复期、生长发育快速阶段等可因需要量增多而造成相对缺乏,糖尿病、大量蛋白尿、急性发热性疾病等可使营养素的消耗量增多。

(三)先天不足

如早产、多胎、宫内营养不良等。

二、病理生理

(一)新陈代谢失常

蛋白质摄入不足,使体内蛋白质代谢处于负平衡,血清总蛋白及清蛋白等下降,大多数必需氨基酸减少,血、尿中尿素降低。体内脂肪动员,故血清胆固醇下降,糖原储存不足或消耗过多导致血糖降低。由于脂肪大量消耗、低蛋白血症,细胞外液相应增加而致水肿,ATP合成减少影响钠泵转运致使钠在细胞内潴留,故细胞外液一般呈低渗性。各种因素可使体温偏低。

(二)组织器官功能低下

消化系统最突出,肠壁变薄,黏膜皱襞减少,消化液和酶的分泌减少,酶活力降低,肠蠕动减弱,易致菌群失调,消化功能低下,感染和腹泻。心肌收缩力减弱,血压偏低。肾浓缩功能降低,尿量增多而比重下降。大脑脂质、核酸及蛋白质等减少,神经树突分枝、髓鞘形成和突触生成等均受影响,导致运动功能、学习能力和智力下降。

(三)免疫功能抑制

非特异性免疫、体液免疫和细胞免疫等功能均降低,易发生各种感染。

三、临床表现

消瘦型营养不良常见于1岁以内的婴儿,体重不增是最早出现的症状,继之体重下降,久之身高也低于正常。皮下脂肪减少或消失,消失的顺序为:腹部→躯干→臀部→四肢→面部。随病情发展症状由轻变重,轻度营养不良体重比正常小儿减轻15%～25%,腹部皮下脂肪厚度为0.8～0.4cm;中度营养不良体重比正常小儿减轻25%～40%,腹部皮下脂肪厚度低于0.4cm;重度营养不良体重减轻40%以上,皮下脂肪消失,面部皮肤皱缩松弛,呈老人样,头发干枯,身高明显低于正常,低体温,脉搏缓慢,心音低钝,呼吸表浅,皮肤苍白、干燥、无弹性、肌肉萎缩,肌张力低下,运动机能发育迟缓,精神萎靡,烦躁与抑郁交替,对外界反应淡漠,智力发育迟缓。腹部如舟状,食欲低下,便秘,常出现饥饿性腹泻,表现为大便量少、频繁,带有黏液。

蛋白质严重缺乏所致的水肿性营养不良,又称恶性营养不良病,常见于1～3岁幼儿。表现为足背轻微凹陷性水肿或全身水肿,常伴肝大,毛发稀疏易脱落,呈暗棕色、红色或黄白色。躯干及四肢常见过度的色素沉着及角化的红斑疹,严重时全身受压处可有表皮脱屑。常伴有舌乳头萎缩、念珠菌口腔炎。消瘦—水肿型临床表现介于上述二型之间。

四、并发症

(一)营养性贫血

与缺乏铁、叶酸、维生素B_{12}、蛋白质等造血原料有关。

(二)维生素及矿物质缺乏

维生素 A 缺乏最常见,严重水肿型营养不良患儿中约有 3/4 缺锌,但由于生长发育缓慢,并发严重佝偻病者少见。

(三)感染

易患各种感染,特别是婴儿腹泻常迁延不愈,又反过来加重营养不良。

(四)自发性低血糖

常突然发生,患儿出现面色灰白、体温不升、神志不清、脉搏减弱、呼吸暂停等症状,若不及时诊治,可因呼吸麻痹而死亡。

五、辅助检查

血生化指标在水肿型营养不良中变化明显。血清蛋白浓度降低是最具特征的改变,但不够灵敏。胰岛素样生长因子Ⅰ(IGF-Ⅰ)是 PEM 早期诊断的灵敏可靠指标。多种血清酶如淀粉酶、转氨酶、碱性磷酸酶等活性下降。血清胆固醇、血糖降低,各种电解质、维生素及微量元素缺乏。

六、护理诊断/问题

(一)营养失调:低于机体需要量

与能量、蛋白质长期摄入不足和(或)吸收障碍、需要增加有关。

(一)有感染的危险

与免疫功能下降有关。

(三)潜在并发症

营养性贫血、维生素与微量元素缺乏、自发性低血糖。

(四)成长发育迟缓

与营养素缺乏、不能满足儿童正常生长发育有关。

(五)知识缺乏

家长缺乏正确的喂养知识和营养不良相关知识。

七、护理措施

(一)一般护理

1.活动与休息

病室环境安静舒适,减少不良刺激。患儿应适当休息,减少消耗。患儿活动应有专人陪护,防止跌倒。

2.调整饮食,补充营养物质

营养不良的患儿由于长时间摄食量少,消化道已适应低摄入量的情况,如果过快增加摄食量易出现消化不良、腹泻,故饮食调整的量和内容应根据营养不良的程度、消化能力和对事物的耐受情况逐步完成,不可急于求成。其饮食调整的原则是由少到多、由稀到稠、循序渐进,逐渐增加饮食,直至恢复正常。

(1)能量的供给:对于轻度营养不良患儿,开始供给能量为 $250\sim334kJ/(kg\cdot d)$;以后逐渐递增;对于中、重度营养不良患儿,开始供给能量为 $188\sim230kJ/(kg\cdot d)$,逐步少量增加。待体重恢复,体重与身高(长)比例接近正常后,恢复供给正常需要量。

（2）蛋白质供给：摄入量从每日 1.5～2.0g/kg 开始，逐步增加到 3.0～4.5g/kg。

（3）维生素及微量元素补充：每日给予新鲜水果及蔬菜。

（4）尽量保证母乳喂养。

（5）如果胃肠功能好，应尽量选择经口进食；若患儿吞咽困难，吸吮能力差，可鼻饲喂养；如肠内营养明显不足或胃肠功能严重障碍，则应选择静脉营养。

3.预防感染

保持病室环境清洁卫生，防止交叉感染；保持皮肤清洁干燥，防止皮肤受损；做好口腔护理。

4.记录

记录 24 小时出入量。

（二）病情观察

观察患儿有无低血糖、酸中毒、维生素 A 缺乏等临床表现并及时通知医师，定期测量身高、体重及皮下脂肪厚度，以判断治疗效果。

（三）并发症护理

1.水和电解质紊乱

本症患儿常有低蛋白血症，全身总液体量增多，使细胞外液呈低渗性，出现呕吐、腹泻，引起低渗性脱水及电解质严重紊乱，产生低血钾、低血钠、低血钙和低血镁，引起相应症状。要定时监测患儿的电解质情况，做好预防工作。

2.常伴有其他营养素缺乏症

尤多见维生素 A 缺乏症，可出现眼角膜干燥软化，甚至穿孔。也常伴有 B 族维生素缺乏引起的口角炎。因生长发育滞缓，故少见佝偻病，常伴发营养性贫血。

3.全身免疫功能低下

极易并发各种急慢性感染和传染病，特别多见肠道和呼吸道感染，易传染麻疹、结核等传染病和寄生虫病。消化道或全身真菌感染也不少见。一旦发生感染常迁延不愈。做好消毒隔离护理工作，预防感染的发生。

（四）心理护理

告知家属有关蛋白质—能量营养不良的相关知识，消除其紧张情绪，促进患儿的健康成长。

八、健康指导

向患儿家属介绍科学喂养知识，纠正患儿不良的饮食习惯；保证充足睡眠，坚持户外活动；预防感染，按时进行预防接种；先天畸形患儿应及时手术治疗，做好发育的监测。

第七节 先天性心脏病

一、先天性心脏病概述

先天性心脏病(CHD)简称先心病,是胎儿时期心脏血管发育异常导致的心血管畸形,是儿童最常见的心脏病。中国每年新增先天性心脏病患儿约有 15 万,它是除了早产以外 1 岁以内婴儿死亡的主要原因。先天性心脏病患儿症状轻重不一,轻者可无症状,重者可有乏力、活动后呼吸困难、发绀、昏厥等。

近年来随着科学技术的不断发展,先天性心脏病的介入治疗,如关闭动脉导管、房间隔缺损和室间隔缺损,应用球囊导管支架扩张狭窄的瓣膜及血管技术的发展为先天性心脏病的治疗开辟了崭新的途径。在心脏外科手术方面,深低温麻醉和体外循环下心脏直视手术的发展,以及术后监护技术的提高,先天性心脏病的诊治已取得跨越式发展。多数患儿获得根治,先心病的预后已大为改观。

(一)病因

先天性心脏病的病因尚未完全明确,目前认为其发病主要受遗传和环境因素的影响,是其相互作用的结果。

1.遗传因素

主要由染色体异常、单基因突变、多基因病变引起。15%的先天性心脏病患儿中有单基因和染色体异常,如唐氏综合征常合并有心内膜垫缺损、房间隔缺损、室间隔缺损、动脉导管未闭,性染色体异常如特纳综合征常合并有主动脉狭窄。5%的先天性心脏病患儿出生于同一家族,其病种相同或相近。

2.环境因素

主要是怀孕早期宫内感染,如风疹、流行性腮腺炎、流行性感冒和柯萨奇病毒感染等,其他如孕妇缺乏叶酸、大剂量放射线接触、服用抗癌或抗癫痫等药物、患代谢紊乱性疾病(如糖尿病、高钙血症、苯丙酮尿症等)以及妊娠早期饮酒、吸食毒品、食用锂盐等均可能与发病有关。另外,氧气浓度也是影响先天性心脏病的一个因素,居住在高山等海拔高的地区,因氧气浓度低,易发生动脉导管未闭。

虽然引起先天性心脏病的病因尚未完全明确,但对孕妇加强保健工作很重要。通过保健可以在怀孕早、中期通过胎儿超声心动图及染色体、基因诊断等对先天性心脏病进行早期诊断和早期干预。

(二)分类

先天性心脏病的种类很多,且可以两种或两种以上的畸形并存,根据左、右心腔及大血管间有无直接分流和临床有无青紫,可分为三大类。

1.左向右分流型(潜伏青紫型)

在左、右心腔之间或主动脉与肺动脉之间存在异常通路。正常情况下,由于体循环压力高于肺循环,血液从左向右分流而不出现青紫。当屏气、剧烈哭闹或任何病理情况致肺动脉和右心室压力增高并超过左心压力时,则可使含氧低的血液自右向左分流而出现暂时性青紫,故此型又称潜伏青紫型。常见的有室间隔缺损、房间隔缺损和动脉导管未闭等。

2.右向左分流型(青紫型)

为先天性心脏病中最严重的一组,某些畸形(如右心室流出道狭窄等)的存在,致右心压力增高并超过左心而使血液从右向左分流,或大动脉起源异常时,导致大量回心静脉血进入体循环,引起全身持续性青紫。常见的有法洛四联症、大动脉错位等。

3.无分流型(无青紫型)

在心脏左、右两侧或动、静脉之间没有异常分流或通路存在,故无青紫现象,只有在心力衰竭时才发生青紫,如主动脉缩窄、肺动脉狭窄等。

二、室间隔缺损

室间隔缺损(VSD)是心脏胚胎发育异常形成的左、右心室间的异常通道,是儿童最常见的先天性心脏病,约占我国先天性心脏病的50%。约25%单独存在,其余合并其他畸形。

(一)分型

室间隔缺损分类方法很多,主要介绍两种。

(1)与外科手术切口结合,按缺损解剖位置不同,可分为两大类型和若干亚型,缺损可单独存在,也可多个并存。

1)膜周部缺损:最为常见,占60%~70%,位于主动脉下,由膜部向与其相接的三个区域(流入道、流出道或小梁肌部)延伸而成。

2)肌部缺损:占20%~30%,又分为窦部肌肉缺损、漏斗膈肌肉缺损及肌部小梁部缺损。

(2)按缺损大小分类。

1)小型室缺:缺损直径小于5mm,缺损面积小于$0.5cm^2$,分流量少,症状无或轻微,肺血管可无影响。

2)中型室缺:缺损直径5~15mm,缺损面积0.5~$1.5cm^2$,分流量中等,症状有,肺血管有影响。

3)大型室缺:缺损直径大于15mm,缺损面积大于$1cm^2$,分流量大,症状明显,肺血管可出现肺高压、艾森门格尔综合症。

(二)病理生理

疾病早期由于左心室压力高于右心室压力,其分流为左向右分流,肺循环血流量增加。从肺动脉瓣(二尖瓣)血流量中减去主动脉瓣(三尖瓣)血流量即所谓的分流量。缺损小,心室水平左向右分流量少,血流动力学变化不大,可无症状;大型缺损,血液在两心室间自由交通,大量左向右分流量使肺循环血流量增加,产生容量性肺动脉高压,晚期可导致肺小动脉肌层及内膜改变,管腔壁变厚,管腔变窄,逐渐演变为不可逆的阻力性肺动脉高压。右心压力增加,左向右分流逆转为双向分流或右向左分流,患儿出现发绀、右心衰竭征象,如颈静脉怒张、周围组织水肿等,即艾森门格综合征。这一阶段的患儿已失去手术的机会,还容易引起感染性心内膜炎。

(三)治疗要点

室间隔缺损有自然闭合的可能,中小型室缺可门诊随访至学龄前期,膜周部和肌部小梁部缺损有自然闭合可能,有反复呼吸道感染和充血性心力衰竭时进行抗感染、强心、利尿、扩血管等对症内科处理。大中型缺损和有难以控制的充血性心力衰竭者,肺动脉压力持续升高超过体循环压的 1/2 或肺循环/体循环量之比大于 2∶1 时,或年长儿合并主动脉瓣脱垂或反流等应及时手术处理。

(四)辅助检查

1.胸部 X 线检查

小型室缺无明显改变,或肺动脉段延长或轻微突出,肺野轻度充血。中度以上缺损心影轻度至中度扩大,左右心室增大,以左室大为主,肺纹理增粗,肺动脉段凸出,主动脉弓影缩小。出现艾森曼格综合征时,心影可基本正常或轻度增大,肺动脉主枝增粗,肺外周血管影很少,形似枯萎的秃枝。

2.心电图检查

小型室缺可正常或表现为轻度左心室肥大,中型室缺以左心室肥厚为主,大型室缺为双心室或右心室肥厚。

3.超声心动图检查

为诊断先天性心血管畸形的主要手段。二维超声可从多个切面显示缺损的直接征象;彩色多普勒超声可显示分流束的起源、部位、数目、大小及方向;频谱多普勒超声可测量分流速度,估测肺动脉压,还可间接测量肺循环血流量(Qp)和体循环血流量(Qs),正常时 Qp/Qs≈1,此值增高≥1.5 提示为中等量左向右分流,≥2.0 为大量左向右分流。

4.心导管检查

了解心脏及大血管不同部位的血氧含量和压力变化,明确有无分流及分流的部位。导管术示右心室的含氧浓度增高,表示左心室的动脉血流向右心室,而且肺动脉的压力增高。

三、房间隔缺损

房间隔缺损(ASD)是由原始心房间隔发育、融合、吸收等异常所致。在胚胎发育过程中发育不良所致,是一种常见的先天性心脏病,占先天性心脏病总数的 5%～10%。女性多见,男女比例 1∶2。儿童时期症状较轻,不少患者到成年后才被发现。

(一)分型

根据缺损的病理解剖位置,可分为以下四个类型。

1.原发孔型房间隔缺损

也称部分性心内膜垫型房间隔缺损,约占 15%,缺损位于心内膜垫与房间隔交接处。

2.继发孔型房间隔缺损

最常见,约占 75%,也称中央型,缺损位于房间隔中心卵圆窝部位。

3.静脉窦型房间隔缺损

约占 5%,分上腔型和下腔型。

4.冠状静脉窦型房间隔缺损

约占 2%,缺损位于冠状静脉窦上端与左心房之间,致左心房血流经冠状静脉窦缺口分流入右心房。

(二)病理生理

患儿出生后,左心房压力高于右心房,房间隔缺损时则出现左向右分流,左向右分流的大小取决于 ASD 缺损的大小、左右心房的压差及右心室舒张期顺应性。随着年龄的增长,肺血管阻力及右心室压力下降,加之右心室壁较左心室壁薄,使得右心室充盈阻力也较左心室低,故分流量增加。分流造成右心房和右心室负荷过重导致右心房和右心室增大。疾病晚期,随着肺动脉压力的升高,当右心房压力大于左心房时,则出现右向左分流,出现青紫。

(三)治疗要点

小型继发孔型房间隔缺损在 4 岁以内有 15% 的自然闭合率。鉴于成年后发生心力衰竭和肺动脉高压,宜在儿童时期进行修补。外科手术修补疗效确切,但创伤面大,恢复时间长,在排除其他合并畸形、严格掌握指征的情况下,房间隔缺损可通过导管介入封堵。年龄大于 2 岁,缺损边缘至上下腔静脉,冠状动脉窦右上肺静脉之间距离 ≥5mm,至房室瓣距离 ≥7mm,可选择介入治疗。

(四)辅助检查

1.胸部 X 线检查

心影轻、中度增大,以右心房、右心室增大为主,肺动脉段凸出,肺野充血,主动脉影缩小,透视下可见"肺门舞蹈"征。

2.心电图检查

典型病例可见心电轴右偏,右心房、右心室肥大,不完全性或完全性右束支传导阻滞,1/4 病例可有 P 波轻微增高。

3.超声心动图检查

右心房和右心室内径增大。二维超声心动图可见房间隔回声中断,并可显示缺损的位置和大小。多普勒彩色血流显像可观察到分流的位置、方向,并能估测分流的大小。

4.磁共振

年龄较大的患儿剑突下超声透声窗受限,图像不够清晰。磁共振可以清晰地显示缺损位置、大小及肺静脉回流情况而确立诊断。

5.心导管检查

一般不需要做心导管检查,当合并肺动脉高压、肺动脉瓣狭窄或肺静脉异常位引流时可行右心导管检查。右心导管检查时心导管可经缺损由右心房进入左心房,可发现右心房血氧含量高于上、下腔静脉平均血氧含量。合并肺静脉异位引流者应探查异位引流的肺静脉。

四、动脉导管未闭

动脉导管未闭(PDA)为儿童先天性心脏病常见类型之一,占先天性心脏病的 10%。胎儿期动脉导管被动开放是血液循环的重要通道,出生后大约 15 小时即发生功能性关闭,80% 在生后 3 个月解剖性关闭。到出生后 1 年,在解剖学上应完全关闭。若动脉导管异常持续开放导致的病理生理改变,即称动脉导管未闭。但在某些先天性心脏病中,未闭的动脉导管可作为患儿生存的必须血流通道,自然关闭和手术堵闭可致死亡。充血性心力衰竭、心内膜炎是常见的并发症。

（一）分型

根据未闭的动脉导管的大小、长短和形态，分为以下三型。

（1）管型导管长度多在 1cm 左右，直径粗细不等。

（2）漏斗型长度与管型相似，近主动脉端粗大，向肺动脉端逐渐变窄。

（3）窗型主动脉与肺动脉紧贴，直径往往较大，分流量大。

（二）病理生理

主要的病理生理学改变是通过导管的分流。分流量大小与导管的粗细和主、肺动脉之间的压差有关。由于主动脉压力高于肺动脉压力，主动脉血流持续分流入肺动脉，肺循环血量增加，左心负荷加重，左房、左室扩大，心室壁肥厚。长期大量分流，可使肺动脉收缩，压力增高，导致肺动脉高压。当肺动脉压力超过主动脉时，肺动脉血液流入主动脉，产生右向左分流，患儿表现出下半身青紫，左上肢轻度青紫，而右上肢正常，称为差异性发绀。

（三）治疗要点

（1）任何年龄、不同大小的动脉导管均应及时行内科心导管封堵或外科导管结扎术。

（2）对早产儿可应用吲哚美辛（消炎痛）等前列腺素合成酶抑制剂，诱导导管自然闭合。

（3）采用介入疗法，可选择蘑菇伞等关闭动脉导管。但有些病例中，如完全性大血管转位、肺动脉闭锁、三尖瓣闭锁、严重的肺动脉狭窄中动脉导管为依赖性者，对维持患儿生命至关重要，此时应该应用前列腺素 E2 以维持动脉导管的开放。

（四）辅助检查

1.胸部 X 线检查

小分流量者，心血管影可正常。大分流量者，心胸比率增大，左心室增大，心尖向下扩张，左心房轻度增大。肺血增多，肺动脉段突出，肺门血管影增粗。肺动脉高压时，右心室有扩大肥厚征象。主动脉结正常或凸出。

2.心电图检查

分流量大者，可有不同程度的左心室增大，偶有左心房肥大。显著肺动脉高压者，左、右心室肥厚，严重者甚至有右心室肥厚。

3.超声心动图

对诊断极有帮助。可探查到未闭合的导管及收缩期和舒张期的连续湍流。

4.心导管检查

可发现肺动脉血氧含量高于右心室。有时心导管可以通过未闭导管从肺动脉进入降主动脉。

5.心血管造影

对复杂病例的诊断有重要价值。

五、法洛四联症

法洛四联症（TOF）是婴儿期最常见的一种青紫型先天性心脏病，约占先天性心脏病的12%。主要由四种畸形组成：①右心室流出道梗阻，以漏斗部狭窄多见，其次为漏斗部和动脉瓣合并狭窄，也可有单独动脉瓣狭窄；②室间隔缺损；③主动脉骑跨，主动脉根部骑跨在室间隔缺损上；④右心室肥厚。其中，右心室流出道狭窄是最主要的病理生理变化，它决定着病情严重程度及预后。

(一)病理生理

基本畸形是由室间隔漏斗部前移所致。通常室间隔缺损较大。主动脉骑跨是继发的,因室间隔缺损位于主动脉瓣下所致。

由于右心室流出道狭窄,血液进入肺循环受阻,右心室代偿性肥厚,右心压力增高,当压力超过左心室时,血液从室间隔缺损处流出呈右向左分流,临床表现为青紫;骑跨的主动脉同时接收来自左心室和右心室的血液,来自右心室的静脉血被输送到全身各处,加重青紫程度。

(二)治疗要点

1.内科治疗

及时治疗呼吸道感染,有效防治感染性心内膜炎,预防并发症的发生。

2.缺氧发作的处理

①立即置于膝胸位,轻症者可立即缓解;②及时吸氧;③给予静脉注射去氧肾上腺素,每次0.05mg/kg,或心得安每次0.1mg/kg;④必要时给予吗啡0.1～0.2mg/kg皮下注射;⑤为纠正代谢性酸中毒,可给予静脉注射5%碳酸氢钠1.5～5.0mL/kg;⑥重者可缓慢静脉注射β受体阻滞剂普萘洛尔(心得安)。经上述处理仍不能控制发作者,可考虑急诊外科手术修补。

3.外科治疗

以根治手术治疗为主,手术年龄一般在2～3岁以上。对年龄过小的婴幼儿及重症患儿宜先行姑息手术,待年长后一般情况改善,再做根治术。

(三)护理评估

1.身体状况

(1)症状。

1)发绀:青紫为主要表现,其发绀程度和出现的时间早晚与肺动脉狭窄程度有关,常见于唇、指(趾)甲床、球结合膜等。患儿啼哭、活动、情绪激动、天气寒冷刺激等,可出现气急及青紫加重,这是因为血氧含量下降,活动耐力差而导致。

2)蹲踞:法洛四联症患儿每于行走、游戏时,常主动下蹲片刻,即蹲踞。此时下肢屈曲,使静脉回心血量减少,可减轻心脏负荷,同时下肢动脉受压,体循环阻力增加,使右向左分流量减少,可以暂时缓解缺氧症状。

3)阵发性缺氧发作:患有法洛四联症的婴儿在吃奶或哭闹后可出现阵发性呼吸困难,严重者突然昏厥、抽搐。这是由于在肺动脉漏斗部狭窄的基础上,突然发生该处肌部痉挛,引起一时性肺动脉梗阻,使脑缺氧加重所致,即缺氧发作。年长儿常诉头痛、头昏。

4)杵状指(趾):由于患儿长期缺氧,指、趾端毛细血管扩张增生,局部软组织和骨组织也增生肥大,出现杵状指(趾)。

5)血液黏稠:法洛四联症患儿因红细胞增加,血黏稠度高,血流变慢,易引起脑血栓形成,若为细菌性血栓,则易形成脑脓肿。

6)常见并发症:脑血栓、脑脓肿及亚急性细菌性骨膜炎。

(2)体征:体格发育落后,心前区可稍隆起。听诊:胸骨左缘第2～4肋间常听到Ⅱ～Ⅲ级吹风样或喷射性收缩杂音,其响度取决于肺动脉狭窄程度。漏斗部痉挛时,杂音暂时消失。肺动脉第二心音均减弱或消失。有时可闻及侧支循环的连续性杂音。

2.辅助检查

(1)实验室血液检查:周围血红细胞计数、血红蛋白浓度和血细胞比容增高,血小板降低,凝血酶原时间延长。

(2)胸部X线检查:典型者为"靴形心",由于右心室肥大使心尖圆钝上翘、漏斗部狭窄使肺动脉段凹陷所致。肺门血管影缩小,肺纹理减少。

(3)心电图检查:典型病例显示心电轴右偏,右心室肥大。也可见右心房肥大。

(4)超声心动图检查:二维超声心动图显示主动脉内径增宽并且向右移位。左心室内径缩小。右心室内径增大,流出道狭窄。彩色多普勒超声血流显像可见右心室将血液直接注入骑跨的主动脉内。

(5)心导管检查:导管容易从右心室进入主动脉,有时还能从右室进入左室。测量肺动脉和右心室之间的压力差,根据压力曲线可辨别肺动脉狭窄的类型。右向左分流的存在可通过股动脉血氧饱和度降低来证实。

(6)心血管造影:造影对制订手术方案有很大帮助。造影剂注入右心室,可见主动脉和肺动脉几乎同时显影。主动脉影增粗,位置偏前、稍偏右。还可显示肺动脉狭窄部位、程度和肺血管的情况。

3.心理—社会状况

了解患儿既往有无住院经历,家长对疾病的病因和治疗、护理知识及疾病预后的了解程度,患儿居住环境及家庭经济状况如何,家长及患儿是否有恐惧、焦虑等不良心理反应。

六、肺动脉瓣狭窄

肺动脉瓣狭窄(PS)是一种常见的先天性心脏病,约占先天性心脏病10%,约20%合并其他畸形。

(一)分型

根据病变累积的部位不同,分为以下两种类型。

1.典型肺动脉狭窄

肺动脉瓣叶融合形成畸形,瓣叶结构完整,瓣环完整,肺动脉干呈狭窄后扩张。

2.发育不良型肺动脉瓣狭窄

肺动脉瓣叶不规则畸形,明显增厚或呈结节状,瓣环发育不良,肺动脉干不扩张或发育不良。

(二)病理生理

肺动脉狭窄是由于妊娠中晚期瓣叶融合而致。由于瓣口狭窄,右心室向肺动脉射血受阻,导致右室后负荷增加,右心室肥厚。狭窄严重者,右室壁极度增厚可使心肌供血不足,发生右心衰竭。

(三)护理评估

1.身体状况

(1)症状:轻度肺动脉狭窄可无症状;中重度狭窄,日常体力劳动可引起呼吸困难、心悸、乏力,甚至昏厥、猝死。部分患儿出现胸痛及上腹痛,提示预后不良。狭窄严重者合并其他畸形,可有发绀,如法洛四联症。

(2)体征:心界向左、上扩大,胸骨左缘第2肋间可触及收缩期震颤。典型心脏杂音:胸骨左缘第2肋间有2~5级粗糙收缩期杂音,呈喷射性,向左锁骨下区传导,肺动脉瓣区第二心音减轻并分裂。

2.辅助检查

(1)胸部X线检查:重度狭窄时,心脏可轻度增大,若有心力衰竭,则右室和右房扩大,心脏明显增大。

(2)心电图检查:右房扩大,P波高耸。还可见右心室肥大,电轴右偏。严重狭窄时,T波倒置,ST段压低。

(3)超声心动图检查:多普勒超声较可靠地评估肺动脉瓣狭窄的程度。

(4)心导管检查:右室压力明显增高,肺动脉压力明显降低,连续压力曲线显示明显的无过渡区的压力阶差。

(5)心血管造影:右室造影可见明显"射流征"。

3.心理—社会状况

了解患儿既往有无住院经历,家长对疾病的病因和治疗、居家护理知识的了解程度,患儿居住环境及家庭经济状况如何,患儿及家属是否有恐惧、焦虑等不良心理反应。

七、先天性心脏病患儿的护理

(一)护理诊断/问题

1.活动无耐力

与体循环血量减少或血氧饱和度下降有关。

2.营养失调(低于机体需要量)

与食欲低下、喂养困难有关。

3.成长发展改变

与体循环血量减少、组织缺氧有关。

4.潜在并发症

感染、心力衰竭、脑栓塞、脑脓肿和亚急性感染性心内膜炎等。

5.焦虑或恐惧

与疾病的威胁和家长对手术费用、预后的担忧有关。

(二)护理措施

1.休息

休息是恢复心脏功能的重要条件,可以减少组织对氧的需要,减轻心脏负担,使症状缓解。要保证患儿充足的休息和睡眠,根据病情安排适当活动;重症患儿应绝对卧床休息,给予生活照顾,集中护理,减少不必要刺激,避免患儿剧烈哭闹及情绪激动。

2.饮食

供给充足能量、蛋白质和维生素,保证营养需要。饮食应清淡,易消化,少量多餐,避免呛咳和呼吸困难;法洛四联症患儿应多饮温开水。

3.病情观察，防止并发症

(1)预防心力衰竭：密切观察患儿心率、呼吸情况，一旦出现烦躁不安、呼吸困难、端坐呼吸、心率增快、面色苍白、肝大等心力衰竭的表现，应立即置患儿于半卧位，吸氧，并报告医生，按心力衰竭护理。

(2)预防感染：根据气温改变及时加减衣服，注意保护性隔离，以免交叉感染；做拔牙、扁桃体切除术等小手术时，应给予抗生素预防感染，防止感染性心内膜炎发生；按期预防接种。

(3)预防急性脑缺氧发作：法洛四联症患儿因活动、哭闹、便秘等可引起缺氧发作，出现呼吸困难，甚至昏厥、抽搐，故日常生活应限制活动量，重症患儿应卧床休息，间歇吸氧。一旦缺氧发生，立即置患儿于膝胸卧位(即前胸和双膝同时贴于床面或地面)，吸氧，镇静，并与医生配合给予吗啡、普萘洛尔抢救治疗。

(4)预防脑血栓：法洛四联症患儿血液黏稠度高，在发热、出汗或吐泻时，水分丢失过多，加重血液浓缩易形成脑血栓，故应及时补充体液，必要时静脉输液。

4.对症及用药护理

(1)法洛四联症患儿出现蹲踞现象时，应在旁观察其反应，不要强行将其拉起，应让其自然起立。

(2)洋地黄药物：①应用前数脉搏1分钟，若年长儿心率<70次/分，婴幼儿<90次/分，应暂停用药并通知医生；②口服洋地黄药物时，应按时按量服用，剂量一定要准确，如为地高辛水剂药物，可用1mL针管抽取后，直接口服；③避免与钙剂同时使用，以免加重洋地黄的不良反应；④密切观察用药情况，如出现洋地黄中毒反应，应立即通知医生并协助抢救。

5.心理护理

关爱患儿，护理时要有爱心及耐心，建立良好的护患关系；向家长解释病情，介绍检查、治疗经过及现代医疗手段的进步与发展，消除他们焦虑、恐惧的心理，树立信心，积极配合医生进行检查及治疗。

八、先天性心脏病患儿的健康指导

指导家长掌握患儿的日常护理，根据病情建立合理的生活制度，注意休息，适当活动；维持营养，促进生长，增强免疫力；正确合理用药，预防感染，学会观察病情，积极防止并发症；定期复查，调整心功能使患儿能安全到达手术年龄。

第五章　新生儿科护理

第一节　新生儿黄疸

新生儿黄疸亦称新生儿高胆红素血症,是新生儿期因胆红素在体内积聚而出现皮肤、黏膜和巩膜黄染的临床现象。多数成人血清胆红素超过 $34.2\mu moL/L$ 就出现黄疸,而新生儿血清胆红素超过 $85.5\sim119.7\mu mol/L$ 才能看见黄疸。大多数健康足月儿和几乎所有的早产儿出生后都有可能发生黄疸。新生儿黄疸发生率呈逐年升高趋势。出现黄疸的新生儿大多数预后良好,重度黄疸患儿有可能发生胆红素脑病(临床上分为急性和慢性胆红素脑病)。胆红素脑病不是常见病,但它是引起脑性瘫痪(脑瘫)的重要原因之一。与其他原因引起的脑瘫不同,胆红素脑病引起的脑瘫是可以而且最容易预防的新生儿脑损伤。

一、疾病知识

(一)相关概念

1.新生儿高胆红素血症

新生儿出生后的胆红素水平是一个动态变化的过程,因此在诊断高胆红素血症时需考虑其胎龄、日龄和是否存在高危因素。当胆红素水平超过 95 百分位时定义为高胆红素血症,应予以干预。根据不同的胆红素水平升高程度,胎龄≥35 周的新生儿高胆红素血症还可以分为:①重度高胆红素血症:TSB 峰值超过 $342\mu mol/L(20mg/dl)$;②极重度高胆红素血症:TSB 峰值超过 $427\mu mol/L(25mg/dl)$;③危险性高胆红素血症:TSB 峰值超过 $510\mu mol/L(30mg/dl)$。

2.急性胆红素脑病

急性胆红素脑病是基于临床的诊断,主要见于 $TSB>342\mu mol/L(20mg/dl)$ 和(或)上升速度 $>8.5\mu mol/L(0.5mg/dl)$、>35 周的新生儿。胆红素神经毒性所致的急性中枢神经系统损害,早期表现为肌张力减低、嗜睡、尖声哭、吸吮差,而后出现肌张力增高,角弓反张,激惹,发热,惊厥,严重者可致死亡。低出生体重儿发生胆红素脑病时通常缺乏典型症状,而表现为呼吸暂停、循环呼吸功能急剧恶化等,不易诊断。通常足月儿发生胆红素脑病的 TSB 峰值在 $427\mu mol/L(25mg/dl)$ 以上,但合并高危因素的新生儿在较低胆红素水平也可能发生,低出生体重儿甚至在 $171\sim239\mu mol/L(10\sim14mg/dl)$ 即可发生。发生胆红素脑病的高危因素除了高胆红素血症以外还包括合并同族免疫性溶血、葡萄糖-6-磷酸脱氢酶(G6PD)缺乏、窒息、败血症、代谢性酸中毒和低清蛋白血症等。胆红素脑病的诊断主要依据患儿高胆红素血症及典型的神经系统临床表现;头颅磁共振成像(MRI)和脑干听觉诱发电位可以辅助诊断,头颅 MRI 表现为急性期基底神经节苍白球 T1WI 高信号,数周后可转变为 T2WI 高信号;脑干听觉诱发电位(BAEP)可见各波潜伏期延长,甚至听力丧失;BAEP 早期改变常呈可逆性。

3.核黄疸

指出生数周以后出现的胆红素神经毒性作用所引起的慢性、永久性损害及后遗症,包括锥体外系运动障碍、感觉神经性听力丧失、眼球运动障碍和牙釉质发育异常。

(二)病因

1.生理性黄疸

生理性黄疸通常是由新生儿时期的胆红素生成较多、肝功能不成熟、肠肝循环特殊等胆红素代谢特点决定的。由于新生儿胆红素代谢具有与成人不同的特点,临床数据表明,我国50%足月儿及80%早产儿可发生新生儿黄疸,可出现暂时性的高胆红素血症。生理性黄疸时患儿一般情况良好,通常不做特殊治疗,预后良好。

2.病理性黄疸

引起新生儿病理性黄疸的因素多种多样,最常见的主要有感染因素、新生儿溶血病、母乳性黄疸。

3.其他因素

其他因素有:①围产期因素;②胎儿娩出经产道时挤压形成的头颅血肿、颅内血肿及广泛皮下出血等,血肿的消散、吸收使胆红素入血;③药物因素。

20世纪70年代以感染因素为主,近年以围产期因素为主,母乳性黄疸也是新生儿黄疸的重要原因之一。

(三)监测方法

(1)TSB的测定:目前在新生儿黄疸的风险评估及处理中均按照TSB作为计算值。TSB是诊断高胆红素血症的金标准。

(2)经皮胆红素水平(TcB)的测定:系无创性检查,可动态观察胆红素水平的变化,以减少有创穿刺的次数。理论上,TcB与TSB值应该一致,但是受新生儿接受光疗及皮肤色素等影响时,其结果不一定与TSB水平完全一致。另外值得注意的是在胆红素水平较高时测得的TcB值可能低于实际TSB水平,因此在TcB值超过小时胆红素列线图的第75百分位时建议测定TSB。在临床使用中应定期对仪器进行质控。

(3)呼出气一氧化碳(ETCOc)含量的测定:血红素在形成胆红素的过程中会释放出CO。测定呼出气中CO的含量可以反映胆红素生成的速度,因此在溶血症患儿中可用以预测发生重度高胆红素血症的可能。若没有条件测定ETCOc,检测血液中碳氧血红蛋白(COHb)水平也可作为胆红素生成情况的参考。

二、辅助检查

(一)红细胞、血红蛋白、网织红细胞、有核红细胞

在新生儿黄疸时必须常规检查,有助于新生儿溶血病的筛查。有溶血病时红细胞计数和血红蛋白减低,网织红细胞增多。

(二)血型

包括父、母及新生儿的血型(ABO和Rh系统),特别是可疑新生儿溶血病时,非常重要。必要时进一步作血清特异型抗体检查以助确诊。

(三)红细胞脆性试验

怀疑黄疸由于溶血引起,但又排除血型不合溶血病,可做本试验。若脆性增高,考虑遗传性球形红细胞增多症,自身免疫性溶血症等。若脆性降低,可见于地中海贫血等血红蛋白病。

(四)高铁血红蛋白还原率

正常>75%,G-6PD(6-磷酸葡萄糖脱氢酶)缺陷者此值减低,须进一步查 G-6PD 活性测定,以明确诊断。

(五)血、尿、脑脊液培养,血清特异性抗体,C反应蛋白及血沉检查

疑为感染所致黄疸,应做血、尿、脑脊液培养,血清特异性抗体,C反应蛋白及血沉检查。血常规白细胞计数增高或降低,有中毒颗粒及核左移。

(六)肝功能检查

测血总胆红素和结合胆红素,谷丙转氨酶是反映肝细胞损害较为敏感的方法,碱性磷酸酶在肝内胆道梗阻或有炎症时均可升高。

(七)超声检查

腹部 B 超为无损伤性诊断技术,特别适用于新生儿。胆道系统疾病时,如胆管囊肿、胆管扩张、胆结石、胆道闭锁,胆囊阙如等都可显示病变情况。

(八)听、视功能电生理检查

包括脑干听觉诱发电位(BAEP)可用于评价听觉传导神经通道功能状态,早期预测胆红素毒性所致脑损伤,有助于暂时性或亚临床胆红素神经性中毒症的诊断。

三、护理诊断/问题

(一)黄疸

与血清胆红素浓度增高有关

(二)潜在并发症

胆红素脑病。

(三)家长知识缺乏

患者家长缺乏黄疸的护理等相关的知识。

四、护理措施

(一)预防类护理

1.重视围产期的护理

新生儿病理性黄疸非感染因素中围产因素占有较高比例。所以做好围产期健康指导很重要。有研究发现:围产期健康指导有利于提高产妇的围产期保健,对降低高危妊娠及围产期并发症的发生率有积极的临床意义。尽量预防早产和难产,做好产程观察,提高接生技术,积极处理宫内窘迫和新生儿窒息,防止或减轻胎儿和新生儿因缺氧使参与胆红素代谢的酶活性降低,导致未结合胆红素增高。

2.预防感染的护理

分娩前对产程长、早破膜、羊水混浊、胎儿窘迫、产妇发热的新生儿,应用抗菌药物预防感染。分娩时及时吸净鼻咽部、口腔分泌物和黏液,预防新生儿窒息。分娩后注意保暖,预防呼吸道感染。保持脐部的清洁干燥,每天用 75%的酒精消毒脐带 2 次或 3 次。仔细观察脐带有

无渗血渗液,做好脐部护理也是预防感染减少并发症的关键。通过以上干预,减少或消除感染因素所致黄疸。新生儿护理是产科护士的一项重要工作,新生儿免疫功能差,预防感染是护理工作的重要环节。

3.新生儿早期喂养的护理

提倡早期喂奶,出生后 30min 即可哺乳,刺激肠道蠕动,使胎便顺利地排出体外。出生后没有及时哺乳或乳量少不及时喂水,开奶较迟不能刺激肠蠕动,使胎便在体内停留时间过长,减少了胆红素的肝—肠循环,是黄疸发生的重要原因之一。供给新生儿足够的水分和葡萄糖,以保护肝脏,促进胆红素的排出。

(二)早期护理干预类措施

1.中医护理干预类措施

(1)中医穴位按摩:中医学认为,新生儿黄疸的病因是感受湿热、寒湿阻滞、瘀积发黄。通过中医取穴按摩可以达到清热利湿、温中化湿、化瘀、消积的功效。有学者观察中医特殊护理应用在新生儿黄疸中的效果,发现穴位按摩可振奋新生儿阳气,气满则泻,促进了新生儿肠蠕动,加快了胎粪的排出,从而有助于新生儿黄疸消退。

(2)中药浸泡:由茵陈、栀子、黄芩组成的退黄洗剂,可清热利湿、散毒退黄。采取洗澡方式让患儿浸泡在药液中,有促进患儿神经、内分泌、代谢的积极作用,可激发迷走神经活性,减少胆红素的肠肝循环,加速其排泄。有研究表明,茵陈可以促进胆汁中的胆酸与胆红素排出,发挥利湿退黄效果;栀子中的栀子苷会增加胆汁的分泌;黄芩能清利肝胆,护肝降酶。

(3)中药内服:茵栀黄口服液,其组成成分为茵陈提取物 12g,栀子提取物 6.4g,黄芩苷 40g 和金银花提取物 8g。茵陈和金银花等药物具有清热解毒和利湿退黄的功效,可以减轻黄疸症状并降低谷丙转氨酶。临床研究分析中西医结合治疗足月新生儿黄疸的临床护理中发现茵栀黄口服液可拮抗丙氨酸转氨酶活性,促进肝细胞修复,提高肝脏胆红素的摄取代谢功能,从而有助于新生儿黄疸消退。

2.西医护理干预类措施

(1)健康指导干预:护理人员一对一向患儿家长介绍新生儿黄疸的有关知识,使家长了解一些简单的疾病知识以及如何观察、判断黄疸程度,注意黄疸出现时间、发展情况、大便颜色,有无发热、拒乳、皮肤或脐带感染情况。有研究通过对新生儿黄疸的护理及对患儿家长实施系统全程的健康指导对新生儿黄疸的诊疗、预防、减少并发症起到了积极作用。

(2)光照疗法干预:光疗是降低血清未结合胆红素最简单而有效的方法。光照疗法通过大小便和汗液的分泌物排出体外,对预防胆红素脑病起到重要作用。研究证明,各种病因所致的未结合高胆红素血症都是光疗的最好适应证。光照疗法患儿裸露在光疗箱中缺乏安全感往往会哭闹,因此护理人员应密切观察病情变化,给予光疗患儿优质舒适护理很重要。

(3)新生儿腹部抚触干预:国内外的许多研究已证实,抚触对婴儿体重的增长、神经精神发育及免疫力提高等方面均有促进作用。在新生儿抚触的研究中发现抚触能促进肠蠕动,加快胎便和结合胆红素的排出,减少肠道对胆红素的重吸收,预防高胆红素血症,降低新生儿黄疸的发生率。另外,分析认为,发现新生儿接受抚触,有利于胃肠蠕动增加胎便排出,减少肠肝循环,减轻胆红素的重吸收,对降低新生儿黄疸有着重要的作用。

（4）新生儿游泳干预：有学者研究认为，新生儿游泳是一项特定阶段的人类水中早期健康保健活动，新生儿游泳能使胃肠蠕动增加，排便多，有利于胎粪的尽早排出，减少胆红素的吸收。在另一项探讨早期护理干预对新生儿黄疸水平的影响研究中，结论是对新生儿进行游泳能加快胎便排出，减轻黄疸程度，减少新生儿高胆红素血症的发生。

（5）新生儿灌肠干预：新生儿灌肠在临床上很常见，主要用于 24h 未排胎粪或排出胎粪量少、腹胀的新生儿。有研究使用开塞露保留灌肠治疗新生儿黄疸的护理方法发现，开塞露保留灌肠可有效减少肠肝循环，加快胎便排出时间，降低新生儿黄疸发病率，提高其存活质量。

3.治疗与护理进展

针对不同原因采取不同的护理干预措施和配合中医中药治疗护理法是最新的治疗护理研究进展，中医中药的应用、中医穴位按摩与西医保暖、合理喂养、预防感染等一系列护理干预措施相结合。一项中西医结合治疗新生儿黄疸的护理方法的研究发现，把西医的快速治疗和中医的缓慢调节内环境完美结合，能够取长补短，配合全面的护理干预，能够加快新生儿黄疸的归转，防止胆红素脑病的发生，对提高护理质量，改善新生儿的生存质量具有重要意义。

五、健康教育

(一)保暖指导

体温维持在 36～37℃，因为体温过低影响孩子黄疸的消退。

(二)喂养指导

早开奶，耐心，细心，足量喂养宝宝，少量多次，保证宝宝营养需要，促进黄疸消退。

(三)观察黄染程度指导

严密的观察皮肤黄染情况，黄染程度比较轻时，可以阳光照射或遵医嘱口服退黄药物，黄染程度比较重时，及早到医院就诊，给予蓝光照射，促进黄疸消退。

(四)特殊情况指导

1.母乳性黄疸

如果患儿为母乳性黄疸，可将母乳喂养暂停 1～4 天，改为隔次母乳喂养，黄疸消退后母乳喂养，若有黄疸退而复现，应立即来院复诊。

2.母亲血型

母亲血型为 O 型或者 RH 血型为阴性（—）的，建议给孩子检查血型和溶血试验，如有异常及时就诊。

第二节　新生儿窒息

新生儿窒息系指由于各种原因所导致的母体—胎儿间通过胎盘血流进行的气体交换发生急性障碍，引起胎儿发生严重的缺氧和酸中毒，继而出现呼吸、循环及中枢神经等系统的抑制，以致出生后不能建立和维持正常呼吸的一种危急病理状态。

新生儿窒息是引起新生儿死亡和儿童伤残的重要原因之一。国内的发生率占活产数的

5%～10%,有的高达 20%以上,病死率占活产新生死亡的 30%左右。

一、病因

窒息的本质是缺氧,凡是影响胎盘或气体交换的因素均可引起窒息。可出现于妊娠期,但绝大多数出现于产程开始后。新生儿窒息多为胎儿窒息(宫内窘迫)的延续。

(一)孕母因素

包括:①孕母有慢性或严重疾病。如心、肺功能不全,严重贫血、糖尿病、高血压等;②妊娠并发症。妊娠高血压综合征;③孕妇吸毒、吸烟或被动吸烟,年龄≥35 岁或<16 岁及多胎妊娠等。

(二)胎盘因素

前置胎盘、胎盘早剥和胎盘老化等。

(三)脐带因素

脐带脱垂、绕颈、打结、过短或牵拉等。

(四)胎儿因素

包括:①早产儿、巨大儿等;②先天性畸形,如食道闭锁、喉蹼、肺发育不全、先天性心脏病等;③宫内感染;④呼吸道阻塞:羊水、黏液或胎粪吸入。

(五)分娩因素

头盆不称、宫缩乏力、臀位,使用高位产钳,胎头吸引、臀位抽出术,产程中麻醉药、镇痛药或催产药使用不当等。

二、临床表现

(一)胎儿宫内窒息

胎内缺氧时临床上首先出现胎动增加,胎心率≥160 次/分;如缺氧持续则进入抑制期,胎心减慢,甚至消失,胎心率<100 次/分;肛门括约肌松弛排出胎粪,羊水胎粪污染。

(二)新生儿临床表现

(1)胎儿娩出后面部与全身皮肤青紫色或皮肤苍白,口唇暗紫。

(2)呼吸浅表,不规律或无呼吸或仅有喘息样微弱呼吸。

(3)心跳规则,心率 80～120 次/分钟或心跳不规则,心率<80 次/分钟,且弱。

(4)对外界刺激有反应,肌肉张力好或对外界刺激无反应,肌肉张力松弛。

(5)喉反射存在或消失。

(三)新生儿窒息诊断和分度

Apgar 评分是一种简单的、临床上评价刚出生婴儿有无窒息及其程度的方法,内容包括皮肤颜色、心率、对刺激的反应、肌张力和呼吸五项指标;每项 0～2 分,总共 10 分。8～10 分为正常,4～7 分为轻度窒息,0～3 分为重度窒息;分别于生后 1 分钟、5 分钟、10 分钟、15 分钟和 20 分钟时进行。

三、辅助检查

(一)血气分析

为最主要实验室检查。患儿呼吸治疗时必须测定动脉血氧分压(PaO_2)、二氧化碳分压($PaCO_2$)和 pH。发病早期 $PaO_2 < 6.5kPa$(50mmHg);$PaCO_2 > 8kPa$(60mmHg)、pH <7.20、

BE<−5.0mmol/L,应考虑低氧血症、高碳酸血症、代谢性酸中毒。经吸氧或辅助通气治疗无改善,可转为气道插管和呼吸机治疗,避免发生严重呼吸衰竭。一般在开始机械通气后1～3h以及随后2～3天的每12～24小时需要检查动脉血气值,以判断病情转归和调节呼吸机参数,以保持合适的通气量和氧供。

(二)血清电解质测定

常有血清钾、钠、氯、钙、磷、镁和血糖降低。检测动脉血气、血糖、电解质、血尿素氮和肌酐等生化指标。根据病情需要还可选择性测血糖、血钠、钾、钙等。早期血糖正常或增高,当缺氧持续时,出现血糖下降。血游离脂肪酸增加,低钙血症。间接胆红素增高,血钠降低。

(三)PG 和 SP-A

可以作为判断肺成熟的辅助指标。两者在接近出生前偏低,提示肺不成熟,在肺不成熟的胎儿如果 L/S、PG、SP-A 均很低,发生 RDS 的危险性非常高。测定气道吸出液或出生后早期胃液的以上指标,也可以辅助判断 RDS 治疗效果及转归。

也有研究应用显微镜微泡计数法检测气道清洗液或胃液中微小气泡与大气泡比例间接判断内源性肺表面活性物质含量与活性可有助于床旁快速判断 RDS 疾病程度和治疗效果。

四、护理诊断/问题

(一)气体交换受损

与无力清除气道内分泌物而导致的低氧血症和高碳酸血症有关。

(二)体温过低

与环境温度低下和缺乏保暖措施有关。

(三)窒息的危险

与气道分泌物增多及抽搐有关。

(四)家长恐惧

与病情危重有关。

五、护理措施

(一)复苏后患儿保暖

保暖在窒息儿抢救过程中是不可忽视的一个重要环节,断脐后将新生儿仰卧在30℃～32℃的远红外线辐射台上,用温热干毛巾擦干头部及全身,减少散热,病情稳定后给予热水袋保暖或置于暖箱内保暖,箱温根据孕周、体质量调节在32℃～35℃,湿度保持在55％～65％,维持患儿腋温在36℃～37℃之间,维持腹壁温度为36.5℃,并立即揩干体表的羊水、血迹,减少散热,降低新陈代谢和氧耗,利于复苏和提高成活率,一切治疗、护理集中进行,减少耗氧。

在整个抢救过程中需特别注意新生儿的保暖,因新生儿窒息后呼吸循环较差,体温大多不高,室内温度应控制在24℃～26℃,对于体质量<2500g 的早产儿,需保暖,将早产儿置入已预热好的暖箱内,箱温在32℃左右,箱湿度55％～60％,在4h 内使体温保持在36℃～36.5℃为宜,此时机体耗氧量最少,在体温未升至36℃以前,每小时测肛温1次,体温升至36℃以后,每4小时测肛温1次,外周环境保持在中性温度32℃。

（二）复苏后病情严密观察

严密观察患儿面色、哭声、呼吸、心率、呕吐物、大小便等情况,如果出现烦躁而颤抖的尖声哭叫并有难产或分娩损伤者,常提示颅内损伤;加之前囟饱满,瞳孔不等大,提示颅内出血。如出现哭声弱,呻吟状伴有面色发绀、呼吸急促、心音弱、四肢抽搐,应提示有心肺功能异常可能,如出现以上症状应立即报告医生,积极配合医生一同抢救。护士应细心观察,根据患儿哭声原因给予处理,常能挽救新生儿生命。

（三）体位护理

给予右侧卧位,以免呕吐再度引起窒息,每 2 小时更换体位 1 次,以防局部肺淤血、肺炎、肺不张,对于由产伤引起的颅内出血常伴有头颅血肿的患儿则要抬高肩部,根据产伤的部位,采取不压迫头颅血肿或产瘤的平卧位,头应偏向健侧,以防压伤。

（四）氧疗护理

轻度缺氧可用鼻管供氧,流量 $0.5\sim1L/min$,重度窒息经气管插管吸净黏液后,加压给氧,开始时压力为 $20\sim30cmH_2O$,以后降至 $15\sim20cmH_2O$,切记压力不可过大,以防肺泡破裂。同时注意观察呼吸频率、节律及深浅度。并保持呼吸道通畅,密切观察皮肤颜色和缺氧的改善情况,并监测血氧分压,$PO_2\geq6.7kPa$,$pH\geq7.3$ 即可停止吸氧。

（五）预防感染

1.脐部护理

保持脐部清洁干燥,每日用 75％酒精、3％过氧化氢消毒 2 次脐带残端。勤换尿布,避免尿液浸湿脐部。每天检查脐部,注意有无渗血及感染,发现问题,及时报告医生预防感染:由于患儿皮肤黏膜和血脑屏障作用低,易感染,故应积极配合治疗使用抗生素,接触患儿前都应认真洗手,严格消毒隔离和无菌操作,做好患儿的皮肤护理、脐部护理和臀部护理。脐带一般7～10d 脱落,不可强行剥脱。

2.消毒隔离应严格执行手卫生

严格探视制度,探视者应着探视服,进入室内必须洗手;所有用物做到一人一用,新生儿用眼药水、扑粉、沐浴液、浴巾、治疗用品等,应一婴一用,避免交叉使用。病区用湿式法进行日常清洁,每天用空气消毒机进行空气消毒,并定期进行全面的清洁消毒。新生儿皮肤娇嫩,出生后初步皱褶处的血迹,应擦干皮肤给予包裹。同时检查皮肤黏膜完整性。每次大便后要用温水冲洗,轻轻擦干,防止臀红。衣着应柔软、透气,勤更换,保持床单清洁、干燥、平整。

（六）预防颅内出血

新生儿窒息是我国新生儿疾病的第 1 位死因,预防颅内出血给抗生素预防感染,给予维生素 K1 以预防颅内出血。同时尽量避免搬动患儿,注意动作要轻柔。

（七）心理护理

选择适当时间向母亲介绍有关新生儿的情况及可能的预后,取得家长的配合。抢救时避免大声喧哗,以免加重母亲的心理负担。做好解释和家属知情同意工作,取得患儿家长的信任和配合,耐心解答家长关于患儿病情的询问,减轻家长的恐惧心理,使患儿得到及时合理的救治。尤其是孕母,良好的心态能保证乳汁充分分泌,以助母乳喂养。

(八)病情稳定后的护理观察

(1)监测呼吸及神经系统情况:密切观察呼吸、神志、瞳孔、肌张力、前囟、意识状态、动脉血氧分压等。若无呕吐,上半身可稍抬高,使腹部内脏下降,增加胸腔扩大机会,同时也减轻心脏负担和颅内压。

(2)用氧指导:对于一般情况较好的患儿可给予鼻导管吸氧,有抽搐、呼吸衰竭的患儿给予头罩吸氧或呼吸机辅助呼吸。吸氧时应注意观察患儿对氧气的反应,观察其呼吸次数、呼吸形态及肤色是否改善。

(3)呼吸机护理:使用呼吸机辅助呼吸时,应给患儿拍背、吸痰,及时清理呼吸道分泌物或呕吐物,保持呼吸道通畅。

(九)窒息喂养

一般正常新生儿出生后 30min 内即开始母乳喂养,但新生儿窒息的患儿应延迟喂养,有频繁呼吸暂停发作的患儿应暂停喂养,因为急于喂奶,随时会导致窒息发作而加重脑缺氧,因重度窒息可累及心、脑、肾等器官及消化、代谢等多系统损害,过早喂养可加重胃肠道损害,诱发消化道出血性、坏死性小肠炎的发生。吞咽反射差的患儿还可能引起呛咳、误吸等,喂哺时患儿取头高脚低位,少量多次,喂完后轻拍背部防止溢乳并密切观察面色、呼吸及精神状态。

同时应注意喂奶方法,喂奶后应尽量少搬动,头偏向一侧,以防呕吐引起窒息,常规给予1‰碳酸氢钠溶液洗胃,洗胃后 2h 用 10% 葡萄糖水试喂,根据吸吮、吞咽反射情况选择合适的喂养方法,直接哺喂母乳、汤匙喂养,不能直接喂养者,采用鼻饲法和静脉营养。

(十)其他基础护理

1.口腔护理

新生儿口腔黏膜柔嫩,血管丰富,唾液腺发育不良,较干燥,加之抵抗力低,易引起口腔炎、溃疡,所以要保持口腔清洁、湿润,用 0.9% 温盐水擦拭口腔黏膜及口唇。

2.皮肤护理

新生儿皮肤新陈代谢迅速,其排泄物及皮脂应及时清除,每天用温水淋浴,特别是头颈、腋窝、会阴及其他皮肤皱褶处,及时清理大小便,防止刺激皮肤。

六、健康指导

(1)保持空气新鲜,保持室温和湿度在适宜范围内。

(2)将患儿置于仰卧位,保持气道开放,及时清除口鼻腔内分泌物,避免影响呼吸。

(2)保持患儿安静,避免不必要的刺激。

(3)保证营养和热量的供给,宝宝无法进食时及时到医院就诊。

(4)向家长交代回家后细心带宝宝,做好肢体锻炼,观察宝宝有无抽搐,肌张力增高,尖叫等异常情况发生,如有以上任何一种情况发生及时到医院就诊。

第三节 新生儿颅内出血

新生儿颅内出血(ICH)是新生儿期最常见的神经系统疾病,其发病率为 20%～30%,由于胎龄和出血类型的不同,其发病率有所不同。主要类型为硬脑膜外出血(EDH)、硬脑膜下出血(SDH)、蛛网膜下隙出血(SAH)、脑室周围—脑室内出血(SEH/IVH)、小脑出血、脑实质出血等。EDH 和 SDH 多见于足月新生儿,常由机械性创伤所致,SEH/IVH 及小脑出血多见于早产儿,原发性的 SAH 及脑实质出血多与窒息密切相关。目前,随着围产技术及新生儿重症监护水平的提高,足月新生儿颅内出血的发病率已明显降低,早产儿颅内出血,特别是 SEH/IVH 已成为主要类型。严重的颅内出血病情进展快,常表现为急性颅内压增高,脑干功能受累,短时间内病死率高。脑实质出血,出血后脑积水常有不同程度神经系统的后遗症。

一、病因

新生儿 ICH 的发病与围生期窒息缺氧和产伤密切相关。一般认为,由缺氧引起者多见于早产儿,由产伤引起者多见于足月儿和异常分娩儿。

(一)SEH/IVH

SEH/IVH 是早产儿常见的颅内出血类型:SEH 也称生发基质出血,当室管膜破溃,血液流入脑室则形成 IVH。其发生与胎龄、体重密切相关,胎龄、体重越小,脑发育成熟度越低,越容易发生 IVH。

1.发育因素

胎龄小于 32 周的早产儿,在脑室周围的室管膜下留存胚胎生发基质。生发基质血管丰富,这些血管在解剖学上是一种不成熟的毛细血管网,其血管壁仅有一层内皮细胞,缺少胶原和弹力纤维支撑,当动脉压突然升高时可导致毛细血管破裂引起室管膜下出血,出血向内可穿破室管膜进入脑室内引起 IVH,血液外渗可扩散至脑室周围的白质。

2.血液因素

新生儿的血小板活性明显低于成人,特别在生后 3～4 天尤为明显,此后直到生后 10～14 天才接近成人,这与 IVH 多发生在生后 3 天内相吻合。

3.缺氧窒息

缺氧时低氧血症、高碳酸血症可导致压力被动性脑血流量增加,当动脉压力升高时,可因脑血流量增加引起毛细血管破裂出血。

4.机械通气

机械通气可使早产儿 IVH 发病率增加,同时也是造成早产儿颅内出血进一步发展的独立因素,胎龄越小发病率越高。

5.其他危险因素

极度早产、出生时紧急复苏、惊厥、气胸、动脉导管未闭(PDA)、多动、低体温、低血压、低血糖、酸中毒、高碳酸血症以及快速扩充血容量和应用高张碳酸氢钠导致动脉血压快速升高等。另外,认可的一些早产儿护理操作常规也可能有影响,如:吸痰、腹部检查、腹部操作和滴入扩瞳眼药水。研究证明高频通气并不增加 IVH 的危险性。

(二)SDH

SDH 主要由机械性创伤所致以颅后窝小脑幕下和幕上出血最为常见:此种出血多见于足月儿,依出血量与部位不同而有不同的临床表现,可出现兴奋、激怒,甚至惊厥,大量出血可有颅内压增高的表现。持续的大量出血可表现为明显的脑干功能受损:呼吸抑制,甚至频繁的呼吸暂停、角弓反张等。临床上对于足月儿的反复呼吸暂停并伴有反应低下应予高度重视。

(三)SAH

SAH 与小脑出血新生儿原发性 SAH 的发病机制尚不完全清楚,推测多是有窒息史:早产儿与缺氧有关,足月新生儿多有产伤史,出血少者可无临床症状,源于软脑膜动脉的吻合支或桥静脉破裂所致。大量的 SAH 常有严重窒息史,临床表现凶险。小脑出血常见于早产儿。资料表明,小脑出血的发病率在胎龄<32 周或出生体重<1500g 中为 15%～25%,但实际临床诊断小脑出血的发病率极低。小脑出血的临床特征源于脑干受压,表现为呼吸暂停或呼吸节律不规则,有时有心动过缓;脑脊液受阻时可有前囟膨隆,头围增大;常有颅神经受累,严重小脑出血可在短时间内死亡。

二、临床表现

早产儿脑室—脑室周围出血的早期临床常见特征是呼吸窘迫,足月儿依据出血时间及程度不同,与缺氧性脑损伤的神经系统症状、体征也难以截然分开。总体依据出血程度不同在临床上有 3 种类型:①急剧恶化型:发生在严重出血的患儿,较少见。在数分钟至数小时内病情急剧进展,出现呼吸暂停、意识障碍、眼球固定、凝视、光反射消失、肌张力严重低下或周身强直性惊厥、前囟紧张、隆起,以及出现难以纠正的酸中毒,可短时间内死亡;②持续进展型:症状在数小时至数天内持续进展。先表现为大脑皮层兴奋性增高,如烦躁不安、易激惹、脑性尖叫、肌震颤、惊厥、呕吐。继而出现皮质抑制症状,如肌张力低下、运动减少、呼吸异常等;③临床无表现型:此型最为常见,这与患儿孕周、体重、绝大多数颅内出血较轻有关。

三、辅助检查

病史的准确与完整对诊断颅内出血非常重要,其中窒息、机械性创伤、反复缺氧、高危妊娠、产伤、早产儿均为导致颅内出血的常见原因,常为鉴别诊断提供重要依据。随着影像医学的进展,影像诊断技术已广泛应用于新生儿领域,显著提高了新生儿颅内病变的检出率,目前诊断颅内出血很少再需要进行脑脊液检查。头颅 B 超、CT 或 MRI 的检查是诊断新生儿颅内出血最常见也是最主要的手段。

(一)超声

超声对于诊断 SEH/IVH 和小脑出血敏感性、特异性均较高,并可动态监测出血变化与治疗效果。可在病床旁多次重复检查,费用低、无创、便捷,已作为常规筛查新生儿早期颅内出血的首选手段。

(二)CT

CT 适于早期快速诊断颅内出血,在对于 SAH、FDH、SDH 及后颅窝等颅脑边缘部位的出血,以及脑实质点状出血和旁矢状区损伤等病变检出率高。但对于脑室内和室管膜下出血诊断率要差于超声,分辨率不及 MRI,所以对脑实质病变性质不及 MRI。MRI 可准确定位,并可明确有无明显的脑实质受累。对疑似脑血管畸形者还可选择磁共振血管造影,但扫描时间长,不适合早期快速做出诊断。

(三)CT 分级法

临床对 SEH/IVH 通常可根据 CT 或超声学检测的出血范围予以分级,多采用 Papile 的 CT 分级法:Ⅰ级:室管膜下生发基质出血;Ⅱ级:室管膜下生发基质出血,脑室内少量出血但无脑室扩大;Ⅲ级:脑室内出血伴脑室扩大;Ⅵ级:脑室内出血伴脑实质出血。

(四)颅内常见并发症

在对 SEH/IVH 做出诊断的同时,不应忽视对颅内常见并发症的诊断,常见并发症有脑室周围白质损伤、脑室旁梗死、脑室扩张(PHVD)和梗阻性脑积水。据报道,Ⅲ、Ⅳ级 IVH 引起脑积水的发病率分别为 40% 和 70%,常在出血后 15～70 天内发生。其中合并脑室周围自质软化(PVL)的发病率为 15%。

四、护理诊断/问题

(一)体温调节无效

与感染、体温调节中枢受损有关。

(二)营养失调:低于机体需要量

与神经系统受损致摄入减少有关

(三)颅内适应能力下降

与颅内出血有关。

(四)有窒息的危险

与惊厥、昏迷有关。

(五)潜在并发症

颅内压增高、感染、癫痫。

五、护理措施

(一)病情观察

1.观察意识

意识改变在新生儿颅内出血的观察中占重要地位。常见表现有:易激惹,过度兴奋或表情淡漠、嗜睡、昏迷等。患儿若早期出现过度兴奋、易激惹、烦躁不安、脑性尖叫,提示出血量少。若病情继续发展,则出现抑制状态,表现嗜睡、昏迷。

2.观察生命体征及瞳孔

定时测体温,注意体温不升。出血轻者呼吸可无改变,重者可出现呼吸不规则、呼吸暂停。观察瞳孔是否等大等圆,对光反应情况等。

3.观察前囟情况

注意观察有无颅内压增高表现,如脑性尖叫,前囟隆起,惊厥等。

4.其他

如面色的观察,出血量多者面色青紫、苍白。观察面部肌肉有无抽筋,有无斜视、凝视、眼球上翻、眼球震颤、肌张力增高、恶心、呕吐等情况。如有心率减慢,呼吸节律不规划,瞳孔不等大等圆,对光反射减弱或消失等,马上通知医生,并做好抢救准备工作。

（二）一般护理

新生儿病室应阳光充足，通风良好，温湿度适宜，保持室内空气新鲜。有条件者宜将患儿放入恒温箱保温，且便于观察及护理。根据新生儿胎龄及体重调节恒温箱的温度。用柔软、浅色、吸水性强的棉布制作衣服，尿布以白色为宜，便于观察大小便的颜色，且应勤换勤洗，保持臀部皮肤清洁干燥，以防红臀。应绝对保持病室安静，患儿应绝对静卧，直至病情稳定。入院3天内除臀部护理外，免除一切清洁护理。一切治疗，护理操作要轻、稳、准，尽量集中进行，减少对患儿的搬动、刺激性操作。静脉穿刺选用静脉留置针，避免头皮穿刺输液，减少噪音，以免引起患儿烦躁而加重缺氧和出血。

（三）呼吸的护理

及时清除呼吸道分泌物，维持有效呼吸。频繁呼吸暂停者，应使用呼吸机维持呼吸，做好口腔护理，防止分泌物吸入，分泌物多时及时吸痰。使用呼吸机的护理：①加强病情观察观察患儿的反应和呼吸变化。若患儿出现烦躁不安，发绀、鼻翼扇动等多为缺氧、二氧化碳潴留所致。听诊双肺呼吸可判断有无气管插管移位、气胸、肺不张、肺炎等。胸廓及腹部呼吸运动幅度是肺扩张程度、肺通气量的重要标志。若幅度降低或消失，常提示呼吸道阻塞和呼吸机故障；②监测血气分析一般每0.5～1h做一次血气分析，根据患儿血气分析结果调节呼吸机参数；③监测气道峰值压（pAp）若pAp增高，则提示除疾病外，可能有呼吸道分泌物过多，气管插管或呼吸机管理阻塞或扭曲等，气管插管的斜面贴壁或偏向一侧支气管，若pAp下降，则提示呼吸机管道与气管插管连接处气管导管气囊或呼吸机管道漏气；④观察呼吸机与患儿呼吸的同步性，及时查找不同步的原因并处理。

（四）镇静

患儿有抽搐或持续性惊厥时，应给予镇静剂。最常用的药有安定、苯巴比妥、水合氯醛等。用药同时认真记录用药时间、剂量及效果，若用药0.5h后不佳，可重复用药或交替使用，以达到镇静的目的。应用镇静剂抗惊厥时，应控制剂量防止中毒，应注意监测肝肾功能。

（五）降颅内压

有脑水肿者可给予地塞米松，首次剂量1～2mg，以后每次按0.2～0.4mg/kg给予，或给予呋塞米1mg/kg～2mg/kg。因甘露醇为强脱水剂，颅内出血早期有继续出血的可能，此时使用可能会加重出血，故应慎用。一般在患儿青紫经治疗或吸痰后得不到改善，前囟持续紧张而病情进行性加重时可给予20%甘露醇0.5～1.0g/kg。

（六）合理用氧

避免低氧血症所致的脑血管自主调节功能受损和毛细血管破裂，减轻脑出血程度和脑水肿。氧气吸入1～2L/min。来自壁式压缩氧源或氧气筒的氧又冷又干，为了防止热量散失和呼吸黏膜过于干燥，长期输送给新生儿的氧，应当加温湿化。氧疗时应加强监测，严密观察患儿面色，发绀程度，反应，呼吸幅度和节律，注意有无呼吸抑制现象，防止交叉感染。

（七）饮食护理

合理喂养。母乳是新生儿的最佳食品，应尽量母乳喂养。病重者可适当推迟喂乳时间或采取滴管喂养，少量多次，由稀到稠。吞咽困难者给予鼻饲，保证热量及营养的供给。准确记录24h出入量。

(八)预防并发症

由于新生儿的体温中枢发育不完善,调节能力差,皮下脂肪薄,体表面积相对较大,体温易随外界温度而变化,应注意保温。新生儿的特异性和非特异性免疫能力均不够成熟;皮肤黏膜薄,易被擦伤;脐部为开放性伤口,细菌容易繁殖,并进入血液;血中补体含量低,缺乏趋化因子,白细胞吞噬能力差,容易引起外源性感染。应建立消毒隔离制度,完善清洁设施,入室时应更换衣鞋,接触新生儿前后应洗手,进行治疗护理时,动作应轻柔,避免擦伤皮肤。每日用紫外线进行空气消毒 1 次,每次 30~60min,每月做空气培养 1 次。

六、健康指导

安慰家长,耐心细致的解答病情,介绍有关的医学基础知识,向家长讲解颅内出血的严重性,可能会出现的后遗症,取得家长的理解,减轻家长的恐惧心理,得到家长的最佳配合。鼓励家长坚持治疗和随诊,发现有后遗症时,尽早带患儿进行功能训练和智力开发,减轻脑损伤的影响,增强战胜疾病的信心。

第四节 新生儿败血症

新生儿败血症指新生儿期细菌侵入血循环,并在其中生长、繁殖、产生毒素所造成的全身性感染。常见的病原体为细菌,也可为霉菌、病毒或原虫等。我们通常所说的败血症一般指细菌性败血症。

一、病因

(一)病原菌

我国以葡萄球菌和大肠埃希菌为主,凝固酶阴性葡萄球菌(CNS)主要见于早产儿,尤其是长期动静脉置管者;金黄色葡萄球菌主要见于皮肤化脓性感染;产前或产时感染以大肠埃希菌为主的革兰阴性(G-)菌较常见。气管插管机械通气患儿以 G-菌如绿脓杆菌、肺炎克雷伯杆菌、沙雷菌等多见。

(二)易感因素

1.母亲的病史

母亲妊娠及产时的感染史(如泌尿道感染、绒毛膜羊膜炎等),母亲产道特殊细菌的定植,如 B 组溶血性链球菌(GBS)、淋球菌等。

2.产科因素

胎膜早破,产程延长,羊水混浊或发臭,分娩环境不清洁或接生时消毒不严,产前、产时侵入性检查等。

3.胎儿或新生儿因素

多胎,宫内窘迫,早产儿、小于胎龄儿,长期动静脉置管,气管插管,外科手术,对新生儿的不良行为如挑"马牙"、挤乳房、挤痈疖等,新生儿皮肤感染如脓疱病、尿布性皮炎及脐部、肺部感染等也是常见病因。

二、临床表现

(一)全身表现

1.体温改变

可有发热或低体温。

2.活动状态

少吃、少哭、少动、面色欠佳、四肢凉、体重不增或增长缓慢。

3.黄疸

有时是败血症的唯一表现,严重时可发展为胆红素脑病。

4.休克表现

四肢冰凉,伴花斑,股动脉搏动减弱,毛细血管充盈时间延长,血压降低,严重时可有弥散性血管内凝血(DIC)。

(二)各系统表现

1.皮肤、黏膜

硬肿症,皮下坏疽,脓疱疮,脐周或其他部位蜂窝织炎,甲床感染,皮肤烧灼伤,瘀斑、瘀点,口腔黏膜有挑割损伤。

2.消化系统

厌食、腹胀、呕吐、腹泻,严重时可出现中毒性肠麻痹或坏死性小肠结肠炎(NEC),后期可出现肝大、脾大。

3.呼吸系统

气促、发绀、呼吸不规则或呼吸暂停。

4.中枢神经系统

易合并化脓性脑膜炎。表现为嗜睡、激惹、惊厥、前囟张力及四肢肌张力增高等。

5.心血管系统

感染性心内膜炎、感染性休克。

6.血液系统

可合并血小板减少、出血倾向。

7.泌尿系统感染

8.其他

骨关节化脓性炎症、骨髓炎及深部脓肿等。

三、辅助检查

(一)细菌学检查

1.细菌培养

尽量在应用抗生素前严格消毒下采血做血培养,疑为肠源性感染者应同时作厌氧菌培养,有较长时间用青霉素类和头孢类抗生素者应做 L 型细菌培养。怀疑产前感染者,生后 1h 内取胃液及外耳道分泌物培养,或涂片革兰染色找多核细胞和胞内细菌。必要时可取清洁尿培养。脑脊液、感染的脐部、浆膜腔液以及所有拔除的导管头均应送培养。

2.病原菌抗原及 DNA 检测

用已知抗体测体液中未知的抗原,对 GBS 和大肠埃希菌 K1 抗原可采用对流免疫电泳、乳胶凝集试验及酶链免疫吸附试验(ELISA)等方法,对已使用抗生素者更有诊断价值;采用 16SrRNA 基因的聚合酶链反应(PCR)分型、DNA 探针等分子生物学技术,以协助早期诊断。

(二)非特异性检查

(1)白细胞(WBC)计数:出生 12h 以后采血结果较为可靠。WBC 减少($<5\times10^9$/L),或 WBC 增多(≤3d 者 WBC$>25\times10^9$/L;$>$3d 者 WBC$>20\times10^9$/L)。

(2)白细胞分类:杆状核细胞/中性粒细胞(I/T)≥0.16。

(3)C 反应蛋白(CRP):为急相蛋白中较为普遍开展且比较灵敏的项目,炎症发生 6～8h 后即可升高,≥8μg/ml(末梢血方法)。有条件的单位可作血清前降钙素(PCT)或白细胞介素 6(IL6)测定。

(4)血小板≤100×10^9/L。

(5)微量血沉≥15mm/1h。

四、护理诊断/问题

(一)体温异常,低于或高于正常体温

与感染有关。

(二)营养失调,低于机体需要量

与拒乳、吸吮无力,摄入量不足有关。

(三)皮肤完整性受损

与脐炎、脓疱疮有关。

(四)潜在并发症

化脓性脑膜炎与细菌通过血脑屏障有关。

五、护理措施

(一)观察病情变化

加强病情巡视,发现异常及时报告医生,给予对症处理。

1.注意体温变化

大部分患儿表现为体温不稳定、体温在 38℃左右,甚至达 40℃,还有的长期低热,体温在 37～38℃。当病情严重、机体反应低下时,常表现为体温不升、四肢冰凉。

2.并发症的观察

重症患儿容易并发化脓性脑膜炎、肺炎。注意观察患儿的反应、神志、肌张力、面色、呼吸。患儿可出现呼吸不规则、气促、呼吸困难,应注意保持呼吸道通畅。部分患儿可能发生心力衰竭或休克,应立即通知医生,及时抢救。病理性黄疸是本病的主要症状之一,要注意预防核黄疸的发生。

3.皮肤黏膜的改变

新生儿败血症最多的感染途径是皮肤感染和脐炎。如全身皮肤有无脓疱疹、红斑,脐部有无红肿、渗液等。

4.消化系统的改变

表现为食欲减退、吸吮无力,并有呕吐、腹胀、腹泻等症状。

5.注意出血倾向

感染严重者会出现皮肤瘀斑、瘀点,甚至出现弥散性血管内凝血。应注意观察出血部位、出血量。

(二)维持体温的稳定

患儿的体温容易受外界环境因素及感染的影响,当患儿体温偏低或不升时,要及时给予保暖措施。当体温过高时,给予物理降温,多饮水。在新生儿高热时要采取缓和的降温措施,密切观察体温变化,降温的同时要考虑保暖,决不能使体温下降过低而造成体温不升,危及患儿的生命。

(三)保证抗生素有效输注

按需执行医嘱,在应用万古霉素时。注意药物稀释的浓度,输注的时间必须大于1h,观察输注的部位有无红肿或"人字形"的反应。注意更换输注部位,定期检查肾功能。

(四)保证营养的供给

除经口喂养外,遵医嘱结合患儿的病情、感染的不同阶段采取合适的营养支持。在并发感染伴休克、多脏器功能障碍时,以维持营养状态为主,感染的恢复期以改善患儿的营养状态为主,应逐渐减少肠外营养,增加肠内营养,满足患儿生长发育需要。在严重感染病情不稳定的早期,过多的营养支持会加重肝肾负担,只能采取合适的营养支持,以达到保存器官结构功能的目的。

(五)加强基础护理

由于新生儿免疫功能差,皮肤黏膜薄,屏障功能差,特别是口腔黏膜、脐部、臀部、皮肤皱褶部位容易感染。应注意加强护理。

(六)减少机会菌的感染

机会菌的感染是近年来导致新生儿败血症的主要原因,表皮葡萄球菌是最常见的机会菌。原发病中脐炎、脓疱疹与机会菌的感染率有关,故应做好新生儿的皮肤护理,护理前的洗手是减少机会菌感染的有效方法。

(七)家属的心理护理

向家属讲解与败血症相关的护理知识,如接触患儿前洗手,保持皮肤清洁卫生及做好患儿脐部护理等。

(八)预防措施

针对新生儿败血症的特有感染途径,采取有效的预防措施,完全可以预防本病的发生。具体措施:做好产前保健,及时治疗孕妇感染,加强产科质量,产时做到无菌操作。护理新生儿时注意清洁,做好脐部皮肤黏膜护理,加强卫生宣教。护理人员要注意手的清洁、消毒,监护室如有感染患儿应隔离,母亲患感染性疾病应暂停母乳喂养,对使用的医疗器械及时消毒处理。提倡母乳喂养,因初乳中含有多种抗体,能减少因肠道感染而致的败血症。

六、健康指导

(1)合理喂养,防止呛奶。

（2）注意保暖，有条件者保持室温在 18～20℃，湿度在 55％～65％，保持室内的空气新鲜，每日开窗通风 2 次，每次 20～30 分钟。

（3）保持皮肤的清洁干燥，经常洗澡更衣，衣服选择柔软、舒适、容易穿换的棉织物，尿布选择柔软而吸水性强的。

（4）接触宝宝前后应洗手，如家中有传染病者勿接触宝宝。

第五节 新生儿溶血病

新生儿溶血病（HDW）指母婴血型不合引起的同族免疫性溶血，有报道 ABO 溶血病占新生儿溶血 85.3％，Rh 溶血病占 14.6％，MN 溶血病占 0.1％。ABO 血型不合中约 1/5 发病，Rh 血型不合者约 1/20 发病。

一、病因

（一）ABO 溶血病

母亲不具有的胎儿显性红细胞 A 或 B 血型抗原（由父亲遗传）通过胎盘进入母体（分娩时），刺激母体产生相应抗体，当再次怀孕（其胎儿 ABO 血型与上一胎相同），不完全抗体（IgG）进入胎儿血循环，与红细胞相应抗原结合，形成致敏红细胞，被单一吞噬细胞系统破坏引起溶血。由于自然界存在 A 或 B 血型物质，O 型母亲在第一次妊娠前，已接受过 A 或 B 血型物质的刺激，血中抗 A 或抗 B（IgG）效价较高，因此怀孕第一胎时抗体即可进入胎儿血循环引起溶血。

（二）Rh 溶血病

因胎儿红细胞的 Rh 血型与母亲不合，若胎儿红细胞所共有的抗原恰为母体所缺少，当胎儿红细胞进入母体循环，因抗原性不同使母体产生相应的血型抗体，此抗体又经胎盘进入胎儿的血循环作用于胎儿红细胞并导致溶血。由于自然界无 Rh 血型物质，Rh 溶血病一般不发生在第一胎。

二、临床表现

ABO 溶血病不发生在母亲 AB 型或婴儿 O 型，主要发生在母亲 O 型而胎儿 A 型或 B 型；第一胎可发病，临床表现较轻。Rh 溶血病一般发生在第二胎。第一次怀孕前已致敏者其第一胎可发病，临床表现较重，严重者甚至导致死胎。

（一）黄疸

多数 ABO 溶血病的黄疸在生后第 2～3 天出现，而 Rh 溶血病一般在 24 小时内出现并迅速加重。以未结合胆红素增高为主。

（二）贫血

程度不一。重度 Rh 溶血后即有严重贫血或伴心力衰竭。部分患儿因其抗体持续存在，贫血可持续 3～6 周。

(三)肝大、脾大

Rh 溶血病患儿有不同程度的肝脾增大,ABO 溶血病很少发生。

(四)胎儿水肿

多见于病情重者,患儿全身水肿,苍白,皮肤瘀斑,胸腔积液,腹腔积液,心音低,心率快,呼吸困难,肝大、脾大,活产水肿儿多数为早产。如不及时治疗常于生后不久即死亡。不少胎儿水肿者为死胎。

三、辅助检查

(1)母亲有流产、死胎、输血史,或兄姐患过新生儿溶血病者,母婴血型不合,尤其母血型为O 型者。

(2)新生儿先天性水肿,面色苍白,生后数小时至 36 小时内出现黄疸,呈进行性加重,呼吸急促,心跳增快,肝脾大。

(3)黄疸严重者可出现嗜睡、尖叫、反应差、角弓反张、惊厥等核黄疸症状。

(4)轻到重度贫血,血红蛋白<145g/L,重型者有核红细胞>10%,网织红细胞增加。

(5)胆红素>205μmol/L,(>12mg/dL),以未结合胆红素为主。

(6)母婴血型不合,抗人球蛋白试验或三项试验(改良直接法、抗体释放法、游离抗体试验)阳性可确诊。

四、护理诊断/问题

(一)黄疸

与血清胆红素水平在短时间内快速上升有关。

(二)贫血

与溶血时大量的红细胞被破坏有关。

(三)水肿

与母婴血型不合有关。

(四)核黄疸

与严重高胆红素血症发生有关。

五、护理措施

(一)一般护理

注意患儿的保暖和喂养,皮肤、口腔清洁,保持输液通畅,维持水、电解质平衡。避免低体温、低血糖、酸中毒。

(二)光疗护理

1.光疗前的准备

光疗前的准备,包括:①光疗箱的准备:光疗前清洁光疗箱,清洁灯管及反射,灰尘会影响照射效果。灯管定时更换,登记灯管累计照射时间。蓝光灯管使用 300h 后其能量输出减弱20%,900h 后减弱 35%,因此灯管使用 1000h 后必须更换。暖箱上勿放置任何东西,以免影响照射效果。水箱内加蒸馏水,提前 2h 开保暖箱,根据患儿体重、出生时间调节箱温。湿度为55%～65%;②光疗前患儿的准备:光疗前测量体温、脉搏、呼吸。脱去衣服,清洁皮肤,禁忌在皮肤上涂粉和油类。用一次性的护眼罩遮住双眼,并固定好,防止脱落。生殖器用尿布保护好,特别是男婴,要注意保护睾丸。剪短指甲或戴婴儿手套,防止抓伤皮肤。

2.观察及护理

(1)严密观察体温及箱温的变化:光照治疗中患儿体温要控制在 36.7~37.3℃的中性温度。每 4h 测体温 1 次,根据体温调节箱温,并做好记录。发热是光疗最常见的不良反应之一。当患儿在光疗过程中体温超过 38℃或低于 35℃,应暂时停止光疗,待体温正常后再继续光疗。可以打开保暖箱工作窗,调节箱温。本组中有 7 例发热,体温高于 38℃予以暂停光疗,温水擦浴,打开工作窗,半小时后体温降至正常。

(2)加强皮肤护理,预防红臀:在光疗中,分解产物经肠道排出,刺激肠壁,引起稀便及排便次数增多,对患儿皮肤刺激较大,易引起红臀发生。故光疗期间应勤换尿布,并清洁臀部,臀部涂以凡士林,形成一层保护膜,能防止粪便对患儿臀部皮肤的刺激,有效预防红臀发生。保持暖箱床垫清洁干燥,如有污物应及时更换。定时翻身,既可防止皮肤长期受压破损,又可增加照射面积。患儿哭闹时,易引起出汗,应及时擦干,保持皮肤清洁干燥。

(3)水分的补充:由于在光照治疗下患儿进入一个较封闭的环境,易哭闹、出汗、不显性失水增加约 40%,而且由于光疗分解产物经肠道排出,刺激肠壁,引起稀便,使水分丢失更多,故在 2 次喂奶之间应喂 1 次水。如禁食或进食不佳的患儿,应静脉补液,以保证水分供给。同时正确记录出入量及大小便次数、颜色与形状,必要时正确及时留取标本送检。

(4)观察黄疸程度,预防核黄疸的发生:密切观察黄疸消退程度,有无加深现象。密切观察患儿神志、反应、哭声、吸吮以及肌张力情况。警惕核黄疸早期症状,如嗜睡、肌张力减退、吸吮力差等,做好抢救准备。

(5)皮疹的观察:光疗时要注意皮疹的量、大小以及患儿有无哭吵不安。皮疹为斑点状、大小不等,如皮疹较多,患儿烦躁不安,可先暂停光疗。本组有 4 例出现皮疹,皮疹较少,光疗结束都自行消退。

(6)预防感染:新生儿免疫力低下,易受细菌感染,因此在光疗时预防感染工作十分重要。首先,护理人员在接触患儿前后要洗手、戴口罩。加强脐部护理,保持脐部清洁干燥,防止皮肤破损后细菌侵入引起感染。

(7)光疗结束的护理:光疗结束,取下眼罩,用生理盐水清洁双眼,因为戴着眼罩,有时眼部分泌物较多。每天清洁光疗箱,用 0.5%84 消毒液擦拭,更换床垫,将水箱内的水放干。疗程结束做好消毒工作。

(三)换血治疗护理

1.术前护理

(1)患儿的护理:①密切观察生命体征及皮肤黄染进展程度,注意神经系统症状,及早发现核黄疸的早期表现;②遵医嘱抽血化验胆红素,急送检;③做好蓝光治疗的护理及用药护理,遵医嘱静脉输入碱性液,换血前 1h 静脉给予清蛋白 1g 每公斤体重;④换血前 3h 开始禁食,避免换血时呕吐窒息;术前 30min 鼻饲 10%水合氯醛 0.1~0.3ml 每公斤体重,保持患儿安静;⑤向血库紧急预约同型新鲜血:ABO 溶血选择 O 型红细胞和 AB 型血浆,Rh 溶血选择 Rh 血型同母亲和 ABO 血型同患儿血型的血液,按 150~180ml 每公斤体重计算总量。具体配制方法是每 200ml 红细胞悬液加入 50ml 血浆或者浓缩红细胞每 200ml 加入血浆 100ml;⑥换血室紫外线消毒 30min;⑦准备好一切抢救物品及换血用物。

(2)家长的心理护理:当确定患儿血胆红素达到换血标准时,医生、护士应做好家长的心理工作,告知换血疗法的原理及不良后果。如同意换血,嘱其在换血同意书上签字,并在手术室外等待。

2.术中护理

在清洁、消毒的换血室内,将患儿置于预热好的辐射台上,予心电监护、动脉置管。术中严格无菌操作,使用一次性物品;密切观察生命体征并做好记录,心电监护下,心率应维持在120~140次/min,血压无明显波动;保证外周静脉入血速度、量与桡动脉或肱动脉放血的速度、量均衡。

3.术后护理

(1)观察黄疸程度和核黄疸症状:因换血后组织内的胆红素可回入血浆,加上骨髓或脾脏中的致敏红细胞分解以及换入红细胞的衰老破坏,均可使血清中胆红素再次升高或超过换血前浓度。因此,术后每4h测胆红素值1次;密切观察患儿黄疸程度,有无核黄疸的早期表现,如嗜睡、肌张力低下、吸吮反射减弱等,以便早期发现,及时抢救。

(2)密切观察心率、呼吸、血压变化:换血过程中可因换血速度的快慢、出入量与液体量的差异而导致心功能不全,故术后应密切观察心率、呼吸、血压变化,每1h测心率、呼吸1次,每2h测血压1次,稳定后可改为每4h测1次。

(3)观察体温变化:由于新生儿体温调节中枢发育不完善,产热少、散热快,加上患儿术中皮肤的消毒、暴露,大量血换入及手术创伤等,均可使患儿体温降低。体温过低时可引起代谢性酸中毒,从而使胆红素与清蛋白结合程度差;同时低温时体内自由脂肪酸增加,与胆红素竞争与清蛋白的结合,这些都不利于血清胆红素的降低。因此,术后的体温监测非常重要,应每1h测体温1次,并注意保暖,室温宜维持在24℃~26℃,调节好光疗箱的温度,做各种操作时避免受凉,使新生儿的体温维持在正常范围。

(4)观察大小便颜色、性质和次数:换血过程中推注血液过快时,门静脉产生反压,会减少血流至肠道,引起肠道缺血和坏死。因此,术后应注意观察腹部体征,大小便颜色、性质及量,特别是小便的颜色,如呈浓茶色,预示患儿有继续溶血的可能。

(5)观察有无水肿:因红细胞大量破坏,术后易引起低蛋白血症而出现水肿,应仔细观察并做出相应处理,必要时输入血浆和清蛋白。

(6)观察动脉置管处有无出血:换血结束后拔掉动脉留置针,用无菌纱布加压止血。如有出血,应立即报告医生,及时处理。

(7)血生化的监测:由于血源为库存血,大量的换入极易引起高血钾、低血钙。因此,术后应常规查血生化,注意观察有无高血钾、低血钙症状。如高血钾时可引起心律失常,严重时致心脏停搏;低血钙时心动过缓、抽搐、喉痉挛、发绀等,应予以心电监护,密切观察病情,换血结束后静脉缓推注10%葡萄糖酸钙1ml(等量稀释),在静脉补钙时应注意速度不能太快,药液不能外渗。

(8)预防感染:新生儿免疫机能差,动静脉置管又增加了感染的机会,因此,术后应置高危新生儿室,减少探视,严格消毒隔离制度,集中护理操作。

六、健康指导

由于患儿家长对该病缺乏认识，应多与家属沟通，让家属初步了解病情、该病的发生发展、蓝光治疗原理及护理过程，减轻恐惧和紧张心理，取得家属的理解和支持，配合治疗。

出院时向患儿家长介绍本病的病因、预后和可能的后遗症，并予心理上的安慰，减轻其紧张及恐惧心理。对有听力障碍及其他后遗症者，鼓励并指导患儿家长做好患儿的智力训练，并嘱其定时随访。

第六节　新生儿感染

一、细菌感染

新生儿细菌感染发病率高，尤其是早产儿、极低出生体重儿。国外报道，败血症、脑膜炎、尿路感染的发生率早产儿比足月儿高 3～10 倍。在国内发病率更高，是导致新生儿死亡的主要原因。

(一)病因

病原菌为定植在人体内的细菌或周围环境的腐生菌，一般对成人无致病性，但可引起新生儿感染。导致全身感染的以葡萄球菌为常见，其次是大肠埃希菌等肠道杆菌；引起肺炎的产时感染与母亲产道菌群关系最大，国内以大肠埃希菌最多，产后以葡萄球菌、铜绿假单胞菌为多；引起尿路感染的以大肠埃希菌常见；化脓性关节炎骨髓炎以金黄色葡萄球菌为常见。感染途径产前通过胎盘血行感染，产时可因胎膜早破、产程延长等有利细菌上行污染羊水导致感染，或者急产或助产时消毒不严，细菌入侵引起感染；产后主要与医源性感染有关，各种导管、插管、雾化器、暖箱水槽等导致感染机会增加。主要的发病机制与新生儿黏膜屏障功能较差、淋巴结发育不全、免疫功能不足等有关。

(二)临床表现

宫内感染或分娩过程受染者其症状出现较早，可在出生时、数小时或数天内。临床表现与感染的时间，疾病的性质，细菌的数量、毒力、侵入途径及胎儿成熟度、有无并发症、性别及体重等有关。产前、产时感染的临床表现一般较重。

1.局部表现

为化脓性皮肤感染、结膜炎、脐炎等。

2.全身表现

(1)体温改变：足月儿多表现为发热，早产儿常体温不升。

(2)一般状况：食欲欠佳、哭声减弱、体重不增，甚至进展为神萎、嗜睡。

(3)黄疸：不能用其他原因解释的黄疸均应考虑本病。

(4)休克表现：患儿面色苍白、四肢冰凉，皮肤花纹，脉细速，动脉搏动减弱，毛细血管充盈时间延长，肌张力低下，尿少，血压下降，严重时可发生弥散性血管内凝血(DIC)。

3.各系统表现

(1)皮肤黏膜：硬肿症、皮下坏疽、脓包疮等。

(2)消化系统:腹胀、呕吐、腹泻,严重时中毒性肠麻痹,后期肝脾大。

(3)呼吸系统:气促、发绀、呼吸不规则或呼吸暂停。

(4)中枢神经系统:易合并化脓性脑膜炎,表现为嗜睡、激惹、惊厥、前囟饱满或张力增高及四肢肌张力增高等。

(5)血液系统:合并血小板减少、出血倾向,可有瘀点、瘀斑,甚至 DIC(针眼处渗血、便血、血尿、肺出血等),贫血迅速加重提示有溶血或出血。

(6)泌尿系统:泌尿系统感染。

(7)其他:股关节化脓性炎症及深部脓肿等。

(三)辅助检查

关注血常规检查结果,是否有白细胞总数的变化及 C 反应蛋白是否增高;关注血培养结果,对明确诊断意义重大,必要时进行脑脊液以及尿培养;关注血气分析的结果,有无乳酸堆积、酸中毒;关注血糖是否正常;局部病灶细菌学培养和涂片有参考意义。

(四)护理诊断/问题

1.体温调节无效

与感染有关。

2.皮肤黏膜完整性受损

与早产皮肤发育不成熟或局部皮肤感染有关。

3.营养失调:低于机体需要量

与摄入不足和消耗增多有关。

4.潜在并发症

出血倾向、休克。

(五)护理措施

1.密切监视患儿的生命体征

每小时监测体温、呼吸一次。应维持患儿体温的恒定,当患儿体温偏低或过高时,应及时采取相应措施。观察患儿的心率和血压,血压过低时应及时按医嘱给予扩容以及升压药。

2.呼吸道护理

及时清理呼吸道分泌物,保持呼吸道通畅。观察呼吸做功情况,给予患儿舒适的体位,防止气道塌陷。观察患儿有无呼吸暂停发生,并及时给予处理。

3.皮肤护理

新生儿皮肤嫩,在护理过程中动作要轻,防止皮肤破损。应严格无菌操作,避免皮肤或脐部感染。经常翻动身体,勤换尿布,保持皮肤干燥清洁,减少感染机会。

4.输液护理

新生儿败血症需要根据药敏结果输注抗生素治疗,甚至需要输入新鲜血液或丙种球蛋白来增加患儿的免疫力,各种营养也均是通过静脉输注进入体内。因此,要加强输液护理,严格无菌操作,留置 PICC 导管者注意系统密闭,保证输液通畅,同时严格无菌操作,根据新生儿体重调整输液量和速度。注意患儿的出入量,保持患儿的体液平衡。

5.喂养护理

提倡母乳喂养,初乳中含有多种保护因子。除经口喂养外,遵医嘱结合患儿的病情、感染的不同阶段采取合适的营养支持。喂养后,患儿头偏向一侧,防止呼吸道窒息。当患儿发生临床感染时应遵医嘱给予减少经口喂养或禁食。

6.家长的心理护理

由于患儿病情较重,家长容易出现焦虑、担心,甚至恐惧心理。此时,向家长讲解新生儿败血症的有关知识,让家长积极配合治疗和护理工作。

7.环境护理

由于新生儿刚从宫内分娩,其生存环境有了巨大的改变,而新生儿的各器官生理功能尚未发育完善,免疫功能缺陷,很容易发生感染。因此,新生儿病室要保持室内温度在 25℃ 左右,湿度保持在 55%～65%,并保持室内空气新鲜,室内物品要每日消毒。进入新生儿病室要更换隔离服,接触新生儿前要清洗消毒,避免交叉感染,引起严重后果。

(六)健康指导

(1)坚持母乳喂养,直接哺乳可减少细菌感染的机会。

(2)注意宝宝个人及饮食卫生,不吃不洁食物,食具用具应宝宝自己一套,并注意定期消毒。

(3)勤换尿布,勤洗臀部,防止尿布疹发生。

(4)加强体格锻炼,多作户外活动,提高机体抵抗力。气候变化及时添减衣服,预防上呼吸道感染,在传染病流行时,不去或少去人多的场所。

二、病毒感染

(一)病因

病毒通过不同传播途径进入胎儿或新生儿体内,引起短暂的病毒血症,到达被攻击的靶细胞后,通过病毒吸附蛋白与靶细胞受体结合,通过胞饮作用被吞入细胞内,干扰细胞的正常代谢或引起细胞破坏死亡。病毒侵入宿主细胞引起的反应不同,与不同时期机体的免疫状态及免疫反应是否被激活有关。如在胚胎期,病毒复制干扰受染细胞的正常分裂,使胚胎发育受阻,染色体变异,组织器官分化发育受损而发生先天性畸形、死胎和流产。胎儿及新生儿非特异性免疫功能不足,如干扰素、屏障功能、炎症反应能力不成熟也与胎儿、新生儿易受病毒感染有关。

(二)临床表现

不同病毒感染胎儿、新生儿既有相似的临床表现,又具有不同的特征,同一病毒在不同时间感染胎儿或新生儿其损害程度、临床表现也不一致。

(1)流产、死胎、死产是大多数病毒宫内感染,尤其是早期感染的共同表现。

(2)先天性畸形,如小头畸形、先天性心脏病、白内障、青光眼等与部分病毒在胎儿早期感染有关。

(3)宫内发育迟缓为胎儿时期感染病毒的常见表现。

(4)发热、黄疸、全身症状等是病毒感染急性期的共同表现。

(5)不同病毒感染表现为不同器官系统受损的症状更为突出。

(三)辅助检查

1.外周血检查

血常规检查可见白细胞计数大多正常或偏低,淋巴细胞增高或出现异型淋巴细胞,C反应蛋白和前降钙素原有助于鉴别细菌感染。

2.病毒学检查

病毒分离和血清学检查是呼吸道合胞病毒病原诊断的可靠方法,免疫荧光、免疫酶及分子生物学技术可对病毒做出早期诊断。

(四)护理诊断/问题

同细菌感染护理诊断/问题一样。

(五)护理措施

同细菌感染护理措施一样。

(六)健康指导

(1)向家长阐明保暖、喂养及预防感染等护理措施的重要性及注意事项。护理早产儿前后必须洗手,每次大小便后清理臀部,进病房更衣换鞋、减少探视,家中有感染性疾病者避免接触早产儿。

(2)鼓励父母尽早参与照顾早产儿,与早产儿说话、拥抱、接触,耐心解答家长提出的问题,讲解早产儿所使用的设备和治疗,减轻家长的焦虑。

(3)早产儿出院后要定期到门诊检查,按医嘱补充维生素、钙剂、铁剂等,预防佝偻病和贫血,按期预防接种。

(4)尽早干预:抚触、婴儿操、多与婴儿交流、播放轻松愉快的音乐给婴儿听,定期进行生长发育智商测定。

(5)合理喂养,及时添加辅食。辅食添加原则为由一种至多种,由少到多,由稀到稠,由细到粗。

(6)尽量不去公共场所,家中有感冒者避免接触婴儿,以防止呼吸道感染的发生。

第六章　急诊科护理

第一节　急性心肌梗死

一、病因

急性心肌梗死是冠状动脉急性、持续性缺血缺氧所引起的心肌坏死。临床表现多有剧烈而持久的胸骨后疼痛,休息及硝酸酯类药物不能完全缓解,伴有血清心肌酶活性增高及进行性心电图变化,可并发急性循环功能障碍、心律失常、休克或心力衰竭,常可危及生命。

二、临床表现

如下所述。

(一)先兆症状

急性心肌梗死约 2/3 患者发病前数天有先兆症状,最常见为心绞痛,其次是上腹疼痛、胸闷憋气、上肢麻木、头晕、心慌、气急、烦躁等。心电图示 ST 段一时性明显抬高或压低,T 波倒置或增高。及时处理先兆症状,可使部分患者避免发生心肌梗死。

(二)症状

1.疼痛

为最早出现的最突出的症状,典型的急性心肌梗死时胸痛剧烈,伴紧缩或压榨感,胸痛持续时间超过 20 分钟,甚至持续数小时。

2.全身症状

一般在疼痛发生后 24~48 小时出现,主要是发热,伴有心动过速、白细胞计数增高和红细胞沉降率增快等,由于坏死物质吸收所引起。

3.胃肠道症状

多见于下壁梗死患者,常伴有频繁恶心、呕吐、上腹部胀痛等。

4.泵衰竭

AMI 引起的心力衰竭和心源性休克目前统称为泵衰竭,多采用 Killip 分级标准。

(1)Ⅰ级:无左心衰竭(两肺听诊无湿啰音)。

(2)Ⅱ级:轻至中度左心衰竭(第三心音奔马律,双肺湿啰音在肺门以下)。

(3)Ⅲ级:急性肺水肿(双肺湿啰音超过了肺门)。

(4)Ⅳ级:心源性休克(收缩压小于 80mmHg、面色苍白、皮肤湿冷、大汗、尿量减少、烦躁或反应迟钝等),伴或不伴有急性肺水肿。

5.心电图改变

(1)病理性 Q 波,面向心肌坏死区的导联上出现宽而深的 Q 波。

(2)ST 段抬高呈弓背向上型,面向坏死区周围心肌损伤区的导联上。

（3）T波倒置，面向损伤区周围心肌缺血区的导联上。

（4）心内膜下心肌梗死无病理性Q波。

（5）可根据出现特征性改变的导联来判断心肌梗死的部位，如V_1、V_2、V_3导联反映左心室前壁和侧壁，Ⅱ、Ⅲ、aVF导联反映下壁，Ⅰ、aVF导联反映左心室高侧壁病变。

三、辅助检查

如下所述。

（一）血常规

1～2天后白细胞可增至$(10～20)×10^9/L$，中性粒细胞增多，嗜酸性粒细胞减少或消失，红细胞沉降率增快，可持续1～3周。

（二）血清酶

（1）肌酸磷酸激酶（CPK）6～8小时开始升高，24小时达高峰，2～3日下降至正常。

（2）异构酶CPK-MB更具有特异性和敏感性。

（3）谷草转氨酶（AST、GOT）6～12小时开始增多，20～48小时达高峰，3～5日恢复正常。

（4）乳酸脱氢酶8～10小时开始增多，持续8～14日方恢复正常。

四、护理诊断/问题

（一）疼痛

与心肌缺血缺氧坏死有关。

（二）部分自理能力缺陷

与疼痛不适，心律失常及需要卧床休息有关。

（三）活动无耐力

与氧的供需失调有关。

（四）有便秘的危险

与进食少，活动少，习惯床上排便有关。

（五）恐惧

与剧烈疼痛导致濒死感有关。

（六）气体交换受损

与急性左心衰有关。

（七）潜在并发症

心律失常，心力衰竭，心源性休克，出血。

五、急救措施

如下所述。

（1）休息：绝对卧床休息，减少搬动和刺激。

（2）监测：进行持续血压、心电、呼吸、血氧饱和度、心肌坏死标志物（CK-MB、TNI、TNT）监测，必要时行血流动力学监测。及时发现和处理心律失常、血流动力学异常和低氧血症。

（3）解除疼痛：必要时给予镇静，应用哌替啶或吗啡，为避免恶心呕吐可同时给予阿托品，心动过速者不用阿托品。呼吸抑制者禁用吗啡。也可用硝酸甘油或异山梨酯舌下含化。

（4）控制休克。

(5)消除心律失常、溶栓治疗。

(6)治疗心力衰竭：除严格休息、镇痛或吸氧外，可用利尿药。

(7)抢救措施：①建立静脉通道，保持给药途径畅通，维持血压、补充容量、纠正电解质；②床前备抢救车、简易呼吸器；③经皮起搏电极或经静脉临时起搏器、除颤器、呼吸机、介入治疗准备状态。

六、护理措施

(一)绝对卧床休息

放松紧张心理，避免一切用力的动作，以减少心肌的耗氧量，防止诱发心律失常及增加心肌梗死面积。

(二)持续吸氧

流量为 4～5L/min，使氧分压保持在 12～15kPa，以改善心肌缺氧状况。

(三)输溶栓剂

按要求输注溶栓剂，确保单位时间内溶栓剂准确输入。以尿激酶为例，24 小时内给药方案安排为：尿激酶 24 万 U 加 5％葡萄糖液 40ml 静脉推注，10 分钟内注完；注射尿激酶 24 万 U 加 5％葡萄糖液 100ml 静脉推注，50 分钟内完成；尿激酶 12 万 U 加 5％葡萄糖液 1000ml 静脉滴注，维持 23 小时。

(四)观察生命体征

在溶栓治疗过程中，应密切观察患者生命体征的变化，尤其在血栓溶解，冠脉血流再通的瞬间，心率、心律、血压的变化更为明显。因此，需连续心电监护，了解心电动态的变化。

(五)注意观察出血倾向

溶栓药物对非冠状动脉部位的血栓同样有溶栓的作用。因此在溶栓治疗过程中常可并发多部位出血，如穿刺及注射部位出血，上消化道黏膜出血及颅内出血等。故应每 4 小时测 1 次血常规、血小板、出凝血时间、凝血因子时间和纤维蛋白原等。发现异常及时与医师联系，并适当备止血药。

(六)疗效判断

溶血治疗是否有效主要从 4 个方面进行判断，其机制可能与局部电解质平衡失调有关：①症状消失，许多患者在治疗初期有剧烈胸痛，血栓溶解后，胸痛可迅速消失；②心电图的改变，在溶栓中，随着血栓的溶解，ST 段很快下降；③心律的改变，血栓溶解后，缺血心肌血供恢复，血流灌注短时间内常可发生"再灌注"性心律；④血清酶学的改变，由于缺血部位心肌得到血流再灌注，部分坏死的心肌细胞释放的酶随血流到循环血液中，使酶的峰值提高。

(七)严密观察再发心肌梗死的发生

血栓溶解术的血流再灌注成功率为 65％～75％，溶栓成功后冠状动脉内仍有残余狭窄，易再发心肌梗死，故应注意观察并记录患者再发心绞痛的时间、部位、性质以及心律异常情况和心电图改变等。必要时可再次行溶栓治疗或同时加做经皮冠状动脉扩张成形术、冠状动脉旁路移植术，以解除冠状动脉狭窄，从而提高疗效。

七、健康指导

(1)保持病室安静，限制探视，减少干扰，以降低心肌耗氧量，防止病情加重。

（2）鼓励患者床上做四肢活动防止下肢血栓形成。

（3）两周后可扶患者做起，病情稳定者可逐渐离床在室内缓步走动，对有并发症者应适当延长卧床休息时间。

第二节　呼吸困难

呼吸困难（dyspnea）是指患者主观上感觉"空气不足"或"呼吸费力"，客观上表现为呼吸运动费力，严重时可出现张口呼吸、鼻翼扇动、端坐呼吸甚至发绀、辅助呼吸肌参与呼吸运动，并且可伴有呼吸频率、深度、节律的改变。呼吸困难是急诊科的常见急症之一，常见于呼吸系统和循环系统疾病，如肺栓塞、哮喘、气胸、急性呼吸窘迫综合征、慢性阻塞性肺疾病急性发作、心力衰竭等，其他系统疾病亦可累及呼吸功能而引起呼吸困难。

一、病因

不同原因引起呼吸困难的发病机制各异，但均可导致肺的通气和（或）换气功能障碍，引起呼吸困难。

（一）急性肺栓塞（Acute Pulmonary Embolism，APE）

是各种栓子阻塞肺动脉系统引起的以肺循环和呼吸功能障碍为主要表现的一组疾病或临床综合征的总称，包括肺血栓栓塞（Pulmonary Thrombo Embolism，PTE）、脂肪栓塞、羊水栓塞、空气栓塞。临床上以 PTE 最为常见，通常有时所指的 APE 即指 PTE。其发病机制为肺血管栓塞后，由于血栓机械性堵塞肺动脉，引发神经、体液因素参与的肺血管痉挛和气道阻力增加，从而引起通气/血流比例失调、肺不张和肺梗死，导致呼吸功能改变。

（二）支气管哮喘（Bronchial Asthma）

简称哮喘，是由多种细胞和细胞组分参与的气道慢性炎症性疾病。哮喘的发病机制非常复杂，气道炎症、气道反应性增高和神经调节等因素及其相互作用被认为与哮喘的发病密切相关。其中，气道炎症是哮喘发病的本质，而气道高反应是哮喘的重要特征。常因接触变应原、刺激物或呼吸道感染诱发。

（三）急性呼吸窘迫综合征（Acute Respiratory Distress Syndrome，ARDS）

是由各种肺内、肺外因素导致的急性弥散性肺损伤和进而发展的急性呼吸衰竭。发病机制主要为肺毛细血管内皮细胞和肺泡上皮细胞损伤，造成肺毛细血管通透性增高、肺水肿及透明膜形成，引起肺容积减少、肺顺应性降低、严重的通气/血流比例失调，导致呼吸功能障碍。

（四）慢性阻塞性肺疾病（Chronic Obstructive Pulmonary Disease，COPD）

是一组以气流受限为特征的肺部疾病，气流受限呈进行性发展，与气道和肺组织对有害气体或有害颗粒的异常慢性炎症反应有关，与慢性支气管炎和肺气肿密切相关。发病机制主要为各级支气管壁均有炎性细胞浸润，基底部肉芽组织和机化纤维组织增生导致管腔狭窄。

（五）气胸（Pneumothorax）

胸膜腔是不含有空气的密闭潜在性腔隙，一旦胸膜腔内有气体聚集，即称为气胸。气胸可分为自发性气胸和创伤性气胸。自发性气胸常指无创伤及医源性损伤而自行发生的气胸。根据脏胸膜破裂口的情况可将气胸分为闭合性气胸、开放性气胸、张力性气胸。气胸发生后,胸膜腔内压力增高,肺失去膨胀能力,通气功能严重受损,引起严重呼吸困难。

二、临床表现

(一)呼吸型态的改变

1.呼吸频率

呼吸频率增快常见于呼吸系统疾病、心血管疾病、贫血、发热等;呼吸频率减慢多见于急性镇静催眠药中毒、CO 中毒等。

2.呼吸深度

呼吸加深见于糖尿病及尿毒症酸中毒,呼吸中枢受刺激,出现深而慢的呼吸,称为酸中毒深大呼吸或库斯莫尔(Kussmaul)呼吸。呼吸变浅见于肺气肿、呼吸肌麻痹及镇静剂过量等。呼吸浅快,常见于癔病发作。

3.呼吸节律

常见的呼吸节律异常可表现为 Cheyne-Stokes 呼吸(潮式呼吸)或 Biot 呼吸(间停呼吸),是呼吸中枢兴奋性降低的表现,反映病情严重。Cheyne-Stokes 呼吸见于中枢神经系统疾病和脑部血液循环障碍,如脑动脉硬化、心力衰竭、颅内压增高以及糖尿病昏迷和尿毒症等。Biot 呼吸偶见于脑膜炎、中暑、颅脑外伤等。

(二)主要症状与伴随症状

引起呼吸困难的原发病不同,其主要症状与伴随症状也各异。当患者有不能解释的呼吸困难、胸痛、咳嗽,同时存在深静脉血栓的高危因素,应高度怀疑急性肺栓塞的可能。既往曾诊断哮喘或有类似症状反复发作,突然出现喘息、胸闷、伴有哮鸣的呼气性呼吸困难可考虑支气管哮喘急性发作。急性起病,呼吸困难和(或)呼吸窘迫,顽固性低氧血症,常规给氧方法不能缓解,出现非心源性肺水肿可考虑为 ARDS。呼吸困难伴有突发一侧胸痛(每次呼吸时都会伴随疼痛),呈针刺样或刀割样疼痛,有时向患侧肩部放射常提示气胸。

(三)体征

可通过观察患者的胸廓外形及呼吸肌活动情况、有无"三凹征"和颈静脉充盈,叩诊胸廓和听诊呼吸音等评估呼吸困难患者的体征。肺栓塞患者可有颈静脉充盈,肺部可闻及局部湿性啰音及哮鸣音,肺动脉瓣区第二心音亢进或分裂,严重时血压下降甚至休克。支气管哮喘急性发作时胸部呈过度充气状态,吸气性三凹征,双肺可闻及广泛的呼气相哮鸣音,但非常严重的哮喘发作可无哮鸣音(静寂胸)。呼吸浅快、桶状胸、叩诊呈过清音,辅助呼吸肌参与呼吸运动甚至出现胸腹矛盾运动常见于 COPD。患侧胸廓饱满、叩诊呈鼓音、听诊呼吸音减弱或消失应考虑气胸。

三、辅助检查

(一)血氧饱和度监测

了解患者缺氧情况。

(二)动脉血气分析

呼吸困难最常用的检查,了解氧分压、二氧化碳分压的高低以及 pH 等,从而判断是否存

在呼吸衰竭、呼吸衰竭的类型以及是否有酸中毒、酸中毒的类型等情况

(三)胸部 X 线或 CT 检查

了解肺部病变程度和范围,明确是否存在感染、占位性病变、气胸等情况。

(四)心电图

初步了解心脏情况,除心肌梗死和心律失常外,对诊断肺栓塞有参考意义。

(五)血常规

了解是否存在感染、贫血以及严重程度。

(六)特殊检查

如病情允许可做下列检查:①肺动脉造影:确诊或排除肺血栓栓塞症;②肺功能检查:可进一步明确呼吸困难类型。

四、护理诊断/问题

(一)气体交换受损

与气道阻塞、通气不足、呼吸肌疲劳、分泌物过多和肺泡呼吸面积减少有关。

(二)清理呼吸道无效

与分泌物增多黏稠、气道湿度减少和无效咳嗽有关

(三)焦虑

与健康状况的改变、病情危重经济状况有关。

(四)活动无耐力

与疲劳呼吸困难、氧供与氧耗失衡有关。

(五)营养失调:低于机体需要量

与食欲减少、腹胀、呼吸困难、痰液黏稠增多有关。

五、护理措施

(一)即刻护理措施

任何原因引起的呼吸困难均应以抢救生命为首要原则。

(1)保持呼吸道通畅。

(2)鼻导管、面罩或鼻罩给氧。COPD 伴有 CO_2 潴留和肺栓塞并发通气功能障碍时应先低流量给氧。哮喘急性发作时,可先经鼻导管给氧,如果缺氧严重,应经面罩或鼻罩给氧。ARDS 患者一般高浓度给氧,尽快提高氧分压。

(3)建立静脉通路,保证及时给药。

(4)监测心率、心律、血压、呼吸和血氧饱和度。

(5)准确留取血标本:采血查动脉血气、D-二聚体、血常规等。

(6)嘱患者安静,取半坐卧位或端坐卧位,昏迷或休克患者取平卧位,头偏向一侧。

(7)如患者呼吸困难严重,随时做好气管插管或气管切开、机械通气的准备与配合工作,备好吸引器等抢救物品和抢救药品。

(8)对可疑呼吸道传染性疾病,应注意做好隔离与防护,防止交叉感染。

(二)用药护理

遵医嘱及时准确给予各种药物。

1.控制感染

呼吸困难伴有呼吸道和肺部感染时,遵医嘱应用抗生素,注意观察有无药物过敏反应。

2.解痉、平喘

(1)β₂受体激动药(如沙丁胺醇、特布他林和非诺特罗):β₂受体激动药可舒张支气管平滑肌,是控制哮喘急性发作的首选药物。哮喘急性发作时因气道阻塞影响口服吸入法治疗的效果,可经皮下或静脉途径紧急给药。应用时注意观察患者有无头痛、头晕、心悸、手指颤抖等不良反应。

(2)茶碱类:具有舒张支气管平滑肌作用,及强心、利尿、扩张冠状动脉、兴奋呼吸中枢和呼吸肌作用。静脉滴注时浓度不宜过高,注射速度不宜超过 $0.25mg/(kg \cdot min)$,以免引起心动过速、心律失常、血压下降,甚至突然死亡等中毒反应。

(3)糖皮质激素:糖皮质激素是控制哮喘发作最有效的药物,可分为吸入、口服和静脉用药,重度或严重哮喘发作时应及早遵医嘱应用激素。

(4)肾上腺素:支气管哮喘发作紧急状态下时,可遵医嘱给予 0.1％肾上腺素 0.3～0.5ml 皮下注射,以迅速解除支气管痉挛。

3.维持呼吸

呼吸兴奋剂可应用于 CO_2 潴留并有呼吸中枢抑制的患者,如不能改善缺氧状态,应做好人工机械通气的准备。应用呼吸兴奋剂时,应保持呼吸道通畅,适当提高吸氧浓度,静脉滴注时速度不宜过快,注意观察呼吸频率、节律、神志变化,监测动脉血气。

4.维持血压

肺栓塞、气胸的患者,往往会有血流动力学的改变,出现心率加快、血压下降甚至休克,应遵医嘱及时给予多巴胺或多巴酚丁胺等血管活性药物治疗心力衰竭、休克,维持体循环和肺循环稳定。

5.止痛

剧烈胸痛影响呼吸功能时,遵医嘱应用止痛药物。

6.纠正酸中毒

严重缺氧可引起代谢性酸中毒,遵医嘱静脉滴注 5％碳酸氢钠。

(三)病情观察

1.监测生命体征和呼吸功能

注意监测心率、心律、血压的变化,有无血流动力学障碍。观察呼吸频率、深度和节律改变,注意监测血氧饱和度和动脉血气情况。

2.观察氧疗效果

氧疗过程中,应注意观察氧疗效果。如吸氧后呼吸困难缓解、发绀减轻、心率减慢,表示氧疗有效;如意识障碍加深或呼吸过度表浅、缓慢,可能为 CO_2 潴留加重。应定期按医嘱复查动脉血气,根据动脉血气分析结果和患者的临床表现,及时遵医嘱调整氧流量或呼吸机参数设置,保证氧疗效果。

(四)肺栓塞的护理

如果呼吸困难是由于肺栓塞引起,除上述护理外,还应给予如下护理。

1.镇静

绝对卧床休息,保持安静,防止活动致使其他静脉血栓脱落。

2.胸痛护理

观察胸痛的部位、诱发因素、疼痛严重程度,必要时遵医嘱给予止痛药物。

3.溶栓治疗的护理

(1)保证静脉通路畅通。

(2)用药护理:溶栓和抗凝治疗的主要药物不良反应为出血。应密切观察患者有无出血倾向,如牙龈、皮肤黏膜、穿刺部位等。观察患者有无头痛、呕吐、神志改变等脑出血症状。动、静脉穿刺时,要尽量选用小号针头,穿刺后要充分压迫止血,放松压迫后要观察是否继续出现皮下渗血。

(3)溶栓后护理:按医嘱抽血查凝血时间、动脉血气、描记心电图,以判断溶栓效果及病情变化。

4.其他处理

做好外科手术和介入治疗的准备。

(五)支气管哮喘急性发作的护理

如果呼吸困难是由于哮喘急性发作所引起,应尽快配合采取措施缓解气道阻塞,纠正低氧血症,恢复肺功能,预防哮喘进一步恶化或再次发作,防治并发症。遵医嘱给予 β_2 受体激动药、氨茶碱、抗胆碱药、糖皮质激素等,解除支气管痉挛。维持水、电解质与酸碱平衡,注意补充液体,纠正因哮喘持续发作时张口呼吸、出汗、进食少等原因引起的脱水,避免痰液黏稠导致气道堵塞。部分患者可因反复应用 β_2 受体激动药和大量出汗而出现低钾、低钠等电解质紊乱,应及时按医嘱予以纠正。并发呼吸衰竭者,遵医嘱给予鼻(面)罩等无创伤性辅助通气。若无效,做好有创机械通气治疗的准备与配合,对黏液痰栓阻塞气道的患者必要时可行支气管肺泡灌洗术。

(六)ARDS 的护理

1.氧疗护理

确定给氧浓度的原则是在保证 PaO_2 迅速提高到 $60mmHg$ 或 SpO_2 达 90% 以上的前提下,尽量降低给氧浓度。ARDS 患者轻者可用面罩给氧,多数患者需使用机械通气。

保护性机械通气是治疗 ARDS 的主要方法,其中最重要的是应用 PEEP 和小潮气量治疗。采用小潮气量,旨在控制吸气平台压,防止肺泡过度扩张。应用 PEEP 时应注意:①对血容量不足的患者,应补充足够的血容量以代偿回心血量的不足,但又不能过量,以免加重肺水肿;②PEEP 一般从低水平开始应用,逐渐增加至合适水平,使 PaO_2 维持在 $>60mmHg$ 而 $FiO_2<0.6$;③使用 PEEP 时,应注意观察避免气压伤的发生;④有条件者采用密闭式吸痰方法,尽量避免中断 PEEP。

2.控制液体量

注意控制 ARDS 患者液体摄入量,出入量宜维持负平衡。

3.积极配合治疗原发病

如按医嘱控制感染、固定骨折、纠正休克等。

4.营养支持

由于 ARDS 时机体常处于高代谢状态,应按医嘱补充足够的营养,应提倡全胃肠营养。

5.防治并发症

注意观察感染等并发症,如发热、咳嗽、咯黄绿色痰液等,应根据医嘱留取各种痰液标本。

(七)慢性阻塞性肺疾病急性发作的护理

在控制性氧疗、抗感染、祛痰、止咳、松弛支气管平滑肌等治疗措施的基础之上,协助患者咳嗽、咳痰,必要时给予吸痰,保持呼吸道通畅。

(八)气胸的护理

积极配合给予排除胸腔气体,闭合漏口,促进患肺复张,减轻呼吸困难,改善缺氧症状等急救措施。

1.胸腔穿刺抽气

张力性气胸患者如病情危重,应做好配合紧急穿刺排气的准备。在患侧锁骨中线第 2 或第 3 肋间用 16～18 号粗针头刺入排气,每次抽气不宜超过 1000ml。

2.胸腔闭式引流

目的是排出气体,促使肺膨胀。患者在胸腔闭式引流时,护理上应注意:①连接好胸腔闭式引流装置;②搬动患者时,应夹闭引流管,并妥善固定;③更换引流装置时需夹闭引流管,注意无菌操作;④引流过程中注意观察引流是否通畅,穿刺口有无渗血。渗血多时,及时报告医生,随时给予更换敷料等处理;⑤鼓励患者咳嗽、深呼吸,促进胸腔内气体的排出。

3.手术准备

若胸腔引流管内持续不断逸出大量气体,呼吸困难未改善,提示可能有肺和支气管的严重损伤,应做好手术探查修补裂口的准备。

4.并发症的护理

(1)复张后肺水肿处理:复张后肺水肿多发生于抽气过多或过快时,表现为胸闷、咳嗽、呼吸困难无缓解,严重者可有大量白色泡沫痰或泡沫血痰。处理包括停止抽气,患者取半卧位、吸氧、应用利尿药等。

(2)皮下气肿和纵隔气肿:皮下气肿一般不需要特殊处理往往能自行吸收,但需注意预防感染。吸入高浓度氧可促进皮下气肿的吸收消散。纵隔气肿张力过高,必要时需做锁骨上窝切开或穿刺排气处理。

(九)心理护理

呼吸困难患者因为突然发病,几乎都存在恐惧心理,应关注患者的神情变化,给予恰当的病情告知、安慰与心理支持,使其尽可能消除恐惧,保持情绪平稳,有良好的遵医行为。

(十)转运护理

急诊处理后需手术或住院的患者,应做好转运的准备工作。根据病情,准备氧气、监护仪、简易呼吸器、除颤仪等必要的转运抢救设施,安排相应的工作人员护送至手术室或病房,保证转运途中安全。

六、健康指导

(1)合理安排休息和活动量,调整日常生活方式,如病情许可,有计划地增加运动量和改变运动方式,逐步提高肺活量和活动耐力。

(2)呼吸困难可引起患者烦躁不安、恐惧,而不良情绪反应可加重呼吸困难。因此,安慰患者,保持患者情绪稳定,增加患者的安全感。

(3)提供安静舒适、空气洁净的环境,温度和湿度要适宜。

第三节 窒息

窒息(asphyxia)是指气流进入肺脏受阻或吸入气体缺氧导致的衰竭或呼吸停止状态。一旦发生窒息,可迅速危及生命,应立即采取相应措施,查明原因,积极进行抢救。本文主要讨论气道阻塞引起的窒息。

一、病因与发病机制

引起窒息的原因各异,但其发病机制都是由于机体的通气受限或吸入气体缺氧导致肺的通气与换气功能障碍,引起全身组织与器官缺氧、二氧化碳潴留进而导致组织细胞代谢障碍、酸碱失衡、功能紊乱甚至衰竭而死亡。根据病因可分为以下方面。

(一)气道阻塞性窒息

分泌物或异物部分或完全堵塞气道致通气障碍所引起的窒息。

(二)中毒性窒息

如 CO 中毒,大量的 CO 经呼吸道进入血液,与血红蛋白结合形成碳氧血红蛋白,阻碍氧与血红蛋白的结合及解离,引起组织缺氧造成的窒息。

(三)病理性窒息

包括肺炎与淹溺等所致的呼吸面积的丧失,以及脑循环障碍引起的中枢性呼吸停止,主要表现为 CO_2 和其他酸性代谢产物蓄积引起的刺激症状与缺氧导致的中枢神经麻痹症状交织在一起。

二、临床表现

(一)气道阻塞的原因判断

通过健康史、血气分析、胸部平片、纤维支气管镜检查,可分别判断不同原因引起的窒息。

(二)分型表现

气道阻塞的患者常呈吸气性呼吸困难,出现"四凹征"(胸骨上窝、锁骨上窝、肋间隙及剑突下软组织)。根据气道是否被完全阻塞可分为:

1.气道不完全阻塞

患者张口瞪目,有咳嗽、喘气或咳嗽微弱无力,呼吸困难,烦躁不安。皮肤、甲床和口腔黏膜、面色青紫。

2.气道完全阻塞

患者面色灰暗青紫,不能说话及呼吸,很快意识丧失,呼吸停止。如不紧急解除窒息,将迅速导致死亡。

（三）气道阻塞引起窒息的严重程度分级

1.Ⅰ度

安静时无呼吸困难,当活动时出现轻度的呼吸困难,可有轻度的吸气性喉喘鸣及胸廓周围软组织凹陷。

2.Ⅱ度

安静时有轻度呼吸困难.吸气性喉喘鸣及胸廓周围软组织凹陷,活动时加重,但不影响睡眠和进食,无烦躁不安等缺氧症状,脉搏尚正常。

3.Ⅲ度

呼吸困难明显,喉喘鸣声较响亮,吸气性胸廓周围软组织凹陷显著,并出现缺氧症状,如烦躁不安、不易入睡、不愿进食、脉搏加快等。

4.Ⅳ度

呼吸极度困难。患者坐立不安、手足乱动、出冷汗、面色苍白或发绀、心律不齐、脉搏细速、昏迷、大小便失禁等。若不及时抢救,则可因窒息导致呼吸心跳停止而死亡。

三、护理诊断/问题

（一）气体交换受损

与无力清除气道内分泌物而导致的低氧血症和高碳酸血症有关。

（二）体温过低

与环境温度低下和缺乏保暖措施有关。

（三）感染的危险

与免疫功能低下有关。

（四）恐惧

与病情危重有关。

四、急救与护理

（一）急救原则

当窒息发生时,保持呼吸道通畅是关键,其次是采取病因治疗。对于气道不完全阻塞的患者,应查明原因,采取病因治疗和对症治疗,尽早解除气道阻塞。对于气道完全阻塞的患者,应立即解除窒息,或做好气管插管、气管切开或紧急情况下环甲膜穿刺的准备。

（二）护理措施

1.即刻护理措施

（1）迅速解除窒息因素,保持呼吸道通畅。

（2）给予高流量吸氧,使血氧饱和度恢复94%以上,必要时建立或重新建立人工气道,给予人工呼吸支持或机械通气。

（3）建立静脉通路,遵医嘱给予药物治疗。

（4）监测生命体征:给予心电、血压、呼吸、血氧饱和度监护,遵医嘱采动脉血做血气分析。

（5）备好急救物品:如吸引器、呼吸机、气管插管、喉镜等开放气道用物。

2.根据窒息的严重程度,配合给予相应的急救与护理

（1）Ⅰ度:查明病因并进行针对性治疗,如由炎症引起,按医嘱应用抗生素及糖皮质激素控

制炎症。若由分泌物或异物所致,尽快清除分泌物或取出异物。

（2）Ⅱ度:针对病因治疗,多可解除喉阻塞。

（3）Ⅲ度:严密观察呼吸变化,按医嘱同时进行对症治疗及病因治疗。经保守治疗未见好转、窒息时间较长、全身情况较差者,应及早做好配合气管插管或气管切开的准备。

（4）Ⅳ度:需立即行气管插管、气管切开或环甲膜穿刺术,应及时做好吸痰、吸氧及其相关准备与配合工作。

应注意的是:气管阻塞或气道异物引起的窒息,如条件允许,即使Ⅲ度、Ⅳ度呼吸困难,也可把握好时机,有效清理呼吸道或将异物取出后即可缓解呼吸困难,而不必首先行气管插管或气管切开术。

3.气道异物的护理

气道异物有危及生命的可能,应尽早配合取出异物,以保持呼吸道通畅,防止窒息及其他并发症的发生。可使用 Heimlich 手法排除异物,或经内镜（直接喉镜、支气管镜、纤维支气管镜）取出异物。如确实难以取出的异物,应做好开胸手术、气管切开的准备。对有明显气道阻塞的患者,紧急情况下可用粗针或剪刀行环甲膜穿刺或切开术,以开放气道。

4.喉阻塞的护理

喉阻塞患者的护理重点是保持呼吸道通畅。对舌后坠及喉阻塞者,可使用口咽通气管开放气道。如为气管狭窄、下呼吸道梗阻所致的窒息,应立即做好施行气管插管或气管切开术的准备,必要时准备配合给予机械辅助通气。

5.大咯血窒息时的紧急处理

如为肺部疾病所致大咯血,有窒息前兆症状时,应立即将患者取头低足高45°的俯卧位,头偏向一侧,轻拍背部以利引流;及时吸出口腔内的血块,畅通呼吸道;在解除气道阻塞后按医嘱给予吸氧等措施,改善缺氧。

6.严密观察病情变化

随时注意患者呼吸、咳嗽及全身情况,如患者窒息后呼吸急促、口唇发绀、烦躁不安等症状仍不能改善或逐渐加重,应准备继续进行抢救。

7.术前护理

必要时,做好经纤维支气管镜或喉镜取异物的术前准备工作。

8.心理护理

嘱患者安静休息,避免剧烈活动,对精神紧张的患者,做好患者的解释和安慰工作。

五、健康指导

（一）心理指导

在抢救过程中,随时将病情告知家属,让家属知情同意,消除顾虑,争得家属的理解,以取得最佳配合。

（二）饮食指导

暂禁食,病情稳定后根据具体情况恢复。

第四节　急性胸痛

　　胸痛(Chest Pain)是指胸前区的不适感,包括胸部闷痛、刺痛、烧灼、紧缩或压榨感等,有时可放射至面颊、下颌部、咽颈部、肩部、后背部、上肢或上腹部,表现为酸胀、麻木或沉重感等,常伴有精神紧张、焦虑、恐惧感,是急诊科常见的症状之一。胸痛的病因复杂各异,且危险性存在较大的差别。急性胸痛是一些致命性疾病的主要临床表现,如急性冠状动脉综合征、主动脉夹层、急性肺栓塞等。目前,"胸痛中心"是一种新型的医疗模式,通过院内多学科及院内外急救医疗服务体系信息共享和流程优化,使急性胸痛患者得到了快速诊断和及时治疗,病死率降低,临床预后得到改善。

一、病因

　　胸痛的病因涵盖各个系统,有多种分类方法,其中,从急诊处理和临床实用角度,可将胸痛分为致命性胸痛和非致命性胸痛两大类。致命性胸痛又可分为心源性胸痛和非心源性胸痛,其中急性冠脉综合征、主动脉夹层和急性肺栓塞属于致命性胸痛。

　　急性冠脉综合征是以冠状动脉粥样硬化斑块破溃,继发完全或不完全闭塞性血栓形成为病理基础的一组临床综合征,包括不稳定型心绞痛、非ST段抬高型心肌梗死和ST段抬高型心肌梗死;前两者又称非ST段抬高型急性冠脉综合征。其中,斑块破溃若形成微栓子或不完全血栓,可诱发UA或NSTEMI;若形成完全性血栓,可诱发STEMI。这些综合征均可导致心搏骤停和死亡,因此早期识别和快速反应至关重要。

　　主动脉夹层(Aortic Dissection,AD)是指主动脉内的血液经内膜撕裂口流入囊样变性的主动脉中层,形成夹层血肿,并随血流压力的驱动,沿主动脉壁纵轴延伸剥离导致的严重心血管急症。由于机械压迫、刺激和损伤导致突发撕裂样的胸部疼痛。约有半数主动脉夹层由高血压引起,其他病因包括遗传性血管病变如马方综合征、血管炎性疾病如Takayasu动脉炎、医源性因素如导管介入诊疗术、主动脉粥样硬化斑块内膜破溃以及健康女性妊娠晚期等。

　　急性肺栓塞引起的胸痛与低氧血症、冠状动脉灌注减少、肺动脉高压时的机械扩张和波及壁胸膜有关。

　　由于心、肺、大血管以及食管的传入神经进入同一个胸背神经节,通过这些内脏神经纤维,不同脏器疼痛会产生类似的胸痛表现。此外,内脏病变除产生局部疼痛外,尚可产生牵涉痛,其发生机制是由于内脏器官的痛觉纤维与由来自皮肤的感觉纤维在脊髓后角终止于同一神经元上,通过脊髓丘脑束传入大脑,大脑皮质把来自内脏的痛觉误感觉为相应体表的痛觉。

二、临床表现

(一)起病

ACS多在10分钟内胸痛发展到高峰,而主动脉夹层是突然起病,发病时疼痛最严重。

(二)部位及放射

心绞痛或心肌梗死的疼痛常位于胸骨后或心前区,向左肩和左臂内侧放射,也可向左颈或面颊部放射而被误诊为牙痛。主动脉夹层随夹层血肿的扩展,疼痛可随近心端向远心端蔓延,升主动脉夹层疼痛可向前胸、颈、喉放射,降主动脉夹层疼痛可向肩胛间、背、腹、腰或下肢放射。急性肺栓塞、气胸常呈剧烈的患侧胸痛。

(三)性质

疼痛的性质多种多样,程度可呈剧烈、轻微或隐痛。典型的心绞痛和心肌梗死呈压榨样痛并伴有压迫窒息感,而非典型疼痛表现为"胀痛"或"消化不良"等非特异性不适。主动脉夹层为骤然发生的前后移行性撕裂样剧痛。急性肺栓塞有胸膜炎性胸痛或心绞痛样疼痛。

(四)持续时间及影响因素

心绞痛一般持续 2～10 分钟,休息或含服硝酸甘油后 3～5 分钟内缓解,诱因包括劳累、运动、饱餐、寒冷、情绪激动等。不稳定型心绞痛还可在患者活动耐量下降,或静息状态下发作,胸痛持续时间延长,程度加重,发作频率增加。心肌梗死的胸痛持续时间常大于 30 分钟,硝酸甘油无法有效缓解。呼吸时加重的胸痛多见于肺、心包或肌肉骨骼疾患。与进食关系密切的胸痛多见于食管疾病。

(五)伴发症状

胸痛伴有血流动力学异常,如大汗、颈静脉怒张、血压下降或休克时,多见于致命性胸痛。胸痛伴有严重呼吸困难、发绀、烦躁不安提示呼吸系统疾病的可能性较大。恶心、呕吐可为心源性或消化系统疾病所致胸痛患者的伴发症状。

三、辅助检查

(一)心电图

心电图是早期快速识别 ACS 的重要工具,标准 12 或 18 导联心电图有助于识别心肌缺血部位、范围和程度。

1.STEMI 患者典型心电图

至少两个相邻导联 J 点后新出现 ST 段弓背向上抬高,伴或不伴病理性 Q 波、R 波减低;新发的完全左束支传导阻滞;超急性期 T 波改变。

2.NSTEACS 患者典型心电图

同基线心电图比较,至少 2 个相邻导联 ST 段压低≥0.1mV 或者 T 波改变,并呈动态变化。少数 UA 患者可无心电图异常表现。上述心电图变化可随心绞痛缓解而完全或部分消失,如果其变化持续 12 小时以上,提示 NSTEMI。

3.急性肺栓塞患者典型心电图

$S_I Q_{III} T_{III}$ 征,即 I 导联 S 波加深,III 导联出现 Q 波及 T 波倒置。

(二)肌钙蛋白检查

心肌肌钙蛋白 I/T(cTn I/T)是诊断心肌梗死的特异性高、敏感性好的生物性标志物,高敏肌钙蛋白(hs-cTn)是检测 cTn I/T 的高敏感方法。如不能检测 cTn,肌酸激酶同工酶(CK-MB)检测可作为替代。

多数急性肺栓塞患者血气分析 $PaO_2 < 80mmHg$ 伴 $PaCO_2$ 下降。血浆 D-二聚体升高,因其敏感性高而特异性差,若其含量低于 $500\mu g/L$,有重要的排除价值。

(三)超声心动图

可定位主动脉夹层内膜裂口,显示真、假腔的状态及并发心包积液和主动脉瓣关闭不全的改变等。

(四)CT 血管成像

是主动脉夹层和急性肺栓塞的临床首选影像学检查。

(五)肺动脉造影术

是在 CT 检查难以确诊或排除急性肺栓塞诊断时,或者患者需要血流动力学监测时应用。

(六)ACS 的危险分层

对于 ACS 患者的预后判断和治疗策略选择具有重要价值。

STEMI 高危特征包括:广泛 ST 段抬高、新发左束支传导阻滞、既往心肌梗死病史、Killip 分级>Ⅱ级、下壁心肌梗死伴左室射血分数≤35%或收缩压<100mmHg 或心率>100 次/分或前壁导联 ST 段下移≥0.2mV 或右室导联 V4R ST 段抬高≥0.1mV、前壁心肌梗死且至少 2 个导联 ST 段抬高≥0.2mV。

四、护理诊断/问题

(一)疼痛

与冠脉持续痉挛或血栓形成,使冠脉闭塞,部分心肌梗死有关。

(二)心输出量减少

与部分心肌坏死、心肌收缩力下降、急性心力衰竭等有关。

(三)组织注量改变

与心肌广泛坏死,心排出量急剧下降及剧烈疼痛、神经反射引起周围血管扩张等有关。

(四)活动无耐力

与氧的供需失调、医疗性限制有关。

(五)恐惧

与角色改变、预后严重,医务人员抢救的忙碌等有关。

五、护理措施

(一)即刻护理措施

急性胸痛在没有明确病因前应给予:①安静卧床休息;②连接心电、血压、呼吸和血氧饱和度监测仪,注意电极位置应避开除颤区域和心电图胸导联位置;③当有低氧血症时,给予鼻导管或面罩吸氧,使血氧饱和度≥94%;④描记 12 或 18 导联心电图,动态关注 ST 段变化;⑤建立静脉通路,保持给药途径畅通;⑥按所在部门救治流程采取动脉、静脉血标本,监测血常规、血气分析、心肌损伤标志物、电解质、凝血试验、肝肾功能、D-二聚体等;⑦对 ACS 的急性致命并发症,如室颤、无脉性室速等,准备好急救药物和抢救设备;⑧对于 NSTE-ACS 极高危缺血患者,做好紧急行冠状动脉造影(<2 小时)的准备。⑨如果病情允许,协助患者按医嘱接受 X 线胸片、CT、磁共振成像(MRI)等影像学检查。

(二)胸痛护理

观察胸痛的部位、性质、严重程度、有无放射、持续时间、伴随症状、缓解和加重因素。注意疼痛程度的变化,胸痛时表情有无面色苍白、大汗和血流动力学障碍。及时向医生报告患者疼痛变化。根据医嘱使用镇痛药,及时评估止痛的效果。

(三)ACS 的护理

如胸痛的病因为 ACS,护理如下。

1.按医嘱应用药物

明确用药剂量、途径、适应证、禁忌证以及简单药物原理。

(1)阿司匹林:对于疑似 STEMI 患者,若无阿司匹林过敏史和近期胃肠道出血,应遵医嘱立即让其嚼服阿司匹林 150~300mg,保证药物吸收效果。

(2)硝酸酯类药物:包括硝酸甘油和硝酸异山梨酯。对于阿司匹林无法缓解的胸痛患者,若血流动力学稳定(收缩压高于 90mmHg 或低于基线值 30mmHg 以内且心率为 50~100 次/分),每 3~5 分钟让其舌下含服 1 片硝酸甘油,含服时确保舌下黏膜湿润,尽可能取坐位,以免加重低血压反应。若胸痛仍未缓解,及时报告医生,准备给予静脉滴注硝酸甘油,注意定期调整滴注速度,监测血流动力学和临床反应,使血压正常患者平均动脉压下降 10%,高血压患者平均动脉压下降 20%~30%。部分患者用药后可能出现面色潮红、头部胀痛、头晕、心动过速、心悸等不适,应告知患者是由于药物所产生的血管扩张作用所致,并注意密切观察。特别需要注意的是,对于心室前负荷不足的患者应慎用或不用硝酸甘油,这些情况包括:下壁心肌梗死和右室心肌梗死、低血压、心动过缓、心动过速、过去 24~48 小时服用过磷酸二酯酶抑制剂。

(3)吗啡:对于经硝酸酯类药物治疗胸痛未缓解的患者,应及时报告医生,准备给予吗啡治疗。吗啡有扩张血管作用,可能有前负荷依赖或 UA/NSTEMI 患者应慎用吗啡,因吗啡可能与其病死率增高有关。

(4)β-受体阻滞药:排除低血压、心动过缓、心力衰竭的 ACS 患者按医嘱给予 β-受体阻滞药,降低过快心率和高血压,减轻心肌耗氧。

(5)氯吡格雷:具有血小板抑制剂作用,起效快、使用安全。高危 ACS 保守治疗患者或延迟性 PCI 患者在早期辅助治疗中按医嘱给予氯吡格雷可改善预后,尤其适合对阿司匹林过敏的 ACS 高危人群应用。

2.再灌注心肌的治疗与护理

起病 3~6 小时最多在 12 小时内,做好使闭塞的冠状动脉再通的准备,使心肌得到再灌注,减小心肌坏死的范围。

(1)直接 PCI 治疗的适应证:STEMI 患者,包括:①发病 12 小时内或伴有新出现左束支传导阻滞,或伴严重急性心力衰竭或心源性休克(不受发病时间限制);②发病 12 至 24 小时具有临床或心电图进行性缺血证据。

(2)溶栓后 PCI 治疗的适应证:所有在院前溶栓的患者应及时转运到能进行 PCI 治疗的医院。①溶栓成功后 3 至 24 小时,或溶栓后出现心源性休克或急性严重心力衰竭时,应行冠状动脉造影并对梗死相关血管行血运重建;②溶栓治疗失败患者;③溶栓成功后若出现再发缺血、血流动力学不稳定以及危及生命的室性心律失常或有再次闭塞证据的患者。

(3)PCI 术前护理:协助医生向患者及家属介绍 PCI 目的、方法。按医嘱抽取血常规、凝血试验、心肌损伤标志物、肝肾功能等化验,做好手术区域的备皮,备好便携式给氧设施及必要的抢救药品与物品,尽快护送患者到介入导管室。

（4）溶栓治疗的护理：如果因各种原因不能进行 PCI 而采用溶栓治疗，应：①评估溶栓治疗的适应证和禁忌证；②按医嘱准确给药，如尿激酶（UK）、链激酶（SK）和重组组织型纤维蛋白溶酶原激活剂（rt-PA）；③监测血压的改变；④按医嘱随时做心电图，及时了解再灌注心律失常和 ST 段的改变；⑤溶栓治疗最严重的并发症是颅内出血，应密切观察患者是否发生严重头痛、视觉障碍、意识障碍等。动、静脉穿刺后要注意延长按压局部时间至不出血为止；⑥按医嘱及时抽取和送检血液标本，及时了解化验和特殊检查结果；⑦注意观察有无药物不良反应，如寒战、发热等过敏反应。

3.并发症的监测与处理

（1）心律失常的监测与处理：注意观察监护仪及心电图的心率（律），及时识别各种心律失常，并迅速配合医生给予及时处理。

（2）心源性休克的监测与处理：密切观察患者的呼吸、血压、心率及皮肤颜色、温度及潮湿度等表现。如果患者出现心率持续增快、血压有下降趋势（＜90mmHg），血氧饱和度低于94％，皮肤颜色苍白或发绀，四肢湿冷，表情淡漠等症状，应高度警惕发生心源性休克的可能，应及时通知医生，配合给予必要的处理。

心源性休克的处理：①补充血容量：估计有血容量不足，按医嘱补充液体，注意按输液计划调节滴速，观察有无呼吸困难、颈静脉充盈、恶心、呕吐、心前区疼痛加重等表现；②及时按医嘱给予药物：如血压低于 90mmHg 及时给予血管活性药物（如多巴胺）等药物静脉滴注。用药时注意观察血压和输液部位的皮肤，根据医嘱和血压具体情况调节输液速度。需要时，按医嘱采取措施纠正酸中毒及电解质紊乱，保护肾功能；③密切观察病情变化：注意观察药物作用与不良反应，密切观察心率（律）、血压、血氧饱和度、尿量和患者状况，准确记录出入水量，及时向医生报告病情变化情况。

（3）急性左心衰竭的监测与处理：如患者出现不能平卧、呼吸困难、咳嗽、发绀、烦躁等心力衰竭症状时，立即准备按医嘱采取紧急措施：①体位：将患者置于坐位或半坐位；②保持呼吸道通畅，给予高流量面罩吸氧；③遵医嘱给予各种抢救药物：如静脉注射吗啡，镇静，减轻恐惧感，同时亦可降低心率，减轻心脏负荷；应用氨茶碱，解除支气管痉挛，缓解呼吸困难；给予洋地黄制剂，增加心肌收缩力和心输出量；应用硝酸甘油、硝普钠等血管扩张剂静脉滴注，扩张周围血管，减少静脉回心血量；给予呋塞米静脉注射，利尿，减少循环血量。在给药过程中，注意按药物用法给药，血管活性药物一般应用微量泵注入控制输液速度，防止低血压。但对于肺和（或）体循环淤血者，注意严格控制静脉输液速度，监测液体出入量；④密切观察病情变化，协助完善相关检查：进行心电、血压、血氧饱和度监测，密切观察药物作用及其病情变化。描记 12 导联心电图，留取动脉血气、脑钠肽、血常规、血糖、电解质和心肌损伤标志物等各种血标本；协助患者接受 X 线胸片、超声检查。

4.心理护理

ACS 患者突然发病、症状重，加之处于医院的特殊环境，告知的手术风险及医疗费用等因素均会引起紧张、恐惧、焦虑、烦躁，甚至绝望等负性情绪。因此，应重视对患者的心理护理，注意关心体贴患者。抢救过程中适时安慰和鼓励患者，有针对性地告知相关抢救措施，减轻患者的恐惧感，取得患者及家属的配合，积极配合救治，增强对治疗的信心。

5.主动脉夹层的护理

如胸痛的病因是主动脉夹层,护理如下。

(1)按医嘱给予药物治疗。

1)降压治疗:降压可以减轻或缓解患者胸痛,防止主动脉破裂,争取手术机会。一般静脉持续应用微量泵给药扩血管药物,如硝普钠,同时配合应用β受体阻滞药或钙离子拮抗剂,将收缩压控制在相应安全水平。用药过程中要密切监测血压变化,避免血压出现骤降或骤高,根据血压变化调节药物剂量,使血压维持在相对稳定和安全的水平。

2)镇痛治疗:如果患者胸痛剧烈,应及时报告医生,遵医嘱给予吗啡等治疗,观察并记录胸痛缓解情况,密切监测有无心动过缓、低血压和呼吸抑制等不良反应。

(2)密切观察病情变化:严密监测四肢血压和心率(律)的变化,观察胸痛缓解或加重情况;关注辅助检查结果,了解病情严重程度与发展趋势;出现任何异常情况,及时向医生报告。主动脉夹层极易发生夹层破裂而危及生命,应随时做好抢救的准备。

(3)做好介入治疗、手术或转运的准备:按医嘱为患者做好接受介入治疗或住院接受外科手术治疗的准备,按部门要求为转运过程中可能发生的病情变化做好充分的准备。

六、健康指导

在救治 ACS 患者的同时,结合患者病情和不同特点对患者和家属实施健康教育和康复指导,强化预防意识,已有 ACS 病史应预防再次梗死和其他心血管不良事件称之为二级预防。

(一)改变生活方式

1.合理膳食

宜摄入低热量、低脂、低胆固醇、低盐饮食,多食蔬菜、水果和粗纤维食物如芹菜、糙米等,避免暴饮暴食。

2.适当运动

保持适当的体力活动,以有氧运动为主,注意运动的强度和时间,以不致发生疼痛症状为度。

3.控制体重

在饮食治疗的基础上,结合运动和行为治疗等控制体重。

4.避免诱发因素

调整日常生活与工作量,不可过于劳累,避免情绪激动,减轻精神压力,保证充足睡眠。

(二)正确应用药物

告知患者用药目的、作用及注意事项,指导患者正确应用抗血小板聚集、抗缺血、抗心律失常、降压降脂降糖等药物,积极治疗冠心病、高血压、高血脂、糖尿病等基础慢性疾病。

(三)病情自我监测

向患者讲解疾病的知识,包括 ACS 发生的简单过程、诱因、监护意义。教会自测脉率,以及早发现心律失常。告知患者及家属心绞痛发作时的缓解方法,如心绞痛发作比以往频繁、程度加重,疼痛时间延长,应警惕心肌梗死的发生,及时就医。

第五节　严重心律失常

心律失常(Cardiac Arrhythmia)是指心脏冲动的频率、节律、起源部位、传导速度或激动次序的异常。心律失常按其发生原理,可分为冲动形成异常和冲动传导异常,按照心律失常发生时心率的快慢,可将其分为快速性心律失常与缓慢性心律失常两大类。快速性心律失常是指心率＞100 次/分,缓慢性心律失常是指心率＜60 次/分;可导致临床症状的快速性心律失常通常心率≥150 次/分,缓慢性心律失常通常心率≤50 次/分。心室率过快或过慢,均可使心脏有效射血功能不全,血流动力学不稳定而导致生命危险。可以迅速导致昏厥、心绞痛、心力衰竭、休克甚至心搏骤停的心律失常称之为严重心律失常或危险性心律失常。严重心律失常是临床常遇到的一种急危重症,如果不能及时识别和处理,患者可在短期内死亡。如快速性心律失常中的心室颤动(Ventricular Fibrillation,VF)、室性心动过速(Ventricular Tachycardia,VT)、尖端扭转型室性心动过速(Torsades de Pointes,TdP)、心房颤动(Atrial Fibrillation,AF)、室上性心动过速(Supraventricular Tachycardia,SVT)等;还有缓慢性心律失常中的二度 Ⅱ 型房室传导阻滞和三度房室传导阻滞。

一、病因

心律失常的发生机制包括冲动形成的异常和(或)冲动传导的异常。窦房结、结间束、冠状窦口附近、房室结的远端和希氏束—浦肯野系统等处的心肌细胞均具有自律性。自主神经系统兴奋性改变或内在的病变,均可导致不适当的冲动发放。此外,原来无自律性的心肌细胞,如心房、心室肌细胞,亦可在病理状态下出现异常自律性。冲动传导异常可以产生折返,折返是快速性心律失常的最常见发病机制。

严重心律失常有许多潜在的病因,可由下列病理状况引起。

(一)器质性心脏病变

急性冠脉综合征、心肌病、先天性心脏病、病态窦房结综合征等。

(二)药物中毒

洋地黄、奎尼丁、胺碘酮等。

(三)电解质紊乱

低血钾、高血钾、低血镁等。

(四)心率波形

长 QT 综合征等。

二、临床表现

评估患者有无心悸、头晕、乏力、胸闷等症状。如果患者出现昏厥、持续胸痛、低血压(90mmHg 以下)或其他休克征象则为血流动力学不稳定状态,这种状态是指可能有重要器官受损或有发生心搏骤停的危险。

三、辅助检查和病情判断

(一)辅助检查

1.心电图检查

(1)室上性心动过速:①频率大多在 160～250 次/分,节律规则;②P 波形态异常,

P-R＞0.12秒者为房性,P波呈逆行性(Ⅱ、Ⅲ、aVF导联倒置,aVR导联直立)或P-R＜0.12秒者为房室交界性,多数情况下P波与T波融合,无法辨认;③QRS波群形态和时限正常,若伴有预激综合征、室内差异性传导或束支传导阻滞时,QRS波群可宽大畸形。

(2)心房颤动:P波消失,代之以形态、间隔及振幅均绝对不规则的f波,频率350～600次/分;R-R间期绝对不等,心室率通常在100～160次/分之间;QRS波群形态一般正常,当心室率过快时,发生室内差异性传导时,QRS波群可增宽变形。

(3)室性心动过速:心电图表现为3个或3个以上的室性期前收缩连续出现;宽大畸形QRS波群,时限超过0.12秒;ST-T波方向与QRS波主波方向相反;心室率通常为100～250次/分;心律规则,亦可略不规则,常呈现房室分离。根据发作时QRS波群形态,又可分为单形性室速和多形性室速。

(4)尖端扭转型室性心动过速:心电图表现QRS波群的振幅与波峰围绕等电位线上下扭转,呈周期性改变,频率200～250次/分,QT间期通常超过0.5秒,u波显著。

(5)心室颤动:心电图表现为P波、QRS波、T波均消失,呈形态、振幅各异的不规则心电波形,频率约为250～500次/分。

(6)二度Ⅱ型房室传导阻滞:心电图表现为P-R间期恒定,间断或周期性出现P波后QRS波脱落,下传搏动的PR间期大多正常;阻滞位于希氏束—浦肯野系统,QRS波群增宽,形态异常。

(7)三度房室传导阻滞:心电图特征为:①P-P间期和R-R间期有各自的规律性,P波与QRS波群无传导关系;②P波频率较QRS波群频率为快;③心室起搏点位于希氏束及其近邻,QRS波群正常,为交界逸搏心律,心室率约40～60次/分;若位于室内传导系统的远端,则QRS波群增宽,为室性逸搏心律,心室率可低至40次/分以下,心室律常不稳定。

2.动态心电图检查

连续记录患者24小时的心电图,目的是:①了解心悸与昏厥等症状的发生是否与心律失常有关;②明确心律失常发作与日常活动的关系及昼夜分布特征;③协助评价抗心律失常药物的疗效等。

3.心脏超声检查

可以协助诊断有无器质性心脏病,如心肌病、先天性心脏病、急性心肌梗死等。

4.实验室检查

有助于明确心律失常的病因,判断是否有低血钾、高血钾、低血镁等离子紊乱,检查心肌生化标志物,协助急性心肌梗死的诊断。

(二)病情判断

心律失常的严重程度主要取决于心律失常类型、心率快慢、持续时间、有无血流动力学变化及潜在心脏疾病。如阵发性室上性心动过速严重程度取决于心率快速程度与持续时间。心房颤动(简称房颤)病情的轻重取决于心室率的快慢,如快速房颤(心室率超过120次/分),患者出现心悸、胸闷等现象,则需要处理。心室率超过150次/分,患者可发生心绞痛与充血性心力衰竭。心室率超过180次/分,可能引起心室颤动。室性心动过速病情严重程度因发作时心率、持续时间、有无血流动力学变化而不同。非持续性室性心动过速(发作时间小于30秒,可自行终止)的症状和病情较轻微。持续性室性心动过速(发作时间超过 30 秒,需药物或电复律终止)常伴有明显血流动力学障碍与心肌缺血的症状。尖端扭转型室性心动过速是多形性室性心动过速的一个特殊类型,可进展为心室颤动和猝死。心室颤动是心室静止前的心电图征象,临床表现为意识丧失、抽搐、呼吸停止甚至死亡。三度房室传导阻滞的症状取决于心率的快慢与伴随的基础病变,心室率过低(<40 次/分)时,患者将有发生昏厥的危险。

四、护理诊断/问题

(一)活动无耐力

与心律失常,致心排出量减少,组织缺血缺氧有关。

(二)焦虑

与心律失常反复发作,对治疗缺乏信心有关。

(三)潜在并发症

猝死。

五、救治原则与护理措施

(一)救治原则

尽快终止心律失常,改善血流动力学状态,积极治疗原发病。根据心律失常的种类以及血流动力学状态可给予气道、呼吸和循环支持,必要时进行药物治疗、起搏、电复律等处理。

(二)护理措施

1.即刻护理措施

(1)立即协助患者采取舒适、安静卧位休息。

(2)保持气道通畅,存在低氧血症时,给予氧气吸入,保证血氧饱和度≥94%。

(3)立即描记 12 导联心电图,协助心律失常的诊断。

(4)对严重心律失常的患者,按医嘱给予心电监护,注意电极位置应避开电复律的电极板放置区域和心电图胸导联位置。

(5)除颤器置于患者床旁,呈完好备用状态。

2.快速性心律失常的处理

(1)血流动力学稳定的快速性心律失常:对于血流动力学稳定的心动过速患者,立即描记与评估 12 导联心电图,确定 QRS 波群时限,判断 QRS 波是窄还是宽。

1)规则的窄 QRS 波心动过速:多为室上性心动过速,如血流动力学稳定,可先尝试刺激患者迷走神经的方法。如按摩颈动脉窦(患者取仰卧位,先行右侧按摩,每次 5~10 秒,注意不要双侧同时按摩),采取 Valsalva 动作(即深吸气后屏气再用力做呼气动作),刺激恶心反射或咽反射,压迫眼球,冷水面部浸浴等方法。如无效,遵医嘱给予药物治疗。腺苷可终止约 90% 的折返性心律失常,但对于并发心绞痛、支气管哮喘、室性心律失常、年龄大于 60 岁者应该慎用或禁用。亦可遵医嘱给予普罗帕酮、维拉帕米、胺碘酮等药物治疗。或遵医嘱协助患者办理住院手续,准备接受经食管心房调搏复律和导管射频消融术等其他治疗。

2)不规则的窄 QRS 波心动过速:很可能为房颤。主要是处理心律失常及预防发生血栓栓塞。对于阵发性心房颤动伴快速心室率,最初的治疗目标是减慢心室率,可遵医嘱给予静脉注射 β 受体阻滞药、钙通道阻滞药或地高辛。将房颤转复为窦性心律的方法包括药物转复、电转复及导管消融治疗。ⅠA(奎尼丁、普鲁卡因胺)、ⅠC(普罗帕酮)或Ⅲ类(胺碘酮)抗心律失常药物均可能转复房颤。目前常用胺碘酮,因其致心律失常发生率最低。奎尼丁可诱发致命性室性心律失常,目前已很少使用;ⅠC类药亦可致室性心律失常,严重器质性心脏病患者不宜使用。药物复律无效时,可改用电复律。导管消融被列为房颤的二线治疗,不推荐作为首选治疗方法。遵医嘱给予肝素或华法林进行抗凝治疗,预防血栓栓塞。

3)规则的宽 QRS 心动过速:多为室性心动过速,在做好专科医生会诊准备的同时,可遵医嘱给予静脉注射抗心律失常药物或同步电复律,首选药物为胺碘酮,也可以使用普鲁卡因胺、利多卡因等。对于血流动力学尚稳定但持续时间超过 24 小时或药物治疗无效的 VT 也可选择电复律。

4)不规则的宽 QRS 心动过速:做好专科医生会诊的准备。如出现尖端扭转型室速,应立即遵医嘱给予硫酸镁,并做好随时进行心肺复苏的准备。

(2)血流动力学不稳定的快速性心律失常:如快速性心律失常患者伴有昏厥、持续的胸部不适或疼痛、低血压或其他休克征象,应立即准备进行同步电复律。对于规则的窄波,通常给予初始能量为 50~100J 的双相波同步电复律;对于不规则的窄波,通常给予初始能量为 120~200J 的双相波同步电复律;对于规则的宽波,通常给予初始能量为 100J 的双相波同步电复律,如果首次电击无效,可采用逐级提高模式增加电击能量。如果可能,对清醒的患者,按医嘱给予镇静剂,但不要延误对血流动力学不稳定患者进行电复律。房颤给予紧急复律治疗可选用静脉肝素或皮下注射低分子肝素抗凝。

(3)心室颤动:立即进行心肺复苏,尽早实施非同步直流电除颤,首次单相波除颤能量为360J,双相波除颤能量选择 120~200J,除颤之后立即继续 5 个周期(约 2 分钟)的 CPR,CPR后再次分析心律,必要时再次除颤。遵医嘱给予肾上腺素和抗心律失常药,具体处理见本书相关内容。

3.缓慢性心律失常的处理

对于心动过缓患者,在气道开放良好和呼吸顺畅的前提下,如果出现血流动力学不稳定的表现,应遵医嘱给予静脉注射阿托品 0.5mg,必要时重复使用,最大剂量不超过 3mg。如果患者对阿托品没有反应,应做好专科会诊和起搏治疗的准备,等待起搏治疗期间,如果患者出现低血压,可遵医嘱静脉输注肾上腺素、多巴胺或异丙肾上腺素等药物。

4.病情观察

注意了解引发心律失常的原因、发作时的症状、持续的时间及患者发作时的心理状态。当患者主诉头晕、乏力时,应注意观察患者是否伴有血流动力学不稳定。当患者出现胸痛、胸闷甚至心绞痛发作时,说明冠状动脉灌注减少。如果出现了呼吸困难,说明患者可能出现了心力衰竭。如果患者出现头痛、恶心、肢体活动及语言障碍、下肢疼痛,应高度警惕患者发生了血栓栓塞事件。应对患者的主诉给予高度的重视,为尽快救治患者提供最佳的时机。

5.用药护理

遵医嘱及时、正确使用抗心律失常药物。应用抗心律失常药物时,应注意获取基线生命体征数据,观察药物的疗效和不良反应。

6.持续心电、血压监护

给予心电、血压监护,严密监测心率、心律和血压的变化。如出现以下变化,应及时与医生联系,随时做好急救处理的准备。

(1)心率:低于 50 次/分或大于 150 次/分。

(2)心律:①频发室性期前收缩(每分钟 5 次以上),或室性期前收缩呈二联律;②连续出现 2 个以上多源性室性期前收缩,或反复发作的短阵室速;③室性期前收缩落在前一搏动的 T 波之上(RonT 现象);④室颤;⑤不同程度的房室传导阻滞。

(3)低血压:收缩压低于 90mmHg,脉压小于 20mmHg。

(4)阿—斯综合征:患者突然意识丧失、昏迷或抽搐、心音消失、血压测不到、呼吸停止或发绀、瞳孔散大。

7.电复律治疗与护理

对血流动力学不稳定的异位性快速心律失常或心室颤动,应配合医生紧急进行直流电复律或除颤。电复律后应严密监测心率、心律的变化,如有异常及时配合医生处理。

8.介入治疗准备

及时按医嘱做好心脏起搏、导管射频消融治疗的准备工作。

六、健康指导

(一)病因预防

注意劳逸结合、生活规律,保证充足的休息和睡眠,避免过多摄入浓咖啡、浓茶等。

(二)用药

遵医嘱服用抗心律失常药物,不能擅自增减药物,如有异常及时就诊。

(三)自我监测病情

学会测量脉搏的方法,了解心律失常的相关症状进行自我监测。

(四)定期复查

定期复查心电图,及早发现病情变化并及时就诊。

第六节　急性腹痛

急性腹痛(Acute Abdominal Pain)是指发生在 1 周之内,由各种原因引起的腹腔内外脏器急性病变而表现在腹部的疼痛,是临床上常见的急症之一,具有发病急、变化多、进展快的特点,若处理不及时,极易发生严重后果,甚至危及患者生命。护士细致的评估、严密的观察和及时的护理,对把握患者抢救时机和疾病的疗效与预后起到重要的作用。

急性腹痛的病情严重程度可分为三类:①危重:先救命后治病。患者出现呼吸困难、脉搏细弱、严重贫血貌,如腹主动脉瘤破裂、异位妊娠破裂并发重症休克,应立即实施抢救;②重:配合医生诊断与治疗。患者持续腹痛伴器官功能障碍,如消化道穿孔、绞窄性肠梗阻、卵巢囊肿蒂扭转等,应配合医生尽快完成各项相关检查,纠正患者一般情况,准备急诊手术和相关治疗;

③普通,但可存在潜在危险性:通常患者体征平稳,可按常规程序接诊,细致观察,及时发现危及生命的潜在病因。如消化道溃疡、胃肠炎等,也可能有结石、恶性肿瘤的可能性。需要强调的是,面对每一例腹痛患者,均需重视并优先排查。

一、病因与发病机制

(一)病因

可引起腹痛的病因很多,可分为器质性和功能失调性两类。器质性病变包括急性炎症、梗阻、扩张、扭转、破裂、损伤、出血、坏死等;功能失调性因素有麻痹、痉挛、神经功能紊乱、功能暂时性失调等。

1.腹腔脏器病变引起的腹痛

(1)急性炎症:如急性胃炎、急性胃肠炎、急性肠系膜淋巴结炎、急性肾盂肾炎、急性回肠或结肠憩室炎、自发性腹膜炎等;急性胰腺炎、阑尾炎、胆囊炎、急性化脓性胆管炎、腹腔内各种脓肿、急性盆腔炎、急性附件炎、急性泌尿系感染以及急性细菌性或阿米巴性痢疾等。

(2)急性梗阻或扭转:常见的有急性肠梗阻(包括肠套叠、肠扭转)、腹内/外疝、胆道、肾、尿路管结石嵌顿性绞痛、胆道蛔虫症、肠系膜或大网膜扭转、急性胃或脾扭转、胃黏膜脱垂症、卵巢囊肿蒂扭转等。

(3)急性穿孔:消化性溃疡急性穿孔、胃肠道癌或肠炎症性疾病急性穿孔、胆囊穿孔、子宫穿孔、外伤性胃肠穿孔等。

(4)急性内出血:如腹部外伤所致肝、脾、肾等实质脏器破裂,肝癌等破裂;异位妊娠、卵巢或黄体破裂等。

(5)血管病变:见于腹主动脉瘤、肾梗死、肠系膜动脉急性栓塞或血栓形成、肠系膜静脉血栓形成、急性门静脉或肝静脉血栓形成、脾梗死、夹层动脉瘤等。

(6)其他:如急性胃扩张、痛经、肠易激综合征、腹壁皮肤带状疱疹等。

2.腹腔外脏器或全身性疾病引起腹痛

以胸部疾病所致的放射性腹痛和中毒、代谢疾病所致的痉挛性腹痛为多,常伴有腹外其他脏器病症,而无急性腹膜炎征象。

(1)胸部疾病:如不典型心绞痛、急性心肌梗死、急性心包炎、主动脉夹层、肋间神经痛、下肺肺炎、肺脓肿、胸膜炎、气胸等。

(2)代谢及中毒疾病:如铅、砷、汞、酒精中毒,尿毒症,糖尿病酮症酸中毒,低钙血症等。

(3)变态反应性疾病:如腹型过敏性紫癜、腹型风湿热。

(4)神经源性疾病:如脊柱结核、带状疱疹、末梢神经炎、腹型癫痫、胃肠功能紊乱、神经功能性腹痛等。

(二)腹痛发病机制

1.体性痛(Somatic Pain)

脏腹膜上虽然没有感觉受体,但近脏器的肠系膜、系膜根部、小网膜及膈肌等均有脊髓性感觉神经,当病变累及其感觉神经时产生冲动,并上传至丘脑,被大脑感知。体性痛较剧烈,定位较准确,与体位有关,变换体位常可使疼痛加重。

2.内脏痛(True Visceral Pain)

多由消化道管壁平滑肌突然痉挛或强力收缩,管壁或脏器突然扩张,急性梗阻、缺血等刺激自主神经的痛觉纤维传导所致,常为脏器本身的疼痛。

3.牵涉痛(Referred Pain)

也称放射痛或感应性痛,是由某种病理情况致身体某一局部疼痛,疼痛部位非病变所在部位,但与病变脏器的感觉常来自于同一节段的神经纤维。

二、临床表现

(一)诱发因素

胆囊炎或胆石症常于进食油腻食物后发作;急性胰腺炎发作前常有酗酒、高脂饮食、暴饮暴食史;部分机械性肠梗阻与腹部手术有关;溃疡病穿孔在饱餐后多见;剧烈活动或突然改变体位后突发腹痛可能为肠扭转;腹部受暴力作用引起剧痛伴休克者,可能是肝、脾破裂所致。

(二)疼痛部位

最早发生腹痛及压痛最明显的部位常是发生病变的部位,可帮助推断可能的病因。

(三)疼痛的起病方式、性质和程度

1.疼痛的起病方式、性质

(1)炎症性急性腹痛:以腹痛、发热、压痛或腹肌紧张为主要特点。一般起病较缓慢,多由轻渐重,剧痛呈持续性并进行性加重,炎症波及脏器浆膜和壁腹膜时,呈典型局限性或弥散性腹膜刺激征。常见于急性阑尾炎、胆囊炎、腹膜炎、胰腺炎、盆腔炎等。

(2)穿孔性急性腹痛:以突发持续腹痛、腹膜刺激征,可伴有肠鸣音消失或气腹为主要特点。突然起病,呈剧烈的刀割样痛、烧灼样痛,后呈持续性,范围迅速扩大。常见于外伤、炎症或癌肿侵蚀导致的空腔脏器破裂,如溃疡穿孔、胃癌穿孔、胆囊穿孔、外伤性肠穿孔等。

(3)梗阻性急性腹痛:以阵发性腹痛、呕吐、腹胀、排泄功能障碍为主要特点。多突然发生,呈阵发性剧烈绞痛,当梗阻器官并发炎症或血运障碍时,常呈持续性腹痛,阵发性加重。常见于肾、输尿管结石、胆绞痛、胆道蛔虫病、肠梗阻、肠套叠、嵌顿性疝、卵巢囊肿蒂扭转等。

(4)出血性急性腹痛:以腹痛、失血性休克与急性贫血、隐性(内)出血或显性(外)出血(呕血、便血、尿血)为主要特点。起病较急骤,呈持续性,但不及炎症性或穿孔性腹痛剧烈,由于大量积血刺激导致急性腹膜炎,但腹膜刺激症状较轻,有急性失血症状。常见于消化性溃疡出血、肝脾破裂出血、胆道出血、肝癌破裂出血、腹主动脉瘤破裂出血、异位妊娠破裂出血等。

(5)损伤性急性腹痛:以外伤、腹痛、腹膜炎或内出血综合征为主要特点。因暴力着力点不同,可有腹壁伤、空腔脏器伤及实质脏器伤造成的腹痛,原发性休克恢复后,常呈急性持续性剧烈腹痛,伴恶心、呕吐。

(6)绞窄与扭转性急性腹痛:又称缺血性急性痛。疼痛呈持续性,因受阵发牵拉,可有阵发性类似绞痛加剧,常可触及压痛性包块,可有频繁干呕、消化道排空症状,早期无腹膜刺激征,随着坏死的发生而出现。

(7)功能性紊乱及全身性疾病所致急性腹痛:疼痛常无明显定位,呈间歇性、一过性或不规律性,腹痛虽然严重,但体征轻,腹软,无固定压痛和反跳痛,常有精神因素或全身性疾病史。如肠道易激综合征、胃肠神经症、肠系膜动脉硬化或缺血性肠病、腹型癫痫、过敏性紫癜等。

腹部绞痛多发病急、患者痛苦,应注意鉴别,尽早明确病因。

2.疼痛程度

腹痛程度可反映腹内病变的轻重,但疼痛的个体敏感性和耐受程度差异较大,影响其评价。刀割样剧痛可能为化学刺激引起,如空腔脏器急性穿孔;梗阻性疾病为剧烈疼痛,如肠扭转、卵巢囊肿蒂扭转、肾绞痛等;脏器破裂出血性疾病引起的腹痛略次之,如宫外孕、脾破裂、肝破裂等;炎症性疾病引起的腹痛较轻,如阑尾炎、肠系膜淋巴结炎等。

(四)与发作时间、体位的关系

餐后痛可能由于胆、胰疾病,胃部肿瘤或消化不良所致;饥饿痛发作呈周期性、节律性者见于胃窦、十二指肠溃疡;子宫内膜异位者腹痛与月经周期有关;卵泡破裂者腹痛发作在月经间期。如果某些体位使腹痛加剧或减轻,有可能成为诊断的线索,如胃黏膜脱垂患者左侧卧位可使疼痛减轻;胰腺疾病患者前倾坐位或膝胸位时疼痛减轻;腹膜炎患者活动疼痛加剧,蜷缩侧卧疼痛减轻;反流性食管炎患者烧灼痛在躯体前屈时明显,而直立位时减轻。

(五)伴随症状

1.消化道症状

(1)恶心、呕吐:常发生于腹痛后,可由严重腹痛引起。急性胆囊炎、溃疡病穿孔均可伴有恶心、呕吐。急性胃肠炎、胰腺炎发病早期呕吐频繁,高位肠梗阻呕吐出现早而频繁,低位肠梗阻或结肠梗阻呕吐出现晚或不出现;呕吐物的性质及量与梗阻部位有关,如呕吐宿食不含胆汁则为幽门梗阻,呕吐粪水样物常为低位肠梗阻。

(2)排便情况:腹痛伴有呕吐,肛门停止排气、排便多见于肠梗阻;腹痛伴有腹泻,多见于急性肠炎、痢疾、炎症性肠病、肠结核等;伴有果酱样便是肠套叠的特征;伴有血便,多见绞窄性肠梗阻、肠套叠、溃疡性结肠炎、坏死性肠炎、缺血性疾病等。

2.其他伴随症状

(1)休克:腹痛同时伴有贫血者可能是腹腔脏器破裂(如肝、脾或异位妊娠破裂);不伴贫血者见于急性胆管炎、胃肠穿孔、绞窄性肠梗阻、肠扭转、急性胰腺炎等。

(2)黄疸:多见于急性胆管炎、胆总管结石、壶腹部癌或胰头癌。

(3)发热:外科疾病一般是先有腹痛后发热;而内科疾病多先有发热后有腹痛。如伴发热、寒战者,多见于胆道感染、腹腔或腹内脏器化脓性病变、下肺炎症或脓肿等。

(4)血尿、排尿困难:多见于泌尿系感染、结石等。

(5)盆腔炎症或积液、积血时可有排便次数增多、里急后重感。

三、体格检查

重点在评估腹部情况。腹部体检时应嘱患者取仰卧位,双腿屈曲充分暴露全腹,然后对腹部进行视、触、叩、听四个方面的检查。

(一)视诊

全腹膨胀是肠梗阻、腹膜炎晚期表现。不对称性腹胀可见于肠扭转、闭袢性肠梗阻。急性腹膜炎时腹式呼吸运动减弱或消失。注意有无胃肠蠕动波及胃肠型,腹股沟区有无肿块等。

(二)触诊

最重要的腹部检查,着重检查腹膜刺激征,腹部肌紧张、压痛与反跳痛的部位、范围和程度。压痛最明显之处往往就是病变所在,是腹膜炎的客观体征。炎症早期或腹腔内出血表现为轻度腹肌紧张,较重的感染性病变如化脓性阑尾炎、肠穿孔表现为明显肌紧张。胃十二指肠、胆道穿孔时,腹壁可呈"板状腹",但随着时间延长,腹腔内渗液增加而使腹膜刺激征反而减轻。注意年老体弱、肥胖、小儿或休克患者,腹膜刺激征常较实际为轻。

(三)叩诊

先从无痛区开始,叩痛最明显处常是病变部位。肝浊音界消失提示胃肠道穿孔致膈下游离气体。移动性浊音表示腹腔积液或积血。

(四)听诊

判断胃肠蠕动功能,一般选择脐周听诊。肠鸣音活跃、音调高、有气过水音提示机械性肠梗阻。肠鸣音消失或减弱多见于急性腹膜炎、血运性肠梗阻和肠麻痹。上腹部振水音可能提示幽门梗阻或胃扩张。

四、辅助检查

(一)实验室检查

1.血常规

白细胞总数和中性粒细胞计数增多提示感染性疾病;血红蛋白及红细胞进行性减少提示有活动性出血可能。

2.尿常规

尿中大量红细胞提示肾绞痛、泌尿系肿瘤和损伤,白细胞增多表示感染。糖尿病酮症酸中毒可见尿糖、尿酮体阳性。

3.大便常规

糊状或水样便,含少量红、白细胞可能为细菌性食物中毒引起的急性肠炎;黏液脓血提示痢疾可能;血便提示有消化道出血;大便隐血阳性提示消化道肿瘤。

4.血生化

血、尿或腹腔积液淀粉酶增高常是急性胰腺炎;血肌酐、尿素氮升高提示肾功能不全;人绒毛膜促性腺激素有助于异位妊娠诊断。

(二)X线检查

胸部X线检查可显示肺、胸膜及心脏病变;腹部透视和摄片检查如发现膈下游离气体,提示胃肠穿孔;肠内有气液平面,肠腔内充气较多,提示肠梗阻;怀疑有尿路病变可摄腹部平片或作静脉肾盂造影。

(三)超声检查

对肝、胆、胰、脾、肾、输尿管、阑尾、子宫及附件、膀胱等形态、大小、占位病变、结石、异位妊娠、腹腔积液、腹腔内淋巴结及血管等病变等均有较高的诊断价值,是首选检查方法。在超声指引下进行脓肿、腹腔积液及积血等穿刺抽液。

(四)内镜检查

包括胃镜、十二指肠镜、胆道、小肠镜和结肠镜等,对急性腹痛的诊断具有极其重要的意义。在明确消化道出血的病因同时可行内镜下止血或病灶切除。

(五)CT 检查

对病变定位定性有很大价值。其优点是不受肠管内气体的干扰。CT 是评估急腹症的又一个安全、无创而快速有效的方法,特别是对判断肝胆胰等实质性脏器病变、十二指肠和主动脉病变方面较超声检查更具优势。PET-CT 检查对肿瘤的诊断更加敏感。

(六)直肠指检

盆位阑尾炎可有右侧直肠壁触痛,盆腔脓肿或积血可使直肠膀胱凹窝呈饱满感、触痛。

(七)其他检查

疑腹腔有积液或出血,可进行腹腔诊断性穿刺,吸取液体进行常规检查和细胞学检查,可以确定病变性质;阴道后穹隆穿刺主要用于判断异位妊娠破裂出血、盆腔脓肿或盆腔积液;40岁以上患者,既往无慢性胃病史,突然发作上腹痛应常规做心电图,以识别有无心脏及心包病变。

五、急救与护理

(一)急救原则

急性腹痛的病因虽然不同,但救治原则基本相似,即挽救生命、减轻痛苦、积极的对因治疗和预防并发症。

1.手术治疗

手术是急腹症的重要治疗手段。如肠梗阻、内脏穿孔或出血、急性阑尾炎等病因明确,有手术指征者,应及时手术治疗。

2.非手术治疗

主要适用于病因未明而腹膜炎症状不严重的患者,给予纠正水、电解质紊乱,抗感染,防治腹胀,防止休克等对症支持措施。对病因已明确而不需手术治疗、疼痛较剧烈的患者,应适当使用镇痛剂。

3.不能确诊的急腹症患者

要遵循"四禁"原则,即禁食、禁灌肠、禁止痛、禁用泻药。经密切观察和积极治疗后,腹痛不缓解,腹部体征不减轻,全身状况无好转反而加重的患者可行剖腹探查,明确病因。

(二)护理措施

1.即刻护理措施

应首先处理能威胁生命的情况,如腹痛伴有休克应及时配合抢救,迅速建立静脉通路,及时补液纠正休克。如有呕吐头应偏向一侧,以防误吸。对于病因明确者,遵医嘱积极做好术前准备。对于病因未明者,遵医嘱暂时实施非手术治疗措施。

2.控制饮食及胃肠减压

对于病情较轻且无禁忌证者,可给予少量流质或半流质饮食。病因未明或病情严重者,必须禁食。疑有空腔脏器穿孔、破裂,腹胀明显或肠梗阻患者须行胃肠减压,应注意保持引流通畅,观察与记录引流液的量、色和性状,及时更换减压器。对于病情严重,预计较长时间不能进食者,按医嘱应尽早给予肠外营养。

3.补液护理

遵医嘱给予输液,补充电解质和能量合剂,纠正体液失衡,并根据病情变化随时调整补液方案和速度。

4.遵医嘱给予抗生素控制感染

急腹症多为腹腔内炎症和脏器穿孔引起,多有感染,是抗生素治疗的确定指征。一般首先予经验性用药,宜采用广谱抗生素,且主张联合用药。待细菌培养,明确病原菌及药敏后,尽早采用针对性用药。

5.严密观察病情变化

观察期间要注意病情演变,综合分析,特别是对病因未明的急性腹痛患者,严密观察是极为重要的护理措施。观察内容包括:①意识状态及生命体征;②腹痛部位、性质、程度、范围以及腹膜刺激征的变化和胃肠功能状态(饮食、呕吐、腹胀、排便、肠蠕动、肠鸣音等);③全身情况及重要脏器功能变化;④腹腔异常,如腹腔积气、积液、肝浊音界变化和移动性浊音;⑤新的症状与体征出现等。

6.对症处理

如腹痛病因明确者,遵医嘱及时给予解痉镇痛药物。但使用止痛药物后应严密观察腹痛等病情变化,病因未明时禁用镇痛剂。高热者可给予物理降温或药物降温。

7.卧床休息

尽可能为患者提供舒适体位。一般状况良好或病情允许时宜取半卧位或斜坡卧位。注意经常更换体位,防止压疮等并发症。

8.稳定患者情绪,做好心理护理

急性腹痛往往给患者造成较大的恐惧。因此,应注意对患者及家属做好解释安慰工作,对患者的主诉采取同情性倾听,减轻焦虑,降低患者的不适感。

9.术前准备

对危重患者应在不影响诊疗前提下尽早做好必要的术前准备.一旦治疗过程中出现手术指征,立刻完善术前准备,送入手术室。

六、健康指导

(1)发作时松解衣物,让患者躺在安静的室内休息,取仰卧位可使腹痛减轻,可用双手适当压迫腹部,使疼痛缓解。

(2)不论何种原因引起的急性腹痛,发作时都要禁食、禁饮,所以,不易劝患者吃东西,喝水。

(3)不要给患者服止痛药、强痛定、吗啡,杜冷丁等,并禁用泻药。

(4)腹痛剧烈,且伴有呕吐、高烧、血便时。应速送医院治疗,不宜滞留家中以免耽误病情。

第七节 高血糖症与低血糖症

糖尿病(Diabetes Mellitus,DM)是一组由多病因引起的以慢性高血糖为特征的代谢性疾病,是由于胰岛素分泌(或)作用缺陷所引起。典型的症状为"三多一少",即多尿、多饮、多食及体重减轻。长期代谢紊乱可引起多系统及器官的功能减退及衰竭,成为致死或致残的主要原因;病情严重或应激时可发生急性严重代谢紊乱,如糖尿病酮症酸中毒、高血糖高渗状态、低血糖症等。

一、高血糖症

(一)糖尿病酮症酸中毒

糖尿病酮症酸中毒(Diabetic Ketoacidosis,DKA)是由于体内胰岛素活性重度缺乏及升糖激素不适当增高,引起糖、脂肪和蛋白质代谢紊乱,以致水、电解质和酸碱平衡失调,出现高血糖、酮症、代谢性酸中毒和脱水为主要表现的临床综合征。是糖尿病的急性并发症,也是内科常见的危象之一。

1.病因与发病机制

1型糖尿病患者有自发 DKA 倾向,DKA 也是 1 型糖尿病患者死亡的主要原因之一。2型糖尿病患者在一定诱因作用下也可发生 DKA。最常见的诱因为感染,其他包括胰岛素突然治疗中断或不适当减量、饮食不当、创伤、手术、妊娠和分娩、脑卒中、心肌梗死、精神刺激等,但有时可无明显诱因。

胰岛素活性的重度或绝对缺乏和升糖激素过多(如胰高血糖素、儿茶酚胺类、皮质醇和生长激素)是 DKA 发病的主要原因。胰岛素缺乏和胰高血糖素升高是 DKA 发展的基本因素。糖、脂肪、蛋白质三大营养物质代谢紊乱,血糖升高,脂肪分解加速,大量脂肪酸在肝脏组织经β氧化产生大量乙酰乙酸、β-羟丁酸和丙酮,三者统称为酮体。当酮体超过机体的氧化能力时,血中酮体升高并从尿中排出,形成糖尿病酮症。乙酰乙酸、β-羟丁酸为较强有机酸,大量消耗体内储备碱,当代谢紊乱进一步加剧,超过机体酸碱平衡的调节能力时,即发生代谢性酸中毒。出现意识障碍时则为糖尿病酮症酸中毒昏迷。主要病理生理改变包括酸中毒、严重脱水、电解质平衡紊乱、周围循环衰竭、肾衰竭和中枢神经系统功能障碍。

2.病情评估与判断

(1)病情评估。

1)病史及诱发因素:评估患者有无糖尿病病史或家族史,有时患者可能不清楚是否患有糖尿病。1型糖尿病患者有自发 DKA 倾向,2 型糖尿病患者在某些诱因作用下也可发生 DKA,如感染、降糖药物应用不规范、胰岛素抗药性、拮抗激素分泌过多、应激状态、饮食失调或胃肠疾患、妊娠和分娩、糖尿病未控制或病情加重等,但亦可无明显诱因。

2)临床表现:早期糖尿病原有"三多一少"症状加重,酸中毒失代偿后,患者出现四肢乏力、口干、食欲不佳、恶心、呕吐,伴头痛、烦躁、嗜睡等症状,呼吸深快,呼气中有烂苹果味。随着病情的迅速发展,出现严重失水、皮肤干燥且弹性差、眼眶下陷、尿量减少、心率加快、脉搏细速、四肢发冷、血压下降。晚期各种反应迟钝,甚至消失,患者出现不同程度的意识障碍,最终导致昏迷。少数患者临床表现为腹痛,似急腹症。

3)辅助检查:尿:尿糖、尿酮体均呈阳性或强阳性,可有蛋白尿及管型尿;血:血糖明显升高,多数为 16.7～33.3mmol/L,超过 33.3mmol/L 时常伴有高渗状态或肾功能障碍;血酮体定量检查多在 4.8mmol/L 以上;CO_2CP 降低;酸中毒失代偿后血动脉血 pH 下降。

(2)病情判断:当尿酮体阳性,同时血糖增高,血 pH 降低者,无论有无糖尿病史均高度怀疑 DKA。

根据酸中毒的程度,DKA 分为轻、中、重度。轻度是指仅有酮症而无酸中毒,即糖尿病酮症;中度指除酮症外,伴有轻度至中度的酸中毒,即 DKA;重度是指酸中毒伴随意识障碍,即 Dl<A 昏迷,或无意识障碍,但二氧化碳结合力低于 10mmol/L。

3.护理诊断/问题

(1)低效性呼吸型态:与酮症酸中毒有关。

(2)发热:可能与肺部感染、泌尿系统感染有关。

(3)知识缺乏:与信息来源受限有关。

(4)营养失调,低于机体需要量:与进食减少及糖、蛋白质、脂肪代谢紊乱有关。

(5)有皮肤完整性受损的危险:与营养不良、水肿、机体抵抗力下降、长时间卧床等因素有关。

(6)记忆障碍:与脑组织损伤有关。

4.急救与护理

(1)救治原则:DKA 一旦明确诊断,应及时给予相应急救处理:①尽快补液以恢复血容量、纠正失水状态,是抢救 DKA 的首要措施;②给予胰岛素,降低血糖;③纠正电解质及酸碱平衡失调;④积极寻找和消除诱因,防治并发症,降低病死率:包括防治感染、脑水肿、心力衰竭、急性肾衰竭等。

(2)护理措施。

1)即刻护理措施:保持呼吸道通畅,防止误吸,必要时建立人工气道。如有低氧血症伴呼吸困难,给予吸氧 3~4L/min。立即查验血糖、留尿标本,建立静脉通路,立即开放 2 条以上静脉通道补液。采取动脉血标本行血气分析,及时送检血、尿等相关检查标本。

2)补液:对抢救 DKA 患者十分关键,补液治疗不仅能纠正失水,快速恢复肾灌注,还有利于降低血糖、排出酮体。通常先补充生理盐水。补液量和速度的管理非常重要,DKA 失水量可超过体重的 10%,可根据患者体重和失水程度来估算。如患者无心力衰竭,开始时补液速度较快,在 2 小时内输入 0.9%氯化钠 1000~2000ml,以尽快补充血容量,改善周围循环和肾功能。以后根据血压、心率、每小时尿量、周围循环情况及有无发热、呕吐、腹泻等决定补液量和速度,老年患者及有心肾疾病患者,必要时监测中心静脉压,以便调节输液速度和量。第2~6 小时输液 1000~2000ml。第一个 24 小时输液量总量一般为 4000~6000ml,严重失水者可达 6000~8000ml。如治疗前已有低血压或休克,快速输液不能有效升高血压,应按医嘱输入胶体溶液并采取其他抗休克措施。补液途径以静脉为主,胃肠道补液为辅,鼓励清醒患者多饮水,昏迷患者可通过胃管补液,但不宜用于有呕吐、胃肠胀气或上消化道出血者。

3)胰岛素治疗:目前均采用小剂量(短效)胰岛素治疗方案,即每小时给予每公斤体重0.1U胰岛素,以便血糖快速平稳下降而又不发生低血糖,同时抑制脂肪分解和酮体生成,通常将短效胰岛素加入生理盐水中持续静脉滴注。血糖下降速度一般以每小时约下降3.9~6.1mmol/L(70~110mg/dl)为宜,每 1~2 小时复查血糖,若 2 小时后血糖下降不理想或反而升高,且脱水已基本纠正,提示患者对胰岛素敏感性较低,胰岛素剂量可加倍。当血糖降至13.9mmol/L时,可按医嘱开始输入 5%葡萄糖溶液,按比例加入短效胰岛素,此时仍需每

4～6 小时复查血糖,调节输液中胰岛素比例。患者尿酮体消失后,可根据其血糖、进食情况等调节胰岛素剂量或改为每 4～6 小时皮下注射一次胰岛素,使血糖水平稳定在较安全的范围内。病情稳定后过渡到胰岛素常规皮下注射。

4)纠正电解质及酸碱平衡失调:轻、中度 DKA 经输液和胰岛素治疗后,酮体水平下降,酸中毒随代谢紊乱的纠正而恢复,一般不必补碱。血 pH≤7.1 的严重酸中毒影响心血管、呼吸和神经系统功能,应给予相应治疗,但补碱不宜过多、过快,以防诱发或加重脑水肿、血钾下降和反跳性碱中毒等。应采用小剂量等渗碳酸氢钠(1.25％～1.4％)溶液静脉输入,补碱的同时应监测动脉血气情况。

DKA 患者有不同程度失钾,治疗前的血钾水平不能真实反映体内缺钾程度,补钾的时间、速度和量应根据血钾水平和尿量来制订:①治疗前血钾低于正常,立即开始补钾;②血钾正常、尿量>40ml/h,也立即开始补钾;③血钾高于正常或无尿时,暂缓补钾。在治疗过程中需定时监测心电、血钾和尿量,调整补钾量及速度,病情恢复后仍需继续口服钾盐数天。对于治疗前血钾正常、偏低或因少尿升高的患者,警惕治疗后可出现低血钾,严重者可发生心律失常;血钠、血氯可降低,血尿素氮和肌酐增高。

5)严密观察病情:在抢救患者的过程中需注意治疗措施之间的协调,重视病情观察,防治并发症,尤其是脑水肿和肾衰竭等,以维持重要脏器功能。①生命体征的观察:严重酸中毒可使外周血管扩张,导致低体温和低血压,并降低机体对胰岛素的敏感性,故应严密监测患者体温、血压的变化,及时采取措施;②心律失常、心力衰竭的观察:血钾过低、过高均可引起严重心律失常,应密切观察患者心电监护情况,尽早发现,及时治疗。年老或并发冠状动脉病(尤其是心肌梗死)、补液过多可导致心力衰竭和肺水肿,应注意预防,一旦出现患者咳嗽、呼吸困难、烦躁不安、脉搏加快,特别是在昏迷好转时出现上述表现,提示输液过量的可能,应立即减慢输液速度,并立即报告医生,遵医嘱给予及时处理;③脑水肿的观察:脑水肿是 DKA 最严重的并发症,病死率高,可能与补碱不当、长期脑缺氧和血糖下降过快、补液过多等因素有关,需密切观察患者意识状态、瞳孔大小以及对光反射。如 DKA 患者经治疗后血糖下降、酸中毒改善,但昏迷反而加重,或患者虽然一度清醒,但出现烦躁、心率快等,要警惕脑水肿的可能;④尿量的观察:密切观察患者尿量的变化,准确记录 24 小时液体出入量。DKA 时失水、休克,或原来已有肾脏病变等,均可引起急性肾衰竭,肾衰竭是本症主要死亡原因之一,要注意预防。尿量是衡量患者失水状态和肾功能的简明指标,如尿量<30ml/h 时,应及时通知医生,给予积极处理。

6)积极处理诱因,预防感染,遵医嘱应用抗生素。

7)其他:及时采血、留取尿标本,监测尿糖、尿酮、电解质及血气分析等结果。加强基础护理,昏迷患者应勤翻身,做好口腔和会阴护理,防止压疮和继发性感染的发生。

(二)高血糖高渗状态

高血糖高渗状态(Hyperosmolar Hyperglycemic State,HHS),也被称为糖尿病高渗性非酮症昏迷,是糖尿病急性代谢紊乱的另一类型,临床以严重高血糖、无明显酮症酸中毒、血浆渗透压明显升高、不同程度的意识障碍和脱水为特点。多见于老年 2 型糖尿病患者,约 2/3 患者发病前无糖尿病病史或糖尿病症状较轻。

1.病因与发病机制

最初表现常被忽视,诱因为引起血糖增高和脱水的因素:急性感染、外伤、手术、脑血管意外、水摄入不足或失水、透析治疗、静脉高营养疗法以及使用糖皮质激素、免疫抑制剂、利尿药、甘露醇等药物,有时在病程早期因未确诊糖尿病而输入大量葡萄糖液或因口渴而摄入大量含糖饮料可诱发本病。

HHS 的发病机制复杂,未完全阐明。各种诱因下,升糖激素分泌增加,进一步抑制胰岛素的分泌,加重胰岛素抵抗,糖代谢紊乱加重,血糖升高导致渗透性利尿,大量失水,失水多于失盐,血容量减少,血液浓缩,渗透压升高,导致细胞内脱水和电解质紊乱,脑细胞脱水和损害导致脑细胞功能减退,引起意识障碍甚至昏迷。

2.病情评估与判断

(1)病情评估。

1)健康史:评估有无糖尿病病史及诱发 HHS 诱因,如应激、摄水不足、失水过多、高糖摄入、使用易诱发的药物等。

2)临床表现:本病起病缓慢,可从数日到数周,主要表现为多尿、多饮,有食欲减退或不明显的多食。随着病程进展,出现严重的脱水和神经系统症状和体征。脱水表现为皮肤干燥和弹性减退,眼球凹陷、唇舌干裂、脉搏快而弱,卧位时颈静脉充盈不良,立位时血压下降。神经系统表现为反应迟钝、烦躁或淡漠、抽搐、嗜睡、渐陷入昏迷。患者晚期尿少甚至尿闭。

3)辅助检查:血糖达到或超过 33.3mmol/L(一般 33.3～66.6mmol/L),尿糖强阳性,尿酮体阴性或弱阳性,血浆渗透压达到或超过 320mOsm/L,动脉血气分析示 pH≥7.30 或血 HCO_3^- 浓度≥15mmol/L。

(2)病情判断:对于昏迷的老年人,脱水伴有尿糖或高血糖,特别是有糖尿病史并使用过利尿药、糖皮质激素、苯妥英钠或普萘洛尔者,应高度警惕发生高血糖高渗状态的可能。一旦发生,即应视为危重症。

出现以下表现者提示预后不良:①昏迷持续 48 小时尚未恢复;②血浆高渗透状态于 48 小时内未能纠正;③昏迷伴癫痫样抽搐和病理反射征阳性;④血肌酐和尿素氮持续增高不降低;⑤并发革兰氏阴性菌感染;⑥出现横纹肌溶解或肌酸激酶升高。

3.护理诊断/问题

(1)体液缺乏:与糖高血糖高渗,脱水有关。

(2)潜在并发症:低血糖。

(3)活动无耐力:与四肢麻木、营养失调有关。

(4)皮肤完整性受损:与低蛋白血症有关。

(5)知识缺乏:与高龄、信息来源有限有关。

4.急救与护理

(1)救治原则:HHS 需给予紧急处理,有条件应尽快收住重症监护室。处理原则为:尽快补液以恢复血容量、纠正失水状态及高渗状态,降低血糖,同时积极寻找和消除诱因,防治并发症,降低病死率。

(2)护理措施。

1)即刻护理措施:立即给予吸氧,保持呼吸道通畅。建立 2～3 条静脉通路予以补液。遵医嘱采集血、尿标本进行急诊相关检查。

2)补液:HHS 失水比 DKA 更严重,失水量多在发病前体液的 1/4 或体重的 1/8 以上,应积极谨慎补液以恢复血容量,纠正高渗和脱水状态。目前多主张先静脉输入等渗盐水(0.9%氯化钠),以便较快扩张微循环而补充血容量,迅速纠正低血压。若血容量恢复,血压上升而渗透压和血钠仍不下降时,应注意按医嘱改用低渗氯化钠溶液(0.45%氯化钠)。补液的速度宜先快后慢,最初 12 小时补液量为失液总量的 1/2,其余在 24～36 小时内补入,并加上当日的尿量。视病情可给予经胃肠道补液。

3)胰岛素治疗与护理:宜应用小剂量短效胰岛素。大剂量胰岛素因使血糖降低过快而易产生低血糖、低血钾和促发脑水肿,故不宜使用。高血糖是维持血容量的重要因素,因此监测血糖尤为重要,当血糖降至 16.7mmol/L 时开始输入 5%葡萄糖液并在每 2～4g 糖加入 1U 胰岛素,当血糖降至 13.9mmol/L,血浆渗透压≤330mmol/L 时,应及时报告医生,按医嘱停用或减少胰岛素。

4)严密观察病情:与糖尿病酮症酸中毒的病情观察基本相同,此外,仍需注意以下情况:①补液量过多、过快时,可能发生肺水肿等并发症;②补充大量低渗溶液,有发生溶血、脑水肿及低血容量休克的危险,应随时注意观察患者的呼吸、脉搏、血压、神志、尿量和尿色情况。一旦发现尿液呈粉红色,为发生溶血,立即停止输入低渗液体,报告医生,遵医嘱给予对症处理。

5)基础护理:患者绝对卧床休息,注意保暖。昏迷者应保持气道通畅,保持皮肤清洁,预防压疮和继发性感染。

(三)高血糖症健康指导

1.高血压患者健康教育

要加强随访和管理,通过健康教育使其知道坚持按时服药和非药物治疗的重要性早期诊断,早期治疗,提供良好的保健服务,预防病程恶化,预防复发,促进功能与心理康复。

2.高危人群健康教育

应采用健康教育健康促进矫正不良行为习惯,逐渐养成健康的生活方式,采用有效的监督。控制,减少可避免的高血压患病风险。

3.全人群健康教育

全人群主要是健康人群,重点为儿童青少年、家庭主妇等,通过健康教育与健康促进的方式,使儿童少年从小树立全面的健康观念,养成良好的卫生习惯(如低盐少脂、五谷杂食、新鲜果蔬等),防患于未然,使成年人的知信行向有利于全身,心健康的方向发展,发现并矫正不良习惯,逐渐养成健康的生活方式。

二、低血糖症

低血糖症(hypoglycemia)是由多种原因引起的以静脉血浆葡萄糖(简称血糖)浓度低于正常值状态,临床上以交感神经兴奋和脑细胞缺糖为主要特点的综合征。一般以静脉血浆葡萄糖浓度低于 2.8mmol/L 作为低血糖症的标准。糖尿病患者在药物治疗过程中发生血糖过低现象,血糖水平≤3.9mmol/L 就属于低血糖范畴。当血糖降低时,出现交感神经兴奋的症状,持续严重的低血糖将导致患者昏迷,可造成永久性的脑损伤,甚至死亡。

(一)病因与发病机制

低血糖症是多种原因所致的临床综合征,按病因不同,可分为器质性及功能性;按照低血糖的发生与进食的关系分为空腹低血糖和餐后低血糖两种临床类型。空腹低血糖常见于使用胰岛素治疗、口服磺脲类药物、高胰岛素血症、胰岛素瘤、重症疾病(肝衰竭、心力衰竭、肾衰竭等)、升糖激素缺乏(皮质醇、生长激素、胰高糖素等)等;餐后低血糖常见于 2 型糖尿病患者初期餐后胰岛素分泌高峰延迟、糖类代谢酶的先天性缺乏、倾倒综合征、肠外营养治疗等。

人体内血糖的正常维持有赖于消化道、肝脏、肾脏及内分泌腺体等多器官功能的协调一致。人体通过神经—体液调节机制来维持血糖的稳定。其主要的生理意义在于保证对脑细胞的供能,脑细胞所需的能量几乎完全直接来自于葡萄糖,而且本身没有糖原储备。当血糖降到 2.8～3.0mmol/L 时,体内胰岛素分泌减少,而升糖激素如肾上腺素、胰升糖素、皮质醇分泌增加,肝糖原产生增加,糖利用减少,引起交感神经兴奋,大量儿茶酚胺释放。当血糖降到 2.5～2.8mmol/L 时,由于能量供应不足使大脑皮质功能抑制,皮质下功能异常。

(二)病情评估与判断

1.病情评估

(1)健康史:评估有无糖尿病病史及诱发低血糖的病因,如进食和应用降糖药物等因素。

(2)临床表现:低血糖症常呈发作性,发作时间及频率随病因不同而有所差异。其临床表现可归纳为中枢神经低血糖症状和交感神经兴奋两组症状。

交感神经过度兴奋症状:表现为心悸、面色苍白、出汗、颤抖、饥饿、焦虑、紧张、软弱无力、流涎、四肢冰凉、震颤、血压轻度升高等。糖尿病患者由于血糖快速下降,即使血糖高于 2.8mmol/L,也可出现明显的交感神经兴奋症状,称为"低血糖反应(Reactive Hypoglycemia)"。

中枢神经系统症状:主要为脑功能障碍症状,是大脑缺乏足量葡萄糖供应时功能失调的一系列表现。表现为注意力不集中、思维和语言迟钝、头晕、视物不清等。大脑皮层下受抑制时可出现骚动不安,甚而强直性惊厥、锥体束征阳性。波及延髓时进入昏迷状态,各种反射消失。如果低血糖持续得不到纠正,常不易逆转甚至死亡。

部分患者虽然低血糖但无明显症状,往往不被觉察,极易进展成严重低血糖症,陷于昏迷或惊厥称为未察觉低血糖症(Hypoglycemia Unawareness)。

低血糖时临床表现的严重程度取决于:①低血糖的程度;②低血糖发生的速度及持续时间;③机体对低血糖的反应性;④年龄等。

3)辅助检查:血糖测定多低于 2.8mmol/L,但长期高血糖的糖尿病患者血糖突然下降时,虽然血糖高于此水平仍会出现低血糖反应的症状。

(2)病情判断:可依据 Whipple 三联征(Whipple Triad)确定低血糖:①低血糖症状;②发作时血糖低于正常值(如 2.8mmol/L);③供糖后低血糖症状迅速缓解。根据血糖水平,低血糖症可分为轻、中、重度,血糖<2.8mmol/L 为轻度低血糖,血糖<2.2mmol/L 为中度低血糖,血糖<1.11mmol/L 为重度低血糖。

2.急救与护理

(1)救治原则:救治原则为及时识别低血糖症、迅速升高血糖、去除病因和预防再发生低血糖。

1)紧急复苏:遇有昏迷、心率加快者立即采取相应复苏措施。立即测定血糖,遵医嘱进行其他相关检查。

2)升高血糖:根据病情口服含糖溶液或静脉注射 50%葡萄糖,必要时遵医嘱采用抑制胰岛素分泌的药物治疗。

3)去除病因:及早查明病因,积极治疗原发病。

(2)护理措施。

1)即刻护理措施:立即检测血糖水平。对意识模糊者,应注意开放气道,保持呼吸道通畅。必要时,给予氧气吸入。

2)补充葡萄糖:意识清楚者,口服含 15～20g 糖的糖水、含糖饮料,或进食糖果、饼干、面包、馒头等即可缓解。15 分钟后监测若血糖仍≤3.9mmol/L,再给予 15g 葡萄糖口服。重者和疑似低血糖昏迷的患者,应及时测定毛细血管血糖,甚至无须血糖结果,及时给予 50%葡萄糖液 20ml 静脉注射,15 分钟后若血糖仍≤3.9mmol/L,继以 50%葡萄糖液 60ml 静脉注射,也可给予 5%或 10%的葡萄糖液静脉滴注,必要时可遵医嘱加用氢化可的松和(或)胰高糖素肌内或静脉注射。神志不清者,切忌喂食以避免呼吸道窒息。昏迷患者清醒后,或血糖仍≥3.9mmol/L,但距离下次就餐时间在一个小时以上,给予含淀粉或蛋白质食物,以防再次昏迷。

3)严密观察病情:严密观察生命体征、神志变化、心电图、尿量等。定时监测血糖。意识恢复后,继续监测血糖至少 24～48 小时,同时注意低血糖症诱发的心、脑血管意外事件,要注意观察是否有出汗、嗜睡、意识模糊等再度低血糖状态,以便及时处理。

4)加强护理:意识模糊患者按昏迷常规护理。抽搐者除补充葡萄糖外,按医嘱可酌情使用适量镇静剂,注意保护患者,防止外伤。

(三)低血糖症健康指导

低血糖症纠正后,对患者及时的实施糖尿病教育,指导糖尿病患者合理饮食、进餐和自我检测血糖方法,让患者知晓在胰岛素和口服降糖药治疗过程中可能会发生低血糖,指导患者携带糖尿病急救卡,对于儿童或老年患者的家属也要进行相关的培训,教会患者及亲属识别低血糖早期表现和自救方法。

第八节　脑卒中

脑卒中(stroke),是指由于急性脑循环障碍所致的局限或全面脑功能缺损综合征,分为缺血性脑卒中和出血性脑卒中。缺血性脑卒中(Ischemic Stroke,IS),又称脑梗死(Cerebral Infarction,CI),是指各种原因所致脑部血液供应障碍,导致局部脑组织缺血、缺氧性坏死,出现相应神经功能缺损的一类临床综合征,是最常见的脑卒中类型,占全部脑卒中的60%～80%。按病理机制可将脑梗死分为脑血栓形成、脑栓塞和腔隙性脑梗死。其中,脑血栓形成和脑栓塞是急诊科常见的脑血管急症。出血性脑卒中,也称脑出血(Intracerebral Hemorrhage,ICH),是指非外伤性脑实质内出血,占全部脑卒中的20%～40%,根据出血部位不同可分为脑出血和蛛网膜下隙出血。

一、病因与发病机制

脑卒中的危险因素包括高血压、细菌性心内膜炎、高脂血症、糖尿病、吸烟、口服避孕药和房颤等。脑血栓形成的常见病因是动脉粥样硬化和动脉炎。脑栓塞按栓子来源不同可分为心源性、非心源性和来源不明三类,其中60%～75%的栓子为心源性,如心房纤颤时附壁血栓脱落形成的栓子、心肌梗死形成的附壁血栓、心脏外科手术体外循环产生的栓子等。脑梗死最常见病因为脑动脉粥样硬化,其次为脑动脉炎、高血压、糖尿病和血脂异常等。80%以上的脑出血是由高血压性脑内细小动脉病变引起,其他病因有动－静脉血管畸形、脑动脉瘤、血液病、抗凝或溶栓治疗等。蛛网膜下隙出血的常见病因是颅内动脉瘤。

二、病情评估与判断

(一)初步评估

分诊护士对于疑似脑卒中的患者必须立即进行迅速评估和分诊,评估时可使用卒中量表,如美国辛辛那提院前卒中量表(Cincinnati Prehospital Stroke Scale,CPSS),其中出现CPSS中的1个异常结果,表示卒中的概率为72%。如果出现所有3个异常结果,则表示卒中的概率大于85%。

(二)卒中严重程度评估

卒中严重程度的评估可以使用美国国立卫生研究院卒中量表(National Institutes of Health Stroke Scale,NIHSS),NIHSS用于评估有反应的卒中患者,是目前世界上较为通用的、简明易行的脑卒中评价指标,根据详细的神经学检查,有效测量卒中的严重程度。

脑干和小脑大量出血的患者病情较危重。脑干出血尤其是脑桥出血预后很差,多可在48小时内死亡。小脑大量出血病情进展迅速,因血肿压迫脑干发生枕骨大孔疝而死亡。

(三)判断

由于出血性脑卒中和缺血性脑卒中在治疗上有显著的不同,出血性卒中的患者禁忌给予抗凝和纤溶治疗,而缺血性脑卒中在症状出现后3小时内可以提供静脉溶栓疗法,应注意早期识别脑卒中,并对出血性和缺血性脑卒中进行鉴别。

三、临床表现

脑卒中的患者可有如下症状和体征:①原因不明的突发剧烈头痛;②眩晕、失去平衡或协调性;③恶心、呕吐;④一侧脸部、手臂或腿突然乏力或麻木;⑤不同程度的意识障碍;⑥双侧瞳孔不等大;⑦说话或理解有困难;⑧偏瘫;⑨吞咽困难或流涎等。

四、护理诊断/问题

(一)生活自理缺陷

与肢体活动障碍有关。

(二)清理呼吸道无效

与呼吸道分泌物过多、痰液黏稠、身体无力有关。

(三)活动无耐力

与疲劳、呼吸困难有关。

(四)并发症

发生肺部感染,泌尿系感染等。

五、护理措施

(一)即刻护理措施

(1)立即给予患者卧床,避免情绪激动;床头可抬高 30°,减轻脑水肿。

(2)保持呼吸道通畅,给氧,及时清除口腔内分泌物和呕吐物,舌后坠者予以口咽通气道协助通气,必要时做好气管插管或气管切开的准备。

(3)心电监护,密切观察患者的生命体征、意识、瞳孔及肢体的变化,评估是否有意识障碍加重、血压升高、瞳孔不等大、呕吐等再出血及颅内压增高表现,是否并发心肌梗死或心律失常。

(4)建立静脉通路,遵医嘱准确给药及正确留取血液标本进行血常规、出凝血时间、血糖等检查。

(5)对烦躁不安者,予以床栏,必要时给予保护性约束,防止坠床。

(6)迅速协助完成神经病学检查、十二导联心电图和脑 CT 扫描。

(二)降低颅内压

遵医嘱应用脱水药,通常使用 20%甘露醇、呋塞米等药物。20%甘露醇为高渗性液体,应选择粗大的上肢静脉输注,保证在 15～30 分钟内滴完,并注意保护血管及局部组织,防止外渗。密切观察瞳孔、血压、尿量的变化,监测肾功能和血液电解质浓度,动态评估用药效果及药物不良反应。

(三)调整血压

急性期血压升高是对颅内压升高的一种代偿反应,一般不需紧急处理,但过高的血压增加再出血的风险。一般来说,当收缩压>200mmHg,或平均动脉压>150mmHg 时,应积极控制血压:遵医嘱静脉应用降压药物时,需使用输液泵严格控制给药速度,加强血压监测,并随时根据血压调整滴速,以免血压下降过快导致脑低灌注。此外,血压升高也可因躁动、气道梗阻、膀胱充盈等因素引起,需注意去除这些诱因。

(四)溶栓治疗的护理

严格按医嘱剂量给药,密切观察患者有无出血倾向,如头痛、呕吐、意识障碍加重等脑出血症状,以及牙龈、皮肤黏膜、穿刺部位、消化道出血征象,遵医嘱复查凝血时间、头部 CT,评价溶栓效果及病情变化。

(五)并发症护理

1.高血糖

当血糖>10mmol/L 时,应遵医嘱予以胰岛素治疗,将血糖控制在 7.8～10mmol/L,注意监测血糖,避免低血糖。

2.心脏损伤

动态心电监测,随时做好检查心肌损伤标志物的准备,及时发现和治疗心脏损伤。

3.上消化道出血

密切观察患者有无消化道出血征象,遵医嘱给予预防性措施。

(六) 物理降温

出血性脑卒中急性期发热较多见,降低体温,使脑代谢率降低、耗氧量减少,有利于保护脑细胞和减轻脑水肿。可用头枕冰袋、冰帽、冰毯行物理降温,最好使体温保持在 32～36℃。

(七) 加强基础护理

昏迷患者应及时清除其口腔和气管内分泌物,防止反流、误吸等,采取翻身、叩背等排痰措施,加强口腔护理,预防肺部感染。加强皮肤护理,预防压疮。保持肢体功能位置。做好尿管和会阴护理,防止尿路感染。

(八) 做好术前准备及转运护理

当病情危重致颅内压过高,内科保守治疗效果不佳时,及时完善外科手术治疗的准备。需住院治疗的患者,应做好入院转运前的各项准备工作,保障转运途中患者安全,按要求做好交接工作。

六、健康指导

(1)慎起居,避风寒,节饮食,畅情志,戒烟酒。

(2)卒中的可控危险因素包括:吸烟、酗酒、过度肥胖、高压病、糖尿病、高脂血症等。

(3)个体化建议:请注意戒烟、限酒;适度锻炼;控制体重;低盐低脂饮食;若没有上述疾病也应该每年随访血压、血糖、血脂。

(4)康复建议:神经康复科门诊继续康复治疗;在能耐受范围适当活动,建议可行力所能及的运动,如慢走;生活不能自理者可予被动运动。

第七章　影像科护理

第一节　X成像与造影检查护理

一、常规护理流程

(一)护理评估

1.患者

(1)评估患者的年龄、性别、病情与摄片部位,以及是否必须行该项检查。

(2)是否佩戴影响X线穿透力的物质,如发卡、金属饰物、膏药和敷料等。

2.用物

防护设备、相关急救设施及屏风等保护隐私的设备是否准备齐全。

3.环境

温湿度是否适宜,适宜的温度范围是18~22℃,适宜的湿度为50%~60%。

(二)护理措施

1.检查前

(1)认真核对患者的姓名、住院号、性别、年龄、摄片位置。

(2)告知患者行X线检查的过程及注意事项,缓解患者紧张情绪;婴幼儿需家属配合,老年人需注意是否有家属陪同;为需要给氧的患者备好氧气袋;危重患者应行床旁X线检查。

(3)评估患者病情,密切观察,对于传染性疾病采取相应措施进行防护,且在情况允许的条件下,建议该患者最后检查。

(4)取下所有影响X线穿透力的物质,交于家属保管。

(5)告知患者家属:检查时,放射室门上的警告指示灯会亮,请一律在防护门外等候,不要在检查室内等候拍片。

(6)防护设备、急救设施及屏风等保护隐私的设备处于完好备用状态,患者非检查部位已做好射线防护。

2.检查中

密切观察病情,耐心帮助患者进行体位更换。

3.检查后

(1)告知患者取片时间,并记录此次的照射时间与剂量。

(2)根据情况进行环境仪器等用物的消毒灭菌。

二、X线对于不同系统的检查护理

(一)呼吸系统

1.概述

呼吸系统疾病是危害我国人民健康的常见疾病,近年来由于人口老龄化、空气质量不佳等原因,其发病率与病死率在不断增加。肺部因充满气体,存在良好的天然对比性,故 X 线检查对于协助诊断呼吸系统疾病具有十分重要的临床价值。

呼吸系统 X 线检查的一般护理流程同常规护理流程一样,以下仅描述此类检查时的护理重点。

(1)重点评估患者的年龄、病情、呼吸功能状况。

(2)依据患者病史和检查目的指导患者进行不同类型的呼吸训练,如深吸气后屏气摄影或深吸气后再深呼气后屏气摄影等。

(3)密切观察患者病情,有无呼吸困难等变化。

2.透视与摄片

(1)透视优点:①相比于胸片,可在较短时间内得出初步诊断;②检查中可随意转动患者体位,观察与肋骨或肺门重叠的病变,借助于呼吸运动可观察肋骨和膈的活动,补充胸片在诊断上的不足。

(2)透视不足:①因病变在荧光屏上的空间和密度分辨率原因,因而对显示病变的形态、边缘、密度及数量不如胸片;②不能留下病变的永久记录,不方便确切观察病变的动态变化和会诊。然而根据国内情况,透视仍是目前诊断呼吸系统疾病常用的方法。

(3)摄片:摄片是呼吸系统疾病 X 线诊断的基础方法。照片清晰度优于透视,能够显示细微病变,并能留下客观记录,方便复查对比和会诊。全面观察病变的部位和形态应摄正侧位胸片。对于两肺弥散分布的粟粒病灶、小结节病灶及网状蜂窝状病变,一般用正位胸片。体位不正,摄片条件不合适或呼气位胸片,如不全面分析易导致误诊。具体分类如下。

1)千伏摄影:千伏胸部正位片能使肋骨、胸大肌、乳房阴影淡化,增加肺野可见范围,提高肺内病变的清晰度,使气管、主支气管、肺门部血管、支气管及肺纹理显影清楚。因而能发现普通胸片不能发现的病变,显示播散性粟粒病灶、小结节病灶、网状、蜂窝状及索条状病灶的边缘比普通胸片清晰。

2)体层摄影:亦称断层摄影,其基本原理是投照时 X 线管与片匣沿某一支点向相反方向移动,使支点平面的结构保持相对静止。因而该层面影像清晰,不属于该层面的结构由于移动而影像模糊。X 线管与片匣移动的形式有直线方向的弧形移动及多反向移动(大圆、小圆、椭圆、螺旋、圆内摆线等),直线移动体层比多方向移动体层曝光时间短,适合于气短患者检查。

3)荧光缩影:亦称荧光摄影或间接摄影。将透视荧光屏上的影像用普通照相机照下来,照出的片子比实际缩小。常用的胶片大小可有 70mm 与 100mm 两种。此种检查方法常用于集体健康检查。

胸部疾病诊断中,常把支气管阻塞改变、肺部病变、胸膜病变、纵隔病变及膈改变的基本表现称为基本病变的 X 线表现。它在诊断中的作用同疾病的症状和体征的作用。一种疾病可有一种基本病变的 X 线表现,也可有几种基本病变的 X 线表现。虽然在胸部基本病变 X 线表现中,对于疾病有特异性者并不多,但这些基本病变的 X 线表现是进行 X 线诊断的基础。因此,在临床工作中应根据患者的实际情况,合理采用不同的呼吸方式进行胸部 X 线检查。如深吸气后可使肺内含气量增加,膈肌下降,肺野及肋骨在膈上显示范围增加,影像具有良好对比,有利于肺内疾病的观察。而深吸气后再深呼气后屏气摄影,则多用于桶状胸、肺气肿及气胸的观察,原因是深呼气后肺内含气量减少,正常肺内透光度减小,因而更利于气胸的显示。

(二)运动系统

1.概述

X线检查对运动系统疾病具有十分重要的临床价值。骨组织密度高,与周围软组织有良好的对比,且骨本身的皮质骨、松质骨和骨髓腔之间也有足够的对比度,故X线平片可非常清晰地显示骨和关节细微的骨质结构,不仅可以发现病变、明确病变的范围和程度,而且对很多病变能做出定性的诊断。加之常规X线检查费用低、过程简便易行,是运动系统疾病的首选检查方法。

运动系统X线检查的一般护理流程同常规护理流程一样,以下仅描述此类检查时的护理重点。

(1)重点评估患者的运动功能状况。

(2)对于躯体移动障碍者过床等操作给予帮助保护,预防跌倒、坠床等意外发生。

(3)协助躯体移动障碍的患者安全过床及返回病房。

2.检查方式

(1)X线检查是最基础、最常见的影像学检查之一,以操作简便、费用低廉、信息量大等优势成为骨肿瘤诊断的首选方式,该方法可准确反映病灶的发生部位、范围、病灶生长方式及其与周围组织的关系等;还可显示病变程度及类型,协助临床医生对病灶性质、复发与否或转移情况等做出准确判断,从而制订出适当的治疗方案,提高治疗效果。但也存在不足,即此方法获得的影像图存在一定程度的重叠现象,会对部分组织和结构的判断造成影响。

(2)数字化X线摄影其检出率明显高于常规X线摄影。且因其分辨率高,对于部分密度较低病灶,特别是接近背景密度的微小病灶与淡薄片状影具有图像可调性与敏感可探测性,大大提升了对骨折等疾病的检出率。在骨外伤诊断中,数字化X线摄影因病变显示清晰,摄影质高,可作为骨外伤患者X线检查的首选,为临床提供可靠的诊断依据。

(3)X线平片是诊断骨关节结核首选的影像学检查,可对骨质破坏、骨质增生及骨膜增生等基本病变进行整体观察,简便易行。但其完全确诊还需结合CT及MRI检查等。

(4)双能X线骨密度仪可测定脊椎、股骨以及身骨量,具有扫描时间短、精密度与准确度高、患者受照剂量低等优势,是目前临床工作中测量骨密度、预测骨质疏松症患者骨折发生概率的准确而有效的放射学技术。

(三)消化系统

1.概述

消化系统疾病影像检查以造影、B超、CT为主,腹部透视及平片常用在造影检查前,以了解肠内积气、积液情况,对疑有肠梗阻、胃肠穿孔、肠套叠等疾病应作为常规检查,还能了解腹部有无异常钙化或其他致密物等。

消化系统X线检查的一般护理流程同常规护理流程一样,以下仅描述此类检查时的护理重点。

(1)嘱患者在摄片前3d,不宜用X线显影的药物,如含铁、碘、钡、钙等制剂,以及不易溶化的药物。

（2）检查前 2d 服用活性炭片，吸附肠道里的气体。

（3）检查前一天晚上服用泻药，帮助排便。检查当天早晨禁食，尽量排空大便。

（4）输尿管结石、大便可能造成显影不明显，故在拍平片前给予清洁灌肠。

（5）孕妇禁做腹部平片。

2.部分疾病 X 线诊断

（1）肠梗阻 X 线腹部平片诊断标准小肠梗阻具体表现：小肠呈扩张状态，肠管内部直径超过 3.0cm 以上，并带有液气平面；结肠梗阻具体表现：结肠呈扩张状态，肠管内部直径超过 6.0cm以上，并带有液气平面。将螺旋 CT 与 X 线腹部平片联合应用于临床诊断肠梗阻病症，能提高其诊断的准确率。

（2）肠套叠（intussusception）临床疑似病例腹部平片发现胃肠道（尤其是小肠）气体明显减少，提示有一定诊断意义；结肠内软组织团块样影是腹部平片诊断肠套叠的特征性表现，是由于套叠部周围肠管含有气体衬托出套叠肠管的表现。

（3）急性全腹膜炎普通 X 线检查可显示：①游离气腹征；②腹膜增厚征；③腹腔积液征；④反射性肠郁张征；⑤肠壁增厚及粘连征（纤维蛋白附着于肠外壁所致）；⑥胁腹指线加宽、密度增大征。这些征象均需对照仰卧位和侧卧位水平腹部平片来加以确定。

（四）循环系统

1.概述

心脏位于纵隔内，与两侧胸腔相邻。X 线穿透胸部后，由于心脏与肺组织对 X 线的吸收不同，心脏的边缘与含气的肺组织形成良好的自然对比。X 线检查以其普及率高、价格低廉、简便易行、观察肺循环敏感、准确和诊断效果好等优点，广泛应用于循环系统。按照检查方法不同，心脏 X 线常规检查分为透视和摄影两种。

循环系统 X 线检查的一般护理流程同常规护理流程一样，以下仅描述此类检查时的护理重点。

（1）重点评估患者的年龄、病情、呼吸、循环功能状况。

（2）依据患者病史和检查目的指导患者进行不同类型的呼吸训练。

（3）指导患者平静呼吸下屏气摄影，以进行心脏大小形态的观察。

2.检查注意事项

（1）进行心脏大血管 X 线检查时，常规应用摄影检查，必要时再辅以透视。

（2）普通 X 线检查不能直接显示心脏房室瓣、乳头肌和房室间隔等心内结构，不能区分心肌和心包组织，但是可清楚显示心脏和大血管的边缘和轮廓。进行普通 X 线检查，医生可根据心脏大血管的边缘和轮廓，判断心脏各房室是否增大，并确定其位置；通过观察心脏大血管边缘的搏动幅度和节律，可准确判断被检查者的心功能状态。

（3）普通 X 线检查显示肺循环较为敏感，能在患者出现临床症状前早期发现肺水肿，及时做出左心功能不全的诊断，使患者得到及时治疗。这也是普通 X 线检查优于其他影像学技术的独到之处。此外，普通 X 线检查还可显示心脏大血管的钙化，根据其所在部位和程度判断其病理意义，有利于多种疾病的诊断和鉴别诊断。

（4）心脏大血管 X 线摄影有后前位、右前斜位、左前斜位和左侧位 4 个标准位置，通常需要联合应用。传统上主张联合应用后前位、左前斜和右前斜位,即心脏三位像;但是目前以后前位和左侧位组合最为常用。心脏投照时为减小放大率所致的失真,X线球管应至少距离胶片暗盒2m,所以心脏X线摄影又称远达摄影。4个标准位置的投照方法如下。

1)后前位(亦称正位):患者直立,前胸壁贴近胶片暗盒、X线由后向前水平穿过人体胸部。

2)左侧位:患者取侧位,左胸壁贴近胶片暗盒。

3)右前斜位:患者右胸前旋使胸冠状面与胶片成45°。

4)左前斜位:患者左胸前旋使胸冠状面与胶片成60°。

(5)平静呼吸下屏气摄影有利于进行心脏大小形态的观察。若在深吸气后屏气摄影,肺内含气量增加,对心脏产生一定的外力影响,心胸比率的精确度下降,影响观察与判断。

(五)神经系统

1.概述

神经系统疾病常规采用头颅平片检查,操作简便,经济无痛苦。近年来,随着数字化X线成像(Digital Radiography,DR)和计算机X线摄影(Computed Radiography,CR)的发展,使平面技术完全实现了数字化,便于图像的保存和传输,也有利于提高诊断的效率。头颅平片检查对头颅外伤、头颅先天性畸形和颅骨疾病等较为合适,对颅内疾病也有一定诊断价值。但在没有颅骨改变和颅内可以观察到的异常密度时,颅骨平片的诊断价值不大。

神经系统X线检查的一般护理流程同常规护理流程一样,以下仅描述此类检查时的护理重点。

(1)重点评估患者的年龄、神志、病情。

(2)神志障碍的患者需有家属或陪检人员陪同。

(3)依据检查要求耐心帮助患者进行体位摆放,必要时补充采用颏顶位、额枕位、眼眶位、局部切线位等特殊投照位置。

2.头颅平片检查

头颅平片一般用正、侧位,以显示颅骨和颅腔全景。后前位片应使大脑镰所在的矢状面垂直于胶片,而侧位片应使蝶鞍骨皮质显示清晰,左右前床突、后床突重叠,眶板投影为一条线。

根据病情的需要,可加摄其他位置或运用体层摄影等特殊方法来帮助诊断。为显示局部颅骨的详情,有时需补充一种或几种特殊投照位置,包括颏顶位、额枕位、眼眶位、局部切线位等。体层摄影主要用以检查颅底部骨质和骨斑情况。立体摄影用于检查颅内斑或异物与颅腔位置关系。放大摄影以显示局部骨结构的细节。

(六)乳腺疾病

1.概述

乳腺疾病是女性常见病、多发病,随着生活节奏的加快以及社会压力的增加,年轻女性发病率明显上升。X线是乳腺疾病筛查和临床诊断的首选方法,是以微小钙化为主要表现的恶性病灶的最敏感检查方法,有利于乳腺癌的早期发现和早期诊断。

乳腺疾病X线检查的一般护理流程同常规护理流程一样,以下仅描述此类检查时的护理重点。

(1)重点评估患者的年龄、心理状况与病情,了解生育史、哺乳史、经史、家族史以及其他病史;建议在不影响病情诊断及治疗的情况下,选择月经来潮后 7 天左右进行检查。

(2)自外上象限逆时针进行乳腺触诊,必要时对腋窝淋巴结和乳头触诊,了解肿块质地、活动度、大小和部位,性状及有无溢液。

(3)告知患者检查时需要充分暴露乳房,针对患者可能存在的焦虑、紧张等心理给予沟通干预,缓解或消除其不良情绪。

(4)清除胶带残留在皮肤表面上的污渍、残留乳腺导管造影的造影剂、贴在伤口表面的纱布、乳头溢液的残留渍等,以消除造成伪影的因素。

(5)指导患者取立位,根据患者的发育情况、年龄手动设置曝光条件或采用全自动曝光系统控制。投照内外侧斜位、轴位;非常规情况下还要加拍特殊体位,比如外上至内下斜位、90°侧位以及局部点压放大摄片。

(6)加强沟通,乳房加压时要确保在患者的承受范围内。

(7)注意及时关门,保护患者隐私;检查结束后需等患者穿戴好衣物后才开门。

2.乳腺检查

(1)在女性乳腺的常规检查中,数字化乳腺钼靶摄影技术具有操作简单、无创、乳腺摄影质量高、放射剂使用量少、诊断准确率高的优势。

(2)乳腺是一个终身变化的器官,年龄、月经周期、妊娠、经产、哺乳以及内分泌等因素均可对乳腺 X 线表现产生影响。在月经来潮后 7 天左右进行检查,则乳腺变化最小,是检查乳腺有无结节、肿块的最佳时间。在观察时除要注意两侧乳腺对比外,还要结合年龄、生育史、临床及体检所见进行综合判断。

(3)内外侧斜位、轴位是最常用的摄影体位。其投照野覆盖可很好覆盖腋窝下部和乳腺的外上象限。摆位时根据患者高矮胖瘦调整机架的度数,通常情况下是 45°,矮胖调低,瘦高调高,在与患者胸肌平行的方向上摆放暗盒。引导患者放松乳房,在暗盒外下方放置肘部,扶手下部放置手。确保乳房下皱褶打开,乳头无下垂,乳房以向上向外方向外展,并确保摄影范围包含后外侧的乳房附件和腋窝。轴位摄影体位可有效显示较表浅的内、外侧病变,该体位又叫头尾位。拍照时患者应头转向对侧乳腺、双臂下垂、身体稍前倾,暗盒高低的调节要根据患者的身高;确保乳头展开,皮肤无皱褶,乳房置于摄影台面正中,并尽可能包含胸大肌,压迫过程引导患者放松与被检查乳房同侧的肩膀。选用 90°侧位可用于检查乳房上方或下方的肿块,与内外侧斜位、轴位等常规体位结合还能有效检查钙化灶。加拍局部点压放大摄片,可有效应对因乳房致密而无法辨清的钙化灶数目、形态以及肿块边缘、密度。加拍外上至内下斜位可覆盖位于乳房内侧的病灶。

(4)为了减少散射线的影响以及乳腺组织对 X 线的吸收,需要对形态过大的乳房进行加压,确保乳腺片的清晰度,避免运动产生的影像模糊。值得注意的是,乳房加压时要确保在患者的承受范围内。且为了避免肿瘤因机械压力发生扩散,对有较大肿块且疑为恶性肿瘤的乳房的加压固定不宜过重。

第二节 计算机断层扫描常规护理

一、常规护理流程

(一)护理评估

1.患者

(1)年龄、性别、目前的临床表现:①生命体征是否平稳;②神志意识是否清楚等。

(2)病史:既往史、检查史、用药史、过敏史、家族史。

(3)评估是否还需行其他检查,若当天还需做腹部 B 超、肝功能、甲胎蛋白、胃镜、肠镜等需禁食禁饮检查者,应协调其先做其他检查,再行 CT 检查。

(4)行增强检查者需评估曾经是否使用过类似对比剂,以及患者的静脉情况。

(5)检查部位是否有金属饰品或可能影响 X 线穿透力的物品。

(6)风险筛查:①有无 CT 检查相对禁忌证;②有无 CT 增强检查绝对禁忌证;③是否为跌倒、坠床等事件发生的高危人群(小儿、老年人及躁动患者等)。

(7)是否具有较好的理解与配合能力。

(8)心理状态:是否表现出焦虑、紧张情绪等。

2.医护人员与陪同人员

(1)医护人员:①是否掌握基本的影像诊断知识,能根据受检者特点、诊断的需要,设置个性化的扫描流程与参数;②是否具备风险评估、急救处理以及防护能力;③是否熟悉影像危急值的范围。

(2)陪同人员:是否具有较好的理解与配合能力,是否具备防护知识。

3.环境

各类检查设备、警示标志、防护物品以及急救设备与物品、药品等是否准备齐全。

(二)护理措施

1.检查前

(1)核对患者姓名、年龄、性别、检查申请单,住院患者查对手腕带,小儿与女性患者注意是否一定要行该项检查。

(2)确认患者无检查禁忌证,且检查部位未携带任何含有金属的饰品或可能影响 X 线穿透力的物品。

(3)向患者及陪同人员讲解 CT 检查的时长(如在诊断或鉴别肝血管瘤时,需注射对比剂后延迟 5～7min 再做病灶层面扫描)、禁忌证与适应证以及射线防护等相关知识,并发放宣传册,帮助患者及陪同人员理解;耐心解答患者疑虑,减少其紧张恐惧心理。

(4)行增强检查者,确认其本身与家族中无药物(如对比剂)与食物过敏史等;若为高危人群,应提前做好预防工作;签订知情同意书,选择合适的穿刺工具,建立静脉通道,并提前预热对比剂。

(5)根据检查部位做好相关准备:①胸、腹部检查者:进行屏气训练,保证扫描时胸、腹部处于静止状态;②胃肠道者:检查前饮水;③颈部和喉部检查者:告知受检者不能做吞咽动作;④眼部检查者:告知患者闭上双眼,尽量保持眼球不动,不能闭眼者让其盯住正前方一个目标。

(6)特殊患者:①儿童或意识不清及烦躁不能配合者,应遵医嘱用镇静剂或麻醉后再行检查;②病情较重者,必须由医生陪同检查。

(7)医护人员具备良好的风险评估与急救能力,并掌握基本的影像诊断知识,能根据受检者的特点、诊断的需要优化参数,以减少射线照射。

(8)各类检查设备、警示标志、防护物品以及急救设备与物品、药品等准备齐全。

(9)检查室空气流通,注意保暖。

2.检查中

(1)体位:①根据检查目的与部位,协助患者摆放体位,注意保护患者隐私;②告知患者保持正确的体位,不能随意移动,以免产生伪影。

(2)心理护理:告知患者检查过程中可能出现的不良反应,嘱其不要紧张、害怕,并适时与患者沟通。

(3)严密观察患者生命体征与病情变化。

(4)行增强检查者:①正确安装高压注射器管道,排除管道内空气,确保患者静脉通道与高压注射器连接的紧密性,预防管道脱落;②进行试注射,先试注射生理盐水 20~30ml,将手放到留置针尖的近心端,感觉液体在血管中明显的冲击力。做到"一看,二摸,三感觉,四询问",以确保高压注射管路与血管连接通畅,并告知患者,在注射时如有不适立即告知医护人员。同时密切观察增强图像对比剂的进入情况,及时发现渗漏。

(5)辐射防护:注意对患者的非检查部位与参与检查的陪同人员进行射线防护,对于敏感器官应重点防护(如生殖腺、甲状腺、眼球等)。

(6)在不影响诊断的情况下,应通过优化参数,缩短检查时间,特别是针对小儿和女性患者,以减少射线带来的危害。

(7)根据患者类型,适当调节环境温度,注意保暖。

3.检查后

(1)协助患者整理好衣裤和下检查床,询问否有不适。

(2)记录本次检查的时间与照射剂量。

(3)对于参与检查的医护人员,应及时记录并对累积剂量进行评估。

(4)对使用的各类防护设备进行对应的处理。

(5)指导行增强检查者到观察区休息 30min,如有不适及时告知医护人员;对于高危门诊患者建议留观,住院患者建议医护人员陪同回病房。

(6)医护人员定时巡视观察区,询问患者有无不适,及时发现不良反应与处理。

(7)合理水化:指导患者多饮水(不少于 100mL/h)以利于对比剂排出,预防对比剂肾病。

(8)拔留置针:观察 30min 后,如无不适方可拔针,指导正确按压穿刺点,无出血方可离开,并提醒携带好随身物品。

(9)告知患者及陪同人员取片时间及地点回家后继续观察和水化,如有不适及时电话联系。

二、常见检查部位的护理

(一)头颈部与五官

头颈部与五官包括颅脑、眼与眼眶、鼻和鼻窦、颞骨及内听道、鼻咽、口咽、喉部、口腔颌面部等部位。

适应证:甲状腺病变,如囊肿、腺瘤、甲状腺及甲状旁腺肿瘤等;颈动脉间隙内病变的恶性肿瘤、颈动脉瘤、副神经节瘤、神经鞘瘤和神经纤维瘤;颈动脉粥样硬化和颈静脉血栓形成,静脉炎、蜂窝织炎和脓肿等;咽旁、咽后、椎前间隙的良、恶性肿瘤等;颈椎病变、外伤等。

禁忌证:严重心、肝、肾功能不全者,对含碘对比剂过敏者。

头颈部与五官 CT 检查的一般护理流程同常规护理流程一样,以下仅描述此类检查时的护理重点。

1.颅脑与鞍区

鞍区包括蝶鞍、鞍膈、垂体、海绵窦、鞍上池、鞍上血管和下丘脑等部位,是颅内病变的好发部位之一。鞍区病变较多,更多见的是垂体瘤、脑膜瘤、颅咽管瘤、胶质瘤和脊索瘤。多数病例可根据 CT 所见定性,尤其是二维图像重建技术可显示鞍区肿瘤的内部特征、生长方式、侵犯范围及其与周围血管的关系,对准确诊断鞍区部位的病变有重要价值。

适应证:鞍内肿瘤、颅脑外伤累及鞍区、观察鞍区肿瘤侵犯周围结构情况、鞍区先天性发育异常、鞍区肿瘤术后复查、鞍区血管性疾病、鞍区感染、鞍区骨源性疾病等。

(1)检查范围:从前床突至后床突。

(2)体位:仰卧位或俯卧位,头部置于头架内。

(3)护士重点评估:患者头颅活动与呼吸情况,查看其他检查的阳性体征和结果,排除增强检查的禁忌证;筛选高危人群确定患者是否需要镇静、吸氧等;评估患者是否能饮水,从而考虑对比剂排泄情况。

(4)防止伪影:为防止产生运动伪影,需行检查训练指导患者检查时不要做吞咽、呵欠、咳嗽、转动眼球等动作,否则将导致病灶的遗漏和误诊。

(5)其他:若患者因为颈部受伤等不能保持正中位,应及时告知医生,同时防止二次损伤的发生而加重病情。

2.眼与眼眶

眼眶由额骨、筛骨、蝶骨、腭骨、泪骨、上颌骨和颧骨 7 块骨构成。CT 对确定眶内肿瘤的存在、位置、大小、范围,以及区别良性与恶性比较可靠。

(1)检查范围:自眶上壁至眶下壁。护士在检查前应注意监督患者的检查部位。眼睛敏感、易受伤害,注意防护,避免过多的照射。

(2)体位:眶耳线与检查床垂直,将两眼瞳间线中点放置在表面线圈的中心位置上,并将两侧眼眶均置于线圈内,最后固定线圈与患者头部;临床怀疑眼静脉曲张者选择俯卧位;患者皮肤不能直接碰触仪器内壁及各种导线,防止灼伤。

(3)防止伪影:为防止产生运动伪影,需行检查训练指导患者检查时不要做吞咽、呵欠、咳嗽、转动眼球等动作,否则将导致病灶的遗漏和误诊。

(4)其他:为患者提供耳塞,指导患者正确使用,头部进入狭小空间时需紧闭双眼,提高一次性检查成功率。

3.鼻与鼻窦

CT 检查是诊断鼻窦炎的重要手段,也是鼻窦炎手术前必须做的系列检查之一。鼻窦炎经常和鼻息肉并存,CT 可以显示鼻息肉、鼻窦炎的范围,清晰显示各鼻窦及其比邻区域的细微结构,为医生诊断和治疗鼻窦炎提供重要依据;通过 CT 检查,还有助于鼻窦炎与其他疾病,如鼻窦癌等进行区别。

(1)检查范围:上齿槽至额窦。

(2)体位:安置仰卧位,头先进,对准鼻根线,固定头部。

4.颞骨与内听道

(1)检查范围。

1)颞骨:属于颅骨中的脑颅骨,共两块,左右各一;位于头颅两侧,并延至颅底,参与构成颅底和颅腔的侧部,形状不规则。以外耳门为中心可分为颞鳞、鼓部和岩部三部分。

2)内听道:隐蔽而狭小,内听道及毗邻结构复杂而繁多,内听道内的神经包括面神经、蜗神经、前庭上神经及前庭下神经,面神经及前庭神经通过内听道口进入内听道内。

(2)适应证:颞骨外伤、颞骨肿瘤、听神经瘤、急慢性化脓性中耳乳突炎、先天发育异常、骨性外耳道畸形、内耳道畸形等。

颞骨及内听道 CT 是诊断耳部疾病的重要方法,也是术前的一项重要辅助检查,它在临床诊断和病例的个性化治疗中起着重要作用。通过充分利用 CT 检查提供的大量病变信息,帮助医生熟悉中耳各结构的情况,做好手术个体化设计,能有效减少手术意外,提高手术质量。

(3)体位:侧卧位。

(4)注意事项:检查前护士应注意患者是否有助听器。

5.鼻咽、口咽与咽喉

(1)检查范围。

1)鼻咽:指腭帆平面以上的部分,向前经鼻后孔通鼻腔。在其侧壁正对下鼻甲后方,有一咽鼓管咽口,通中耳鼓室。在咽鼓管咽口前、上、后方有弧形的隆起称咽鼓管圆枕。鼻咽的扫描范围:海绵窦至上颌骨上齿槽。

2)口咽:位于会厌上缘与腭帆之间,向前经咽峡通口腔。其外侧壁腭舌弓与腭帆之间的腭扁桃体窝内容纳腭扁桃体。口咽的扫描范围:上颌骨上齿槽至舌骨。

3)咽喉:包括咽、食管上部、喉及气管通向胃和肺的通道,咽喉是进行饮食、呼吸、发声的器官。咽喉上连口鼻,下通肺与胃,是连接口腔和肺、胃的通路,又为经脉循行的要冲。咽喉的扫描范围:会厌中部到环状软骨中部。

CT 扫描具有较高的密度分辨率,可以观察到鼻咽和口咽的表层和周围结构,对鼻咽肿物的早期诊断极为有利,是一项很好的口咽恶性肿瘤的辅助检查方法,并可大致判断肿瘤的侵犯范围,为临床治疗提供帮助。CT 应用于耳鼻咽喉肿瘤诊断的准确率已得到临床的广泛认同。

(2)体位:仰卧位。

(3)为防止运动产生伪影,需行检查训练指导患者检查时不要做吞咽、呵欠、咳嗽等动作,否则将导致病灶的遗漏和误诊。

6.口腔与颌面部

颌面部骨分为三部分:①面上部骨:鼻骨、眶骨、筛骨和额骨;②面中部骨:上颌骨和颧骨复合体;③面下部骨,即下颌骨。CT 检查可以很好地显示颌面部诸骨的单纯性骨折及复合型骨折、骨折的移位及关节脱位情况、骨折周围组织器官受损程度。

(1)检查范围:从上齿槽至颅底。

(2)体位:仰卧位。

(3)为防止产生运动伪影,需行检查训练指导患者检查时平静呼吸,不要做吞咽、呵欠、咳嗽等动作,否则将导致病灶的遗漏和误诊。

(4)防止伪影:检查时应去除颌面部金属物,避免伪影干扰。若患者牙内有充填物或修复体时,会降低 CT 图形质量,此时可进行"改良冠状位"扫描,即扫描平面与听眦平面呈一定倾斜角度,可减轻牙金属充填物或修复体对 CT 图像的干扰。

7.腮腺

腮腺是人体一个脂肪性的腺体组织,里面存在许多脂肪及唾液,其正常密度低于肌肉的密度,而高于脂肪组织的密度,同时被腮腺咬肌筋膜所包裹住。这些特征均能较好地使 CT 显示出腮腺的病变,一般用于良性腮腺肿瘤、恶性肿瘤、腮腺炎症及腮腺脓肿的诊断与治疗等。

(1)检查范围:自蝶鞍至下颌角,必要时可根据需要扩大扫描范围。

(2)体位:仰卧位或俯卧位。

8.甲状腺与甲状旁腺

甲状腺是人体重要的内分泌腺体,位于颈前甲状软骨下方紧邻气管前方,约有 5% 的成年人患有各种甲状腺疾病。正确判断甲状腺功能状态,对疾病的正确治疗有重要临床意义。正常人通常有 4 个甲状旁腺,多位于颈部,左、右各两个。采用 CT 扫描仪,可以对患者的甲状腺及周围进行扫查、观察甲状腺病变部位、病灶大小、边缘及钙化情况等。

(1)扫描范围:上界为舌骨下缘,下界至主动脉弓上缘。

(2)体位:患者取仰卧位,身体置于床面中间,颈部尽量平伸,头稍后仰,下颌稍微抬高,使下颌支与床台面垂直,手臂向下延伸,不做吞咽动作。

(3)为防止产生运动伪影,需行检查训练指导患者检查时平静呼吸,不要做吞咽、呵欠、咳嗽等动作,否则将导致病灶的遗漏和误诊。

(二)胸部与食管纵隔

1.概述

胸部常规 CT 主要适用于对肺部、食管纵隔及肺门、胸膜及胸壁等部位发现的问题做出定性诊断,筛查隐性病源等。该类检测还可鉴别肿块性质,了解病灶分布和数量,显示肺大泡、局限性轻度肺气肿等轻微改变;显示支气管腔内的狭窄或梗阻,了解纵隔及肺门淋巴结肿大等。

肺部与食管纵膈 CT 检查的一般护理流程同常规护理流程一样,以下仅描述此类检查时的护理重点。

(1)评估患者:呼吸情况,否有感染、呼吸困难等。

(2)呼吸训练:为防止检查时呼吸运动导致病灶的遗漏和误诊,需行呼吸训练,指导患者屏气:吸气—闭住—呼吸。

（3）特殊准备：食管纵隔 CT 检查前，必要时需准备碘水（配制方法：100ml 温开水＋2ml 碘对比剂，浓度为 0.02％）。

（4）体位：患者仰卧于检查床上，取头先进入，保持正中位，人体长轴与床面长轴一致，双手置于头上方；红外线定位轴线定于下颌处，冠状线定于腋中线；嘱患者勿自行移动体位。

（5）口服碘水：食管纵隔检查在体位设计前，必要时指导患者喝两口碘水，再含一口在口腔内；检查时技师通过话筒指示患者将口腔里的碘水慢慢下咽，并即时跟踪扫描，通过碘对比剂缓慢下咽过程扫描，查看检查部位的充盈缺损像，提高周围组织的分辨率和对比度。

（6）配合屏气：扫描时配合技师的口令进行屏气，叮嘱患者尽量避免咳嗽，并保持体位不动。

2.心脏及大血管

（1）常见心脏病 CT 检查的护理：常见的心脏病有先天性心脏病、风湿性心脏病、肺性心脏病、心肌病、心脏肿瘤、血管动脉瘤等。心脏病对患者的危害极大，甚至可以在发病时夺去患者生命，因此及早发现，尽早治疗尤其重要。CT 应用于心脏病检查时，其创伤小、方法简单、时间短、痛苦小、诊断率高。在检查中良好的护理干预可提高检查的成功率，是获得高质量图像的重要条件。

1)评估患者病情，重点了解患者心电图检查结果。

2)体位：患者仰卧于检查床上，取头先进，保持正中位，人体长轴与床面长轴一致，双手置于头上方；红外线定位轴线定于下颌处，冠状线定于腋前线，体轴中心线偏左侧，使心脏位于扫描区中心。嘱患者勿自行移动体位。

3)心电监测：正确连接电极和导线（左锁骨中线处 1cm 下；右锁骨中线处 1cm 下；左侧腋中线 6～7 肋间；右侧腋中线 6～7 肋间，导线避开心脏扫描区）。确认屏气状态下 R 波信号能够被识别，不受呼吸、床面移动时的影响，基线平稳，无杂波干扰（必要时调整电极位置、导线及心电导联）。

（2）冠状动脉成像：冠心病是临床最常见的心脏病，近年来发病率呈明显上升趋势，并趋于年轻化。早诊断、早治疗是降低冠心病病死率的关键。多层螺旋 CT 冠状动脉造影（Multislice Spiral CT Coronary Angiography,MSCTCA）作为一种无创、安全性高的新技术已广泛应用于临床。冠状动脉成像检查是评价冠状动脉变异和病变，以及各种介入治疗后复查随访的重要诊断方法，具有微创、简便、安全等优点。

1)物品及药品准备：①物品：脉搏血氧饱和度仪、心电监护仪、氧气、计时器或手表；抢救设备如吸痰器及吸氧设备等；②药品：美托洛尔（倍他乐克），硝酸甘油，抢救药品如肾上腺素、地塞米松、升血压药等。

2)健康指导：因冠状动脉 CTA 检查易受心率、呼吸、心理、环境等因素的影响，故检查前进行心率准备、吸气屏气训练以及心理疏导等尤为重要。

3)心率准备：①患者到达检查室先静息 10～15min 后测心率；②测心率：按心率情况分级，60～80 次/min 为 1 级；80～90 次/min 为 2 级；90 次/min 及以上或心律波动＞3 次、心律不齐、老年人、配合能力差、屏气后心率上升明显的为 3 级；64 排 CT 心率控制在 70～80 次/min以内。双源 CT 或其他高端 CT 可适当放宽；③对静息心率＞90 次/min、心律波动

＞3 次或心律不齐,对 β-受体阻滞剂无禁忌证者,在医生指导下服用 β-受体阻滞剂,以降低心率/稳定心律;必要时服药后再面罩吸氧 5～10min,并持续监测心率及心律的变化情况,心率稳定后方可检查;④对于心律不齐者,了解心电图检查结果,护士通过心电监护观察心率或心律变化规律,与技师沟通、确认此患者是否进行检查;对于心率＞100 次/分钟或无规律的心律可以放弃检查。

4)吸气屏气训练:①告知患者屏气的重要性;②呼吸训练:做吸气—闭住—呼吸的练习,闭气时间为 10～15s,每一次的呼吸幅度保持一致,避免呼吸过深或过浅;屏气时胸、腹部保持静止状态,避免产生呼吸运动伪影,影响扫描效果;③训练方式:用鼻子慢慢吸气后屏气、深呼吸后屏气、直接屏气、吸气后用捏鼻子辅助上述 4 种训练方式。根据患者的特点采取适宜的训练方式;④屏气期间嘱患者全身保持放松状态,观察其心率和心律变化。对于心率在 60～80 次/分钟患者,训练吸气、屏气后,心率呈下降趋势且稳定者,可直接检查;对于心率在 80～90 次/分钟的患者反复进行呼吸训练,必要时吸氧后继续训练,心率稳定即可安排检查。检查时针对性选择吸氧。

5)指导患者舌下含服硝酸甘油,充分扩张冠状动脉,以利于诊断。

6)心电监测:正确连接电极和导线:左锁骨中线处 1cm 下,右锁骨中线处 1cm 下,左侧腋中线 6～7 肋间,右侧腋中线 6～7 肋间,导线避开心脏扫描区。连结心电门控,观察心电图情况,确认屏气状态下 R 波信号能够被识别,不受呼吸、床面移动时的影响,基线平稳,无杂波干扰(必要时调整电极、导线及心电导联位置)。

3.肺栓塞

肺栓塞(Pulmonary Embolism,PE)是指肺动脉及其分支被栓子阻塞,使其相应供血的肺组织血流中断,肺组织发生坏死的病理改变。栓子常来源于体循环静脉系统或心脏。老年人长期卧床、手术后卧床、产后和创伤之后易形成静脉血栓和栓子脱落导致肺梗死。肺栓塞属重危症,常可发生猝死,发病率、误诊率和病死率均高。增强 CT 是对急性肺栓塞的一种无创、安全、有效的诊断方式,可以清楚显示血栓部位、形态、与管壁的关系级腔内受损状况。

(1)评估患者常规情况:有无口唇发绀、呼吸急促、胸闷、气短、胸痛、咯血等表现。

(2)评估患者的呼吸配合情况:如果患者呼吸困难或疼痛严重,就不必进行呼吸训练,直接进行屏气扫描。

(3)绿色通道:对怀疑有肺栓塞的急、危、重症患者应提前电话预约,开设急救绿色通道。护士告知家属相关事宜和注意事项,并要求临床医生陪同检查,同时通知 CT 室内医护人员做好检查准备。

(4)急救准备:患者到达检查室前,护士应准备好急救器材、药品、物品,随时启动应急程序。

(5)吸氧:根据缺氧的严重程度选择适当给氧方式和氧浓度,改善缺氧症状,缓解恐惧心理。

(6)心电监护:密切监测生命体征及血氧饱和度的变化,了解胸痛程度,必要时遵医嘱提前使用镇痛药。

(7)检查结束:立刻转运患者,动作轻柔快速。

(8)危急值:扫描中发现有肺栓塞应按危急值处理,禁止患者自行离开,告知患者及家属制动,告知临床医生检查结果,在医护人员及家属的陪同下立即护送患者至病房或急诊科。

4.主动脉夹层

主动脉夹层(Aortic Dissection,AD)是指动脉腔内的血液从主动脉内膜撕裂口进入主动脉壁内,使主动脉壁中层形成夹层血肿,并沿主动脉纵轴扩张的一种较少见的心血管系统急性致命性疾病。根据受累器官的不同,患者临床表现也各不相同。因此主动脉夹层仍是诊断和治疗的难点,而 CT 检查的造影剂显影过程可明确诊断与定位。

(1)评估患者:对患者以下情况进行评估:意识、面色、血压、心率、呼吸、肢体活动、疼痛性质、疼痛部位、发病时间与发病过程。

(2)绿色通道:对怀疑有主动脉夹层的患者应提前电话预约,开设急救绿色通道,告知家属相关事宜和注意事项,要求临床医生陪同检查,并通知 CT 室内医护人员做好检查准备。

(3)急救准备:患者到达检查室前,护士应准备好急救器材、药品、物品,随时启动应急程序。

(4)镇痛护理:疼痛是主动脉夹层的主要临床表现,也是夹层是否继续扩展的表现,因此需要对患者做镇痛;护理。遵医嘱给予哌替啶、吗啡等镇痛剂,注意观察用药后的呼吸情况及尿潴留等不良反应的发生。

(5)心电监护:监测生命体征及血氧饱和度的变化,在进入检查室前必须保持患者生命体征的稳定。

(6)呼吸训练:做吸气—闭住—呼吸的训练,防止产生运动伪影,并告知患者一定要依据自我耐受程度进行,切忌过度屏气,以防引起剧烈疼痛、不适。注意分散患者注意力,避免一切可引起胸腹腔压力升高的因素;若患者意识不清、躁动,应遵医嘱给予镇静剂,避免大动作引发夹层扩大及破裂。

(7)正确搬运:指导正确转运患者,动作轻柔快速,避免大动作引发夹层破裂。

(8)体位:患者仰卧于检查床上,取头先进或足先进,保持正中位,人体长轴与床面长轴一致,双手置于头上方(无法上举的患者也可放于身体的两侧);红外线定位轴线定于下颌处,冠状线定于腋中线。嘱患者勿自行移动体位。

(9)控制注射对比剂的量和速度:以免血管内压力增高导致夹层破裂。

(10)病情监测:监测患者生命体征,若出现脉搏细速、呼吸困难、面色苍白、皮肤发冷、意识模糊等症状,提示可能因夹层破裂出现失血性休克,应停止扫描,立即抢救,必要时行急诊手术,作好记录。

(11)疼痛性质的观察:若突发前胸、后背、腹部剧烈疼痛、多为撕裂样或刀割样,呈持续性,患者烦躁不安、大汗淋漓、有濒死感,疼痛放射范围广泛,可向腰部或下腹部传导、甚至到大腿部,提示动脉瘤破裂,应启动应急预案。

(12)危急值:扫描中发现有主动脉夹层应按危急值处理,禁止患者自行离开,告知患者及家属制动,告知临床医生检查结果,在医护人员及家属的陪同下立即护送至病房或急诊科。

(三)腹部

腹部 CT 检查包括肝脏、胆囊、胰腺、脾、胃、肾、肾上腺、肠、膀胱、子宫和附件等。腹部脏器复杂、相互重叠,空腔脏器(胃、肠、膀胱)因含气体和/或液体及食物残渣,位置、形态、大小变化较大,可影响图像质量和检查效果,因此做好腹部 CT 各环节的护理措施至关重要。

腹部 CT 检查的一般护理流程同常规护理流程一样,以下仅描述此类检查时的护理重点。

1.肝脏、胆囊、胰腺、脾

(1)胃肠道准备:①检查前一周禁止胃肠钡剂造影,必要时对已进行胃肠钡剂造影者行腹部透视,了解钡剂排泄情况;②检查前一天晚上清淡饮食,检查前禁食 4～6h,不禁饮;③年老体弱者胃肠道蠕动减慢,必要时给予清洁灌肠或口服缓泻药帮助排空肠道;④急诊患者不要求禁食。

(2)对比剂准备:在腹部行 CT 检查时,合理选择口服对比剂可减少图像伪影,提高图像分辨率,增加病变检出率,有利于临床诊断与治疗。

1)临床常用的口服对比剂:可分为高密度对比剂与低密度对比剂,具体配制方法及其优缺点如下:①高密度对比剂。配制:10～20ml,浓度为 300mg/L 的碘对比剂加 800～1000ml 温开水。优点:CT 上显影良好,能标记被检器官,便于观察胃肠道的走向。缺点:浓度过高、剂量较大时能遮蔽部分胃壁组织,对胃黏膜改变不能较好地显示;限制了对癌肿的检出和浸润深度的判断;②等密度对比剂。配制:纯水作为对比剂。优点:方便、廉价、无不良反应;不会产生伪影;是胃部 CT 检查最理想的对比剂,可与胃壁构成良好的对比,利于病变的诊断和分期。

2)禁忌证:不明病因的急腹症;怀疑或诊断为消化系统穿孔、梗阻、急性胰腺炎等临床禁饮食的危急重症患者;饮用对比剂会对患者造成痛苦并影响临床治疗,故禁止饮用,无须胃肠准备直接行 CT 检查。

3)筛查:服用对比剂前筛查患者有无碘过敏史,出血、严重腹腔积液、排尿困难、体质较弱、心肺功能不全者。有上述情况者,应禁止大量饮用对比剂。

4)时间和量:检查前 1h,30min 各服用对比剂 200～300ml,检查前 10min 加服200～300ml。

(3)检查前用药:必要时遵医嘱于检查前 10min 肌内注射盐酸消旋山莨菪碱(654-2)20mg,因 654-2 为胆碱能神经阻滞药,能对抗乙酰胆碱所致的平滑肌痉挛,使消化道的平滑肌松弛,以利于胃和肠管充分扩张,减少胃肠蠕动,防止产生运动伪影。颅内压增高、脑出血急性期、青光眼、幽门梗阻、肠梗阻及前列腺肥大者、对本品过敏者和尿潴留者禁用。

2.肾脏、肾上腺

CT 检查可显示肾脏肿块的位置、大小、形态、侵犯范围,对肾结核的诊断有较大价值,可显示肾内破坏、病源钙化及肾周脓肿等以及临床表现及生化检验疑有肾上腺疾患者,CT 可查明原因,进一步明确肿瘤的部位、性质。因此 CT 检查在临床上对涉及肾上腺发现病变、鉴别诊断及动态观察方面均具有重要作用。

(1)重点关注患者血压,防止有内出血等并发症的发生。

(2)若怀疑有嗜络细胞瘤者,应避免使用诱发高血压危象的药物,如儿茶酚胺。

3.输尿管、盆腔

盆腔 CT 检查广泛应用于泌尿生殖系统、消化系统等疾病的检查,尤其对于子宫卵巢、输尿管、膀胱、直肠占位病变的诊断,以及术前了解病变大小、性质及周围侵犯情况有很大的帮助,已成为临床常规检查项目。

（1）评估女性患者：经史、有无怀孕以及是否处于备孕状态。

（2）评估患者是否已行胃肠道准备：检查前一天晚上口服泻药或于当日检查前 1h 清洁灌肠，确保肠道内没有干燥粪块，以免在成像时影响医生的观察而出现误诊。

（3）对比剂准备。

1）筛查：服用对比剂前筛查患者有无碘过敏史、出血、严重腹腔积液、排尿困难、体质较弱、心肺功能不全者禁止大量服用对比剂。

2）服用时间和量：嘱患者在检查前 4h、3h、2h 分别服用对比剂 300ml，检查前 1h 排空膀胱 1 次，再服对比剂 300ml，患者自觉膀胱充盈后即可进行 CT 检查。

3）必要时夹管：膀胱造瘘以及插有尿管者应夹闭引流管，待膀胱充盈后再做检查。

4）告知输尿管成像检查者，因需进行延迟扫描，有尿意即可，不用太过充盈，以免在注射对比剂之后的延迟时间不能控制，导致对比剂排出而影响检查效果。

（4）呼吸训练：做吸气—闭住—呼吸训练，防止产生运动伪影。因不恰当的呼吸运动不仅会引起病灶的遗漏和误诊，且对判断输尿管走行和分析病变的结构有很大影响。

（5）体位。

1）普通盆腔检查的红外线定位轴线定于剑突下缘处，冠状线定于腋中线；输尿管成像检查的红外线定位轴线定于剑突上缘处，冠状线定于腋中线。嘱患者勿自行移动体位。

2）特殊体位：严重腹腔积液者因横膈受压迫平卧困难，可垫高胸部，以不影响检查床进出为准。

3）CT 输尿管成像检查需进行延迟扫描，技师根据肾盂积水情况决定延迟扫描时间，一般 15～30min 进行第一次延迟扫描，中、重度积水者需在 3h 左右再进行第二次延迟扫描；告知患者延迟扫描的时间，嘱患者不要随意离开观察区，避免耽误检查时间。

4.腹膜、腹膜后腔

腹膜及腹膜后腔 CT 检查技术适用于：腹膜、肠系膜、网膜及腹膜腔病变的诊断和鉴别诊断；后腹膜腔病变肿瘤（原发、转移）、后腹膜纤维化、淋巴结（转移、结核、炎症）、淋巴瘤、腹主动脉瘤（大小、类型、有否破裂）和外伤；肠病变、肠梗阻；腹壁病变：肿瘤（原发、转移）、脓肿、血肿、纤维化、腹壁疝（内容物、腹壁缺损）。

（1）评估患者是否有腹膜炎：通过触诊等判断是否存在腹膜刺激征（肌紧张、压痛、反跳痛）。

（2）评估患者病情：有无动脉瘤破裂征象。

（3）检查前用药：必要时遵医嘱于检查前 10min 肌内注射盐酸消旋山莨菪碱 10～20mg，解除消化道的平滑肌痉挛，使胃和肠管充分扩张，以减少胃肠蠕动，防止产生运动伪影。颅内压增高、脑出血急性期、青光眼、幽门梗阻、肠梗阻及前列腺肥大者、对本品过敏者和尿潴留者禁用。

（4）标记范围：对怀疑腹部占位病变者或腹部重点检查观察区域可先以标志物标示出病灶部位或范围。

5.CT 仿真胃镜

胃溃疡和胃癌是消化科常见疾病，以往消化道钡餐和胃镜检查是胃部病变的主要诊断方法，但其对胃壁的改变、肿瘤的浸润程度和病灶与周围脏器的关系，以及远近转移情况等方面的观察存在一定局限性。胃镜检查仅能观察病灶的腔内改变,且无法通过有食管狭窄的患者,不能明确病灶下端的情况。CT 仿真胃镜检查作为一种无创、安全性高的新技术可以弥补上述缺陷。

(1)评估患者腹痛程度:排除胃出血与穿孔等禁忌证。

(2)评估是否已行胃肠道准备。

1)一般患者检查前需禁食 12h,禁饮 6h。

2)特殊患者:如幽门梗阻患者,检查前一天晚上需洗胃,彻底洗净胃内容物,直到冲洗液清晰为止;幽门梗阻患者不能在当天洗胃,因洗胃可导致胃黏膜颜色改变而影响诊断。

(3)口服产气剂:协助患者服用两包产气粉使胃腔内充气后立即行 CT 平扫,扫描范围从膈顶到膨胀的胃体下缘,判断病灶部位;然后给患者饮水 500～1000ml,改变体位使液平面淹没病灶。

(4)肌内注射 654-2 的患者评估:检查后待肠蠕动恢复、肛门排气后方可进食,为避免低血糖的发生,必要时可静脉补充液体。颅内压增高、脑出血急性期、青光眼、幽门梗阻、肠梗阻及前列腺肥大者、对本品过敏者和尿潴留者禁用。

6.CT 仿真肠镜

CT 仿真肠镜具有非侵入性、患者耐受性好、检查时间短、易于被患者接受等特点,不仅可以显示肠腔内病变,且能观察纤维内镜无法到达的检查部位;在结肠癌定位、定量和定性诊断中发挥着重要作用。但若肠道准备不充分,残留的粪渣与结肠内的病变组织相混淆,可掩盖结肠内较小的病变,从而影响对病变的判断甚至导致漏诊和误诊。因此,检查前的肠道准备与健康宣教、检查中患者的配合程度,以及长枪的充气量是决定检查成功与否的关键。

(1)评估患者病情:排除月经期、妊娠期、肠道出血等禁忌证,检查前一周是否做过 X 线钡餐检查。

(2)评估患者饮食准备:是否已行饮食准备检查前一天是否进食清淡、无渣饮食(如稀饭、面条等),晚餐进流质饮食后禁食等情况。

(3)评估患者是否已行肠道准备:是否已行肠道准备有 3 种方式,具体如下。

1)蓖麻油:取蓖麻油 30ml,在检查前一天晚餐后服用,然后饮温开水 800ml,蓖麻油服用后 3～4h 排便,2～3 次排便肠道清洁(注:腹部炎症者禁用,且避免与皮肤和眼睛接触)。

2)番泻叶:番泻叶作用较慢,因此嘱患者在检查前一天午餐后服用,以 30g 番泻叶加沸水 500ml 浸泡 30min 后饮服。番泻叶服用后 7～8h 排便,3～5 次排便后肠道清洁。晚餐后再取 20g 番泻叶加水 100ml 后服用效果更佳(由于导泻作用非肠内所致,故患者常有腹痛、腹胀、甚至血便,且腹泻持续时间较长,因此年老、体弱者慎用)。

3)清洁灌肠:对于便秘患者,服用蓖麻油、番泻叶效果不好者,可提前 1 天清洁灌肠后再服泻药(注:因大肠为空腔脏器,肠腔内残留液体会导致假阳性、假阴性结果。因此,一般不用饮水量大的泻药和甘露醇类泻药)。

(4)检查前用药:扫描前 30min 肌内注射盐酸消旋山莨菪碱 10～20mg,以抑制肠道痉挛,降低管壁张力,充分扩张肠管,减少因肠蠕动而造成的伪影。颅内压增高、脑出血急性期、青光眼、幽门梗阻、肠梗阻及前列腺肥大者、对本品过敏者,以及尿潴留者禁用。

（5）物品准备：双腔止血导尿管（18～20号）、20ml空针、血压计球囊、止血钳子、石蜡油、棉签、纱布、手纸、治疗等。

（6）检查流程。

1）取左侧卧位，双下肢弯曲，臀部垫治疗巾；选择双腔止血导尿管（18～20号），用石蜡油充分润滑导管前端及肛门口，螺旋式插入肛门6～10cm，引出残留在肠腔内的黏液和水样粪便；用20ml空针于气囊注入10ml空气加以固定避免脱出。

2）采用血压计充气球囊向导管内注入气体约1000～2000ml（肠梗阻患者略减），由于血压计充气球囊打气时压力小，肠管膨胀缓慢，患者一般无不适感。打气时与患者交流，询问患者感觉，观察患者面色与生命体征的变化，有无头晕、恶心、腹痛等。

3）当患者感觉轻微腹胀时暂停打气，夹闭导管，在定位片上观察结肠充气情况，以基本显示各段结肠（八段法：直肠、乙状结肠、降结肠、脾曲、横结肠、肝曲、升结肠、盲肠）作为充盈良好的参照；如果结肠充气不理想，可追加一次。当患者诉腹胀明显时停止打气，夹闭导管，嘱患者平卧，立即进行扫描。扫描时发现肠腔内有液平面时立即俯卧位扫描。

4）扫描完毕检查图像质量符合要求后，通过尿管抽出肠腔内气体和气囊内10ml气体；观察有无腹胀、腹痛、呃逆等症状，拔出尿管，清洁肛门。

5）肌内注射盐酸消旋山莨菪碱的患者，在完成检查后待肠蠕动恢复、肛门排气后方可进食，为避免低血糖的发生，必要时可静脉补充液体。

6）指导患者腹部胀气时，可按顺时针方向按摩，加速气体的排出，减轻腹胀。对检查结束后腹痛、腹胀明显者，应严密观察病情变化，并指导其适当走动，告知患者如腹部异常、不适应及时就诊。

7.小肠CTE

小肠疾病过去大多以插管钡灌肠及小肠镜为主要检查方法，随着CT的发展及多平面重建技术的应用，CT小肠成像（CT Enterography，CTE）逐渐被应用于小肠病变的检查，不仅可以显示肠壁增厚、黏膜强化、肠壁分层、肠腔狭窄、肠系膜血管扩张等肠道疾病，在诊断肠道外病变方面也具有独特的优势。

但其对检查前的护理准备要求较高，准备否充分是扫描成败的关键。

（1）评估患者有无急性肠梗阻、肠道出血等禁忌证检查前一周是否做过X线钡餐检查。

（2）评估患者是否已行胃肠道准备检查前一天不饮用含咖啡因、酒精和含糖的饮料，不吸烟等；晚餐进少量渣流质饮食后禁食，给予50％硫酸镁60ml加5％糖盐水1500～2000mL口服，并行清洁灌肠；检查前禁食、不禁水，由家属陪同。

（3）对比剂使用：检查前遵医嘱为患者配制口服对比剂：250ml甘露醇＋1750ml水（温度适宜的白开水）＝2000ml分6次服用。第一种方法：第一次服用600ml，剩下的连续四次每间隔15min服用300ml，最后一次服用200ml；第二种方法：第一次服用500ml，剩下的每间隔15min服用300ml；使小肠肠腔充盈扩张。

（四）脊柱

脊柱由33块椎骨（颈椎7块，胸椎12块，腰椎5块，骶骨、尾骨共9块）借韧带、关节及椎间盘连接而成。脊柱上端承托颅骨，下联髋骨，中附肋骨，并作为胸廓、腹腔和盆腔的后壁。脊柱具有支持躯干、保护内脏、保护脊髓和进行运动的功能。CT 在脊柱病变的检查中应用广泛,对椎间盘突出及膨出(椎间盘退行性变)的部位、向、程度、类型及其对椎管内容物的压迫情况均可确诊。

适应证:椎管狭窄症、椎间盘病变、椎管内占位性病变、脊柱损伤、脊柱骨病等。

1.扫描范围

颈椎椎体扫描时应包括全部颈椎,颈椎椎间盘扫描时则需包括所有颈椎间盘,胸椎扫描时应包括全部椎体及椎间盘,腰椎和骶尾椎应包括所有椎体,腰椎间盘常规包括 L2～3,L3～4,L4～5,L5～S1 共 4 个椎间盘。

2.体位

(1)患者仰卧于检查床上,取足先进,保持正中位,人体长轴与床面长轴一致,嘱患者勿自行移动体位。

(2)特殊体位:患者因为疾病不能平卧或者保持正中位,需及时与医生沟通。

(3)体位制动:扫描时叮嘱患者尽量避免咳嗽等动作,并保持体位不动。

3.评估

患者脊柱损伤、患病部位与活动度。

第三节　磁共振护理流程

一、常规护理流程

(一)护理评估

1.患者

(1)临床表现:①生命体征是否平稳;②神志意识是否清楚等。

(2)病史:既往史、检查史、用药史、过敏史、家族史。

(3)检查部位:评估患者是否已完成该部位检查需进行的准备:如腹部脏器检查者需禁食、禁水 6～8h 等。

(4)风险筛查:①有无检查禁忌证;②是否携带任何含金属的设备;③是否属于跌倒等事件发生的高危人群(如年幼的儿童、老年人及躁动患者等)。

(5)行增强检查者需评估是否使用过类似对比剂,及其静脉情况。

(6)否具有较好的理解能力与配合能力。

(7)心理状态:是否表现出焦虑、紧张情绪等。

2.医护人员与陪同人员

(1)医护人员:是否具备风险评估与急救能力。

(2)陪同人员:是否具有较好的理解与配合能力。

3.环境

各类检查设备、警示标志、急救设备与物品、药品等是否准备齐全。

二、护理措施

(一)检查前

(1)核对患者姓名、年龄、性别、检查申请单,住院患者查对手腕带,小儿注意记录身高体重,以计算药物剂量等。

(2)确认无检查禁忌证,且已完成相关检查准备。

(3)确认未携带任何金属物质。

(4)向患者及陪同人员讲解检查的时长、禁忌证、适应证以及注意事项,并发放相关宣传册,促进患者及陪同人员的理解;耐心解答患者疑虑,减少其紧张恐惧心理。

(5)环境介绍:告知患者①操作间有监控录像,医护人员会密切关注;②机器发出的嗡嗡声属正常现象,不必惊慌;③呼叫设备的使用方法,如有任何不适,可及时与医护人员对话,避免拍打磁体等过激行为,以免灼伤自己。

(6)行增强检查者,确认其自身与家族中无药物(如对比剂)与食物过敏史等;若为高危人群,应提前做好预防工作;签订知情同意书,选择合适的穿刺工具,建立静脉通道,并提前预热对比剂。

(7)特殊患者:①婴儿检查前 30min 不可过多喂奶;②儿童或意识不清及烦躁不能配合者,应遵医嘱用镇静剂或麻醉后再行检查;③病情较重者,必须由医生陪同检查;④幽闭综合征高危患者可通过评估患者紧张焦虑情绪后采取相应措施,如环境熟悉、同伴支持、陪同人员陪伴等;若仍十分紧张焦虑,建议告知其医师,不可勉强进行。

(8)医护人员需具备良好的风险评估与急救能力。

(9)各类检查设备、警示标志、急救设备与物品、药品等准备齐全。

(10)检查室空气流通,根据检查设备的要求,室温需保持在 18～22℃,湿度需保持在 55%～65%,特殊患者注意保暖。

(二)检查中

1.体位

体位的摆放注意:①根据检查目的与部位,协助患者摆放体位,安放线圈,同时注意保护隐私;②告知患者保持正确的体位,不能随意移动,以免产生伪影;③告知患者在磁体内两手不能交叉放在一起。双手不与身体其他部位的皮肤直接接触,其他部位的裸露皮肤也不能相互接触,以免形成回路;④告知患者其皮肤不能直接接触磁体内壁及各种导线,以免灼伤皮肤;⑤膝部放置软垫,驼背患者可在臀部放置软垫,颈部不适患者可稍微抬高头部,在头后放置软垫。

2.心理护理

①告知患者不要紧张、害怕,平静呼吸,并适时与其沟通,不断鼓励;②可通过播放音乐、给患者佩戴耳塞或磁共振专用耳机等以减少噪声刺激,减轻患者恐惧心理,确保检查顺利完成。

3.增强检查注意事项

行增强检查须注意:①正确安装高压注射器管道,排除管道内空气,确保患者静脉通道与高压注射器连接的紧密性,预防管道脱落;②进行试注射,先试注射生理盐水 20～30ml 将手放到留置针尖的近心端,感觉液体在血管中明显的冲击力。做到"一看,二摸,三感觉,四询问",以确保高压注射管路与血管连接通畅,并告知患者在注射时如有不适立即告知医护人员。

同时密切观察增强图像对比剂的进入情况,及时发现渗漏及不良反应。

4.其他注意事项

(1)严密观察患者病情变化。

(2)根据患者类型,适当调节环境温度,注意保暖。

(三)检查后

(1)协助患者整理好衣裤与下检查床,询问是否有不适。

(2)指导行增强检查者到观察区休息 30min,如有不适及时告知医护人员;对于高危人群,门诊患者建议留观,住院患者建议医护人员陪同回病房。

(3)医护人员定时巡视观察区,询问患者有无不适,及时发现不良反应。

(4)指导患者饮水(不少于 100ml/h)以利于对比剂的排出,预防对比剂肾病。

(5)观察 30min 后如无不适方可拔针,指导正确按压穿刺点,无出血方可离开,并提醒携带好随身物品。

(6)告知患者及陪同人员取片时间及地点,回家后继续观察和水化,如有不适及时电话联系或就近医院就诊。

三、常见部位检查的护理

(一)头颈部

头颈部 MRI 检查的一般护理流程同常规护理流程一样,以下仅描述此类检查时的护理重点。

1.颅脑、鞍区、颞叶与海马

(1)重点评估:年龄、性别、受教育程度、病史(既往史、现病史等),否对密闭空间感到恐惧。

(2)认知干预:带患者熟悉检查环境,为患者提供耳塞,指导患者正确使用,头部进入狭小空间时需紧闭双眼,提高一次性检查成功率。

(3)线圈选择:选择旋头部专用线圈。

(4)体位摆放:协助患者仰卧于检查床上,头先进且置于线圈内,人体长轴与床面长轴一致,颅脑、鞍区以眉间线位于线圈横轴中心,眶耳线与检查床垂直;双耳佩戴磁共振专用耳机以减少扫描噪声并固定头部。双手放于身体两侧或胸前,以感到舒适为宜;对于不合作患者,为了减轻其不适感也可安置侧卧位,膝部放置软垫;驼背患者可在臀部放置软垫;颈部不适患者可稍微抬高头部在头后放置软垫。

(5)有幽闭综合征的患者:检查结束后,立即将患者退出检查床,给予患者肯定与表扬,以缓解其焦虑恐惧心理;同时嘱家属多与患者沟通,增加其自信心,若病情允许,可带患者进行相关的治疗,以确保患者独处时的安全。

2.喉、甲状腺、甲状旁腺、颈部软组织

(1)重点评估:患者的口干程度,如饮水的频率、间隔时间及有无其他伴随不适、如能否平卧吞咽、无吞咽疼痛困难等。无论口干程度如何,检查前都给予温水湿润口腔。

(2)米垫填塞固定头颈部:用丝袜盛装米制成的米垫填塞在患者头颈部两侧,不但能固定患者的头颈部,限制患者的自主运动;而且能使患者感觉舒适,减轻闷热不适。同时大米还能改变磁场的均匀性,提高压脂均匀性的效果,获取高质量图像。

(3)线圈选择:选用颈部专用线圈。

(4)体位摆放:取仰卧位,头先进,头颈部置于头颈联合线圈内,嘱患者闭眼,眼球保持静止位。

(5)患者告知:扫描时呼吸要均匀,不要做吞咽动作,若鼻咽部不适需要做吞咽动作时,需在扫描间隙时进行,以保证图像的清晰、避免重复检测。

3.颈部血管

(1)重点评估:颈部血管充盈情况,无血管征阳性或不适。

(2)线圈选择:选用颈部专用线圈。

(3)体位摆放:取仰卧位,头先进,头颈部置于头颈联合线圈内,嘱患者闭眼,眼球保持静止位。

(二)五官

五官 MRI 检查的一般护理流程同常规护理流程一样,以下仅描述此类检查时的护理重点。

1.眼与眼眶

(1)先做颅脑扫描:在做眼与眼眶检查时最好先作颅脑扫描,在排除颅脑病变基础上,再使用眼眶表面线圈,提高图像分辨率,增加眼眶及眼球病变的检出率。

(2)体位摆放:取仰卧位,头先进,并将头放置头托内,人体长轴与检查床长轴相一致,眶耳线与检查床垂直,将两眼瞳间线中点放置在表面线圈的中心位置上,并将两侧眼眶都置于线圈内,嘱患者扫描时闭目或注视一个目标,防止眼球运动产生伪影。最后固定线圈与患者头部;临床怀疑眼静脉曲张者选择俯卧位。

2.耳与内听道

体位摆放:取仰卧位,头先进,将头安全放在头部线圈或耳部环形表面线圈内,人体长轴与检查床长轴相一致。

3.鼻与鼻窦

体位摆放:取仰卧位,头先进,将头安全放在头部线圈或表面线圈内,矢状面与检查床垂直,线圈横轴中线对准鼻根线,固定头部。

4.鼻咽与口咽

(1)询问患者口腔治疗史:了解其口腔金属材料使用情况,告知患者需去除口内的金属假牙、不锈钢丝等铁磁性金属材料。告知患者扫描时放松身心保持平卧不动,安静平稳呼吸,不做吞咽运动。

(2)体位摆放:取仰卧位,头先进,头放置在头托内或枕头上,患者双侧眦线平面应与检查床垂直,头颈部正中矢状面与床面正中线一致并垂直于床面,应将患者枕部垫高。将环形表面线圈中心对准患者的口部,线圈应与面部和颈部靠近,并使线圈平面与磁场平行,最后将其固定。

5.颌面部

(1)扫描前准备:需做关节腔间接造影者,扫描前 30min 静脉注射造影剂,用力咀嚼口香糖 20min。

(2)状态准备:检查患者的张口程度,准备好咬合器告知患者扫描时不要讲话,尽量减少吞咽动作,嘱患者舌尖轻抵门齿。

(3)体位摆放:取仰卧位,头先进,头放置在头托内,使用头颈联合线圈,将线圈中心对准外耳孔前1～2cm 处,并尽量使线圈平面与主磁场保持平行,最后将线圈固定。训练患者如何使用辅助张口器,即每做一次扫描,患者应根据辅助张口器的等高阶梯张开一个口形,按从小到大的顺序等速变化。将定位灯纵轴线对准头部中线,横轴线对准外耳孔,对准位置后,将其送到磁场中心。颌下腺及腮腺纵向定位光标应正对受检者面部中线,轴位定位光标应经过嘴角。扫描时保持静止,勿做吞咽动作。嘱患者尖轻抵门齿。在扫描间隙可通过对讲系统充分肯定患者的配合,告知患者扫描过程如有不适或咳嗽等可抬手示意,有家属陪同者,家属可以握住患者的手,增加其安全感。

(三)胸部

胸部 MRI 检查的一般护理流程同常规护理流程一样,以下仅描述此类检查时的护理重点。

1.肺、纵隔

(1)了解患者的心肺功能、心电图有无异常。

(2)呼吸训练训练患者如何配合在机器发出指令时屏好气;并告知患者,机器没发出指令时应平静呼吸,必要时让患者或其家属采用"捏鼻子"的方法配合屏气。

(3)线圈选择采用体表线圈。

(4)体位摆放取仰卧位,扫描中心对准乳头连线上方 2cm 处,嘱患者在检查时不能移动受检部位。由于检查时间较长,因此摆放体位时,在不影响检查的情况下尽量使其体位摆放得更加舒适。

2.心脏

(1)全面了解患者的相关病史,特别是有无心律不齐、呼吸状况、既往病史(有无搭桥、应用支架、带起搏器等)。

(2)呼吸训练训练患者如何配合在机器发出指令时屏好气,并告知患者,机器没发出指令时应平静呼吸,必要时让患者或其家属采用"捏鼻子"的方法配合屏气。

(3)心率要求需控制在 120 次/min 以内,若超过,应在临床医生指导用药控制在 120 次以下方可进行扫描。行冠状动脉磁共振检查者,需将心率控制在 70 次/min 以下。

(4)线圈选择选择心脏专用线圈。

(5)体位摆放患者仰卧在检查床上,头先进,人体长轴与床面长轴一致,双手置于身体两侧。在心前区覆盖相控阵线圈,扫描中心定位于心脏中心区域。

(6)安放电极时嘱患者保持体位不动,胸前贴磁共振兼容的心电电极,右上电极(黄色)放右锁骨中线,左上电极(绿色)放左侧第二肋间,左下电极(红色)放心尖处。

(7)保暖因患者胸部暴露,机房温度较低,可根据需要,为其盖上棉被。

3.乳腺

(1)评估以往有无乳腺手术史。

(2)检查时间女性乳腺的血液循环是随着激素的变化而进行的,其结果造成在乳腺检查中,对比剂的吸收随月经周期的不同阶段而变化。因此对女性的乳腺磁共振检查应依据月经周期安排,以月经的第二周最佳,第三周其次,尽量避免第一周和第四周安排检查。

(3)清洁乳管内乳头状瘤者可有乳头溢液的现象,会污染衣服;在检查前协助患者用温水拭去外溢的分泌物,避免污染检查线圈,必要时在线圈内铺上治疗巾。扫描时若出现溢液应先拭去,再采用磁不敏感胶布贴敷。

(4)线圈选择选用乳腺专用线圈。

(5)体位摆放取俯卧位,人体正中矢状面与线圈及检查床正中线在同一平面上,双手平行前伸,双乳自然悬垂于乳腺线圈的孔洞内,并使患者头部、膝部、足部等部位垫在软垫上保持体位,使之充分舒展,且处于最舒适状态。若无乳腺专用线圈,也可用其他相控阵线圈代替,患者仰卧位检查,但效果较差。

(6)保暖因患者胸部暴露,机房温度较低,可根据需要,为其盖上棉被。

(四)腹部

腹部 MRI 检查的一般护理流程同常规护理流程一样,以下仅描述此类检查时的护理重点。

1.肝脏、脾

(1)胃肠道准备:禁食禁饮 6～8h。

(2)呼吸指导和训练:深吸气—屏气—呼气,告知患者在扫描时需数次屏气,每次吸气幅度保持一致。另外,训练患者屏气最长时间达 22s,使患者在实际检查过程中适应憋气扫描。对屏气较差者,可采取加腹带及捏鼻的方法,使其被动屏气,以获得很好的效果。

(3)年老、体质衰弱等患者的处理:对于年老、体质衰弱、屏气困难或听力不好无法听清呼吸指令者,可以请其家属或同伴在检查室跟随患者经历完整的磁共振检查,并请其在必要时捂紧患者口鼻并用快速序列完成检查,以减轻患者的呼吸运动伪影。

(4)体位摆放:取仰卧位,双手放于体侧,上腹部放置磁共振体部表面线圈,以肝区为中心轴。

(5)呼吸配合:嘱患者检查中注意听取技师发出的"吸气""憋气""吐气"的口令,即时准确配合。若呼吸无法配合,可让家属陪伴,必要时捂紧患者鼻以完成检查。

2.胰腺

(1)胃肠道准备:禁食禁饮 6～8h。

(2)体位摆放:取仰卧位,双手放于体侧。

3.胰胆管[磁共振胰胆管成像(MRCP)]

(1)胃肠道准备:禁食禁饮 6～8h,排空大小便。检查前 10min 肌内注射山莨菪碱 20mg,并于上检查床前分 2 次饮水 800ml。

(2)体位摆放:取仰卧位,双手放于体侧,上腹部放置磁共振体部表面线圈内,线圈中心对准剑突下缘 2～3cm,以扣带将线圈固定好、松紧适宜。

(五)脊柱及四肢

脊柱及四肢 MRI 检查的一般护理流程同常规护理流程一样,以下仅描述此类检查时的护理重点。

1.颈椎

(1)适应证:颈椎病、颈椎外伤、颈段脊髓病变、颈椎肿瘤。

(2)线圈选择:选用颈线圈。

(3)定位线:置于下颌处。

(4)体位摆放:取仰卧位,头摆正并置于颈椎线圈内,使人体正中矢状面与检查床正中线在同一平面上,双手平放于身体两侧,盖上颈椎线圈。注意身体不能倾斜。

(5)告知患者:保持安静,平静呼吸,检查过程中不要做吞咽动作,尽量不要咳嗽,以免产生伪影影响图像质量。

2.胸椎

(1)适应证:胸椎病、胸椎外伤、胸段脊髓病变、胸椎肿瘤。

(2)线圈选择:选用体表线圈。

(3)定位线:置于锁骨处。

(4)体位摆放:取仰卧位,头摆正,身体置于胸椎线圈内,使人体正中矢状面与检查床正中线在同一平面上,双手平放于身体两侧。注意身体不能倾斜。

(5)告知患者:保持安静,平静呼吸,以免产生伪影影响图像质量。

3.腰骶椎

(1)适应证:腰椎病、腰椎外伤、腰段脊髓病变、腰椎肿瘤、骶尾椎病变。

(2)线圈选择:选用体表线圈。

(3)定位线:置于肚脐上 2cm 处。

(4)体位摆放:取仰卧位,头摆正,身体置于腰椎线圈内,使人体正中矢状面与检查床正中线在同一平面上,双手平放于身体两侧。注意身体不能倾斜。

(5)告知患者:保持安静,平静呼吸,以免产生伪影影响图像质量。

4.颞颌关节

(1)适应证:上颌窦肿瘤和炎症、颞颌关节肿瘤、颞颌关节紊乱综合征等,关节内软骨盘、肌腱、韧带、滑膜的损伤与病变。

(2)线圈选择:选用颈线圈。

(3)定位线:置于下颌处。

(4)体位摆放:取仰卧位,头摆正并置于颈椎线圈内,使人体正中矢状面与检查床正中线在同一平面上,双平放于身体两侧;盖上颈椎线圈。

(5)告知患者:先闭口、咬牙,按手动扫描键做第一次扫描,再将辅助张口器放入患者口中,让患者按从小到大的顺序,根据辅助张口器的梯级,使牙齿处于不同的咬合位置,每变化一个咬合位置重复一次扫描,直至最大位置。

5.肩关节

(1)适应证:肩关节损伤、肩关节炎症、肩关节肿瘤、关节内软骨盘、肌腱、韧带、滑膜的损伤与病变等。

(2)线圈选择:选用专用肩关节线圈。

(3)定位线:置于肱骨头处。

（4）体位摆放：取仰卧位，患侧上臂置于身体一侧，手掌掌心向上或拇指向上。单侧肢体检查时，可尽量把检查肢体置于检查床中间。

6.上肢

（1）适应证：肌肉软组织良恶性肿瘤、组织损伤、骨良恶性肿瘤、骨外伤、骨与关节的化脓性或非化脓性感染、肌肉萎缩或关节萎缩等。

（2）线圈选择：选用四肢线圈。

（3）定位线：置于检查部位。

（4）体位摆放：取仰卧位，用海绵垫垫平。被查肢体用沙袋固定，使患者舒适易于配合。单侧肢体检查时，尽量把被检一侧放在床中心。可用体线圈行两侧肢体同时扫描，以便对照观察，或用特殊骨关节表面线圈。

7.肘关节

（1）适应证：肘关节损伤、肘关节炎症、肘关节肿瘤、关节内软骨盘、肌腱、韧带、滑膜的损伤与病变等。

（2）线圈选择：选用肘关节线圈。

（3）定位线：置于肘关节正中。

（4）体位摆放：一般取仰卧位，患侧肘关节置于身体一侧。若患者体型较大，可采用俯卧位，肘关节上举过头。使用软垫将患者上肢和身体垫平，促进舒适。

8.腕关节和手

（1）适应证：腕关节损伤、腕关节炎症、腕关节肿瘤、关节内软骨盘、肌腱、韧带、滑膜的损伤与病变，手部肌肉病变、手部骨骼病变等。

（2）线圈选择：选用腕关节专用线圈。

（3）定位线：置于腕关节正中。

（4）体位摆放：一般取仰卧位，患侧腕关节置于身体一侧。若患者体型较大，可采用俯卧位，腕关节上举过头。使用软垫将患者上肢和身体垫平，采取舒适体位。

9.髋关节

（1）适应证：髋关节损伤、髋关节炎症、髋关节肿瘤、关节内软骨盘、肌腱、韧带、滑膜的损伤与病变等。

（2）线圈选择：选用体表线圈。

（3）定位线：置于股骨头处。

（4）体位摆放：取仰卧位，两髋关节尽量保持对称，双足内旋，用各种辅助固定装置保证患者不活动。

10.下肢

（1）适应证：下肢肌肉软组织良恶性肿瘤、组织损伤、骨良恶性肿瘤、骨外伤、骨与关节的化脓性或非化脓性感染、肌肉萎缩或关节萎缩等。

（2）线圈选择：选用四肢线圈。

（3）定位线：置于检查部位。

（4）体位摆放：取仰卧位，用海绵垫垫平被查肢体并用沙袋固定，使患者舒适易于配合；单侧肢体检查时尽量把被检一侧放在床中心;可用体线圈行两侧肢体同时扫描,以便对照观察,或用特殊骨关节表面线圈。

11.膝关节

(1)适应证:膝关节损伤、膝关节炎症、膝关节肿瘤、关节内软骨盘、肌腱、韧带、滑膜的损伤与病变等。

(2)线圈选择:选用膝关节专用线圈。

(3)定位线:置于髌骨下缘。

(4)体位摆放:取仰卧位,将患侧膝关节置于膝关节线圈内,髌骨下缘对准线圈横轴中线。足尖向上,膝关节外旋 15°～20°,利用固定装置使膝关节处于稳定舒适状态。

12.踝关节

(1)适应证:踝关节损伤、踝关节炎症、踝关节肿瘤、关节内软骨盘、肌腱、韧带滑膜的损伤与病变等。

(2)线圈选择:选用踝关节线圈。

(3)定位线:置于踝关节中心处。

(4)体位摆放:取仰卧位,将患侧踝关节自然放松置于中立位,将踝关节置于线圈中心。可用辅助固定装置使其处于稳定体位,避免产生运动伪影。

13.足

(1)适应证:足部外伤、足部肌肉或骨骼萎缩、病变、肿瘤等。

(2)线圈选择:选用四肢线圈。

(3)定位线:置于检查部位。

(4)体位摆放:取仰卧位,将患侧足自然放松置于中立位,将检查部位置于线圈中心,可用辅助固定装置使其处于稳定体位,避免产生运动伪影。

(六)泌尿生殖系统

泌尿生殖系统 MRI 检查的一般护理流程同常规护理流程一样,以下仅描述此类检查时的护理重点。

1.肾脏、肾上腺

增强扫描中对比剂用量为:钆对比剂 0.2ml/kg;一般总量 15ml,注射速度 2ml/s;生理盐水 20ml,注射速度 2ml/s。

2.尿路[磁共振尿路造影(MRU)]

(1)患者在检查前 4h 禁食,2h 前大量饮水(500～1000ml),非尿路梗阻者可在检查前 1h 服用利尿剂,以利于输尿管、膀胱充盈。

(2)为消除肠道液体影响及背景干扰,检查前指导患者做好肠道准备:遵医嘱口服番泻叶。也有学者建议检查前口服枸橼酸铁铵溶液 600ml,调配为 1 袋枸橼酸铁铵泡腾颗粒溶解于 300ml 温开水中分两次喝,第一次进药 300ml,20min 后喝同等量溶液,再过 20min 后开始检查,膀胱呈逐渐充盈状态。

3.盆腔

(1)检查前准备:前 3 日不服含重金属(铁、铋等)盐的药物或食物,检查前 4h 禁食;如有节育环,检查前取下节育环。检查前 2h 饮水并憋尿,使膀胱适度充盈。但不宜过度充盈,尤其是一些前列腺病患者,因在检查期间随着膀胱的进一步充盈,患者难以忍受而出现躁动,导致图像产生,运动伪影;另外,膀胱过度充盈也不利于膀胱肿瘤的分期。

(2)直肠检查时:可提前使用抑制蠕动药物。检查前应常规清洁灌肠,以避免肠腔内粪便的杂乱信号干扰直肠疾病的诊断。

(3)呼吸训练:嘱患者均匀地呼吸并尽量不要咳嗽;整个检查过程中保持体位不动,以免产生运动伪影。

(七)冠状动脉

冠状动脉粥样硬化性心脏病(简称冠心病)是世界上发病率和致死率较高的疾病之一。目前诊断冠状动脉疾病的“金标准”仍然是冠状动脉血管造影(Coronary Angio Graphy,CAG)。

冠状动脉 MRI 检查的一般护理流程同常规护理流程一样,以下仅描述此类检查时的护理重点。

1.适当镇静后再进行检查

冠状动脉检查的时间较长,如小儿、精神障碍、疾病影响不能配合者,要适当镇静后再进行检查。

2.检查前

指导患者进行屏气与呼吸训练:首先让患者平卧于诊查床上,放松,深呼吸至舒适状态;让患者在呼气末屏气 15s,再呼吸。注意不必过度吸气及呼气,以免失去平静呼吸及屏气过程的稳定,避免因屏气水平不一致或呼吸运动幅度不一致对图像的影响。

3.检查中

根据技师要求指导患者进行正确的屏气与呼吸。

4.心脏电极放置

目前不同厂家的扫描设备对冠状动脉磁共振检查所需要的电极位置略有不同,以飞利浦 3.0TMR 为例,4 枚电极分别置于心尖部、剑突下左旁 2cm、左侧肋弓近段及胸骨左侧第 2 肋间隙。

第四节　核医学常规护理

一、SPECT 和 PET 检查的常规护理

单光子发射计算机断层成像术(Single Photon Emission Computed Tomography,SPECT)和正电子发射断层成像术(Positron Emission Tomography,PET)是核医学的两种CT 技术,于它们都是对从患者体内发射的 γ 射线成像,故统称发射型计算机断层成像术(Emission Computed Tomography,ECT)。

(一)SPECT 检查

1.护理评估

(1)患者:核对患者基本信息,评估患者的病情、意识状态、营养状况、心理状态及配合程度、穿刺部位的皮肤、血管状况及肢体活动度,确认检查方法。

(2)环境:通风整洁、操作环境无杂物。

(3)物品:放射性药品标记情况,辐射防护设备,注射器,放射性防护针筒,常规注射用品(胶布,止血带,无菌棉签,聚维酮碘溶液),吸水纸及放射性垃圾桶。

2.护理措施

(1)检查前:再次核对姓名、性别、年龄、检查项目等。

健康宣教:①解释核医学检查的目的、过程、利弊,告知所注射的药物对身体辐射损害较小,以消除顾虑;②告知检查时的注意事项:注射完毕后在房间安静休息,减少走动,便于器官吸收药物;适量饮水(500~1000ml 左右),多排小便,有利于图像质量的清晰,加快药物的排泄,降低本底并避免不必要照射;③妊娠和哺乳期妇女慎用;④取出身上活动性金属物件,防止金属物品干扰图像,形成伪影;⑤了解其耐受能力,疼痛者可使用镇痛药;⑥告知检查者尿液中含有示踪剂,小便过程中尽量不要污染衣物及皮肤;⑦记录检查者基本信息,包括联系方式;⑧告知不同检查项目的具体检查时间。

(2)检查中:根据检查部位的需要更换体位。

1)特殊检查者:因病情平卧较困难或驼背严重者,可适当垫高头颈部,高度以不影响扫描床的进出为准;反应迟钝者,用约束带固定其体位,必要时留家属陪同(陪护人员必须进行合理的射线安全防护,穿戴好防护用品,在铅屏风后陪同);对于平车推入检查者,家属及工作人员共同配合搬动检查者进行检查,采用合理的搬运方式,避免对其造成身体伤害。

2)观察检查者有无不适。

(3)检查后:①多饮水、多排尿可加速放射性药物的排出,有效减少膀胱及周围器官的吸收剂量;②适当使用缓泻剂可以增加进入或排泄至胃肠道的放射性药物或其他代谢产物的排泄速率;③须按照规范程序处理检查者体液和大小便等排出物;④监护注射点是否出现淤血、血肿、感染、不适和疼痛感;⑤观察放射性药物的不良反应;⑥嘱检查者与孕妇及小儿保持适当距离。

3.主要临床应用

(1)骨骼显像:骨骼显像是早期诊断恶性肿瘤骨转移的首选方法,可进行疾病分期、骨痛评价、预后判断、疗效观察和探测病理骨折的危险部位。

(2)心肌缺血的诊断:可评价冠状动脉病变范围,对冠心病危险性进行分级;评价冠脉狭窄引起的心肌血流灌注量改变及侧支循环的功能,评价心肌细胞活力;对心肌梗死的预后评价和疗效观察;观察心脏搭桥术及介入性治疗后心肌缺血改善情况。

(3)局部脑血流断层显像。

(4)肾动态显像及肾图检查:了解肾动脉病及双肾血供情况;对肾功能及分肾功能的判断;了解上尿路通畅情况及对尿路梗阻的诊断;监测移植肾血流灌注和功能情况;以及了解糖尿病对肾功能的影响。

(5)阿尔茨海默症早期诊断:国外学者利用 SPECT 对阿尔茨海默病(Alzheimerdisease,AD)的局部脑血流灌注进行研究,进而评估局部脑功能的工作始于 20 世纪 80 年代,虽然方法和结果不尽相同,但对 AD 的特征性改变已取得了一致的认识。在比较 SPECT 和 CT 对 AD 的诊断结果时,发现 CT 对脑萎缩的诊断近乎泛化,在萎缩程度轻与重、生理性与病理性之间缺乏可操作的明确界限。国外研究常使用 CT 的三维定量资料,如测量额、颞、顶叶体积,或是测量脑沟、海马等关键部位的距离。而国内研究仅根据二维 CT 图像,经肉眼读片诊断。这一方法显得过于简陋,可靠性差。如国内也能推广三维 CT 技术,则 CT 对 AD 诊断的价值必将大为提高。SPECT 能对痴呆程度和认知状况接近的两类痴呆进行鉴别。

4.优点

(1)兼具 CT 和核医学两种优势,较 CT 的容积采集信息量大。

(2)超快速、大容量的操作诊断台,图像扫描和图像处理同步。

(3)当前唯一的一种活体生理、生化、功能、代谢信息的四维显像方式。

(4)明显提高了病变的检测率。

(二)PET 检查

1.护理评估

同 SPECT 检查常规护理评估。

2.护理措施

(1)检查前:再次核对姓名、性别、年龄、检查项目以及联系方式。

健康宣教:①解释核医学检查的目的、过程、利弊,穿戴防护服,告知所注射的药物对身体并无伤害,消除检查者顾虑;②说明 PET 检查不能进食的原因:进食后血糖增高会影响显像质量。同时,嘱检查者保持安静,避免剧烈运动导致肌肉摄取增高;③交代检查时注意事项:注射显像药物完毕后在指定房间安静休息,减少走动,便于药物被器官吸收;进入检查室前足量饮水以充盈胃肠道(500～1000ml 左右),多排小便,有利于图像质量的清晰,加快药物的排泄,降低本底并避免不必要照射;④取出身上活动性金属物件,防止金属物品干扰图像,形成伪影;⑤了解其耐受能力,疼痛者可使用镇痛药,防止运动干扰图像;⑥告知检查者尿液中含有示踪剂,小便过程中尽量不要污染衣物及皮肤;⑦告知不同检查项目的具体检查时间。

(2)检查中:同 SPECT 检查中常规护理措施;对进行局部扫描的检查者,应注意对未照射部位的屏蔽(针对 PET/CT)。

(3)检查后:同 SPECT 检查后常规护理措施。

3.主要临床应用

PET 可用于精神分裂症、抑郁症、毒品成瘾症等的鉴别诊断,了解患者脑代谢情况及功能状态,如精神分裂症患者额叶、颞叶、海马基底神经节功能异常等。应用 PET 显像,可以测定脑内多巴胺等多种受体,从分子的水平上揭示疾病的本质,这是其他方法所不能比拟的。

4.优势

(1)可以动态地获得较快(秒级)的动力学资料,能够对生理和药理过程进行快速显像。

(2)具有很高的灵敏度。

(3)可以绝对定量。尽管经常使用半定量方法,但也可使用绝对定量方法测定活体体内生理和药理参数。

（4）采用示踪量的 PET 药物（显像剂），不会产生不良反应。

（5）是一种无创伤性方法。正因如此，PET 在全世界范围内得到迅速的发展。

5.局限性

成像时间较长（至少要几十秒），只能采用区组设计（Block Design）的实验模式；成像时受放射性同位素的限制，不适用于单个被试的重复研究。同一被试者不宜频繁参加实验，不利于那些需要被试者多次参加实验的研究；系统造价很高，除 PET 扫描机外，一般还需配备台加速器，用以制备半衰期只有 123s 的 150 等同位素。

（三）放射药物的注射护理要点

1.护理评估

同 SPECT 检查常规护理评估。

2.护理措施

（1）操作前：①操作环境：要求整洁，符合国家规定无菌操作，并严格按照国家电离辐射防护与辐射源安全基本标准，在配置辐射防护隔离措施房间内进行相关操作；②每日工作开始和结束时用表面沾污检测仪对体表、工作服及工作台面等进行放射性污染监测并进行记录；③向患者说明检查的项目内容，并签署检查知情同意书；④进入操作间进行放射性药物淋洗、标记及分装前，工作人员要严格遵守辐射防护原则做好自身防护，穿戴防辐射铅衣、铅围脖、铅套、佩戴铅眼镜和个人辐射剂量检测仪；⑤核查患者姓名、性别、临床诊断和检查项目、缴费情况，记录身高、体重、不适部位及症状；女性育龄期妇女须询问是否妊娠或哺乳期间，以判断是否符合检查规范；⑥核对患者检查所需放射药品种类，查看相关记录及使用方法；⑦对淋洗标记药物应核对发生器是否正确，标记前核对当日淋出总放射性活度及体积，以便分装时易于计算与取出；⑧核对标记配套药盒是否与检查相符、是否在有效期内；进行放射性药物标记须进行标记率检测与质量控制。

（2）操作中：①消毒已标记好的药瓶瓶塞表面，抽取所需药量（测定放射性活度并记录），针头套管保护，放入铅套中，准备注射；②指导患者根据检查项目及自身情况取坐或卧姿，选健侧手臂浅表条件好的静脉进行穿刺；另外手臂下操作区域放置吸水纸，以减少放射性污染的可能和发生污染时能及时处理；③弹丸注射时尽量选择右侧贵要静脉，因为该静脉的静脉瓣少，减少了血流阻力，右侧比左侧离心脏近有利于弹丸注射的成功；④注射放射性药物一定要遵循核医学注射原则，不能在病变位置的同侧注射；⑤穿刺成功（针头回血明显、顺畅）后，固定针头，松止血带，平稳注入药液，确保无渗漏；⑥注射完毕后，拔针，压迫穿刺点，并指导检查者按压穿刺点 5min 以上，确定无出血、渗漏；⑦告知患者药物注射后注意事项及上机检查时间；⑧在患者检查申请单上登记注射药名、剂量、注射部位、有无渗漏、有无不适等。

（3）操作后：①将注射完放射性药物的患者安排在指定的待检区内等待检查；②注射后测定针筒内残余剂量并做好记录；③放射性废物放入铅质污物桶内，每周将放射性垃圾移至源库一次，放置 10 个半衰期后，按普通医疗垃圾处理，并做好登记；④对放射性药物分装橱依照常规病房配药室进行消毒处理；⑤铅衣要平整悬挂，其他辐射防护设施放置指定地点存放；⑥使用后的发生器应及时移至源库；⑦对高活室每月进行一次空气细菌培养。

3.概念

放射性药物是指含有放射性核素,能直接用于人体临床诊断、治疗和科学研究的放射性核素及其标记化合物。放射性药物一般由放射性核素和放射性核素标志物两部分组成,除少数放射性核素本身可以直接用于临床诊治,大部分的放射性核素是利用特定的核素及其标志物同时发挥作用。

4.分类

(1)诊断放射性药物。

1)^{99m}Tc:是显像检查中最常用的放射性核素,目前全世界应用的显像药物中,^{99m}Tc 及其标记的化合物占 80%以上,广泛用于心、脑、肾、骨、肺、甲状腺等多种脏器疾患的检查,并且大多已有配套药盒供应。

2)碘-131、铊-201、镓-67、铟-111、碘-123 等放射性核素及其标记药物:这类 γ 光子的核素及其标记药物也有较多应用,在临床中发挥着各自的特性和作用。

3)正电子放射性药物 11C、13N、15O 和 18F 等短半衰期放射性核素在研究人体生理、生化、代谢、受体等方面显示出独特优势,其中氟[18F]脱氧葡萄糖(18F-FDG)是目前临床应用最为广泛的正电子放射性药物。

(2)治疗放射性药物:^{131}I 目前仍是治疗甲状腺疾病最常用的放射性药物;89SrCI2、153Sm-EDTMP、117Snm-DTPA 和 177Lu-EDTMP 等放射性药物在缓解骨转移癌的疼痛治疗中也取得了较为满意的效果。近年来,可由 188W-188Re 发生器获得 188Re 作为治疗用放射性药物受到重视,它发射的 β 射线能量为 2.12MeV,γ 射线能量为 155keV,T1/2 为 16.9h。通过发射 β-射线产生电离辐射生物效应破坏病变组织,并利用其发射的 γ 射线进行显像,估算内照射吸收剂量和评价治疗前后病变范围变化。目前 188Re-HEDP 已用于治疗恶性肿瘤骨转移骨痛、188ReO$_4^-$ 治疗或预防血管成型术后再狭窄和 188Re-碘油介入治疗肝癌等。

5.放射性核素收取、保管使用制度

(1)放射性核素应由专人收取和保管,收到货品后迅速放于专用位置妥善保管,严格执行双人双锁制度防止丢失;并记录登记收取时间、核素种类、放射性活度、生产日期与批号。

(2)标记用配套药盒也应由专人负责领取和保管,到货后及时登记,核对生产日期、有效期、批号、药品性状,之后放入恒温冰箱(温度 2～8℃)保存。

(3)使用时将放射性核素移至分装台内,周围应有有效的辐射防护屏障,并将出厂说明书妥善保存,以备查对。核素发生器按规定步骤和要求进行安装,经质量控制合格后方可使用。

(4)放射性空容器应固定地点集中存放,按规定退回生产厂家留存记录。

二、SPECT 和 PET 专项检查护理

(一)PRT 脑显像

脑的代谢非常旺盛,耗氧量高。在安静状态下,成人脑的血流量达到心排出量的 15%,耗氧量约占 20%;儿童期代谢更加旺盛,氧耗量更高,可占到全身的 50%。脑细胞的能量供应 90%以上来自葡萄糖的有氧代谢,而脑组织本不能储备能量,所以需要连续不断地供应氧气和葡萄糖。因此我们可使用放射性核素标记的脱氧葡萄糖(18F-Fluoro Dexy Glucose,18F-FDG)进行脑的葡萄糖代谢成像,反映全脑和局部脑组织的葡萄糖代谢状态。

1.护理评估

(1)患者:①核对患者基本信息(姓名、性别、年龄、女性患者有无妊娠、哺乳),了解基本病情、意识状态及营养状况,确认检查方法;②采集基本相关病史,完善身高、体重、血压等记录;了解有无糖尿病病史,有无幽闭恐惧症;癫痫检查者的发作情况、抗癫痫药物治疗情况;询问有无精神异常,能否配合完成检查;评估身体状态,能否按照规定体位配合检查;并收集 CT 及 MRI 等影像学资料、病理资料及脑电图等相关资料;③评估患者受教育及工作基本情况;有无家属陪同,能否与家属做有效沟通;④评估是否存在影响 18F-FDG 摄取的因素,包括近期化疗、放疗、手术及其他用药情况(如激素等);⑤评估穿刺部位的皮肤、血管状况及肢体活动度等。

(2)环境:是否整洁、通风,操作间及注射室无杂物;是否配有专的安静房间供检查和休息。

(3)物品:①放射性药品标记情况,辐射防护设备,注射器,放射性防护针筒,常规注射用品,吸水纸及放射性垃圾桶;②常用显像剂主要为 18F-FDG。

2.护理措施

(1)检查前:①向患者说明检查的目的、方法和注意事项,以充分取得合作;②注射 18F-FDG 前禁食 4~6h,禁止饮用含糖及其添加成分的饮料(不禁水);③测量指尖血糖,原则上应低于 11.1mmol/L;④指导患者在安静、温暖、光线昏暗的环境中闭目休息 40min 左右,避免声、光刺激;⑤注射放射性药物前,应封闭视听 10~15min,随后患者继续在安静、避光的房间休息,不要与人交谈,等候注射药物;⑥选取合适静脉进行穿刺,确定成功后,推注 18F-FDG 185~370MBq,将穿刺部位用胶布粘紧,嘱患者适当按压;⑦静脉注射显像剂后在安静、避光的房间休息 45~60min;⑧检查前取出金属异物,包括头部佩戴的发夹、头花及其他金属饰品,防止金属物品干扰图像,形成伪影。

(2)检查中:①体位设计:常规取仰卧位,头先进入,双臂置于胸前或身体两侧。头部尽量置于床面头托部正中间,避免偏侧;②特殊检查者的护理:癫痫患者扫描时将室内的灯光调暗,同时注意保暖。神志异常、反应迟钝者,用束缚带固定其体位,必要时留家属陪同(陪护人员必须进行合理的射线安全防护,穿戴好防护用品,于铅屏风后陪同);③严密观察检查者有无不适及有无癫痫等疾病发作。

(3)检查后:①要求检查当日与儿童及孕妇有适当的距离;②多饮水、多排尿,以加速放射性药物的排出;排入尿液的便池需用水多次冲洗,以稀释放射性废物;③适当使用缓泻剂可以增加排泄至胃肠道的放射性药物或其他代谢产物的排泄速率。

3.显像原理

正常情况下,脑细胞以葡萄糖为能量代谢底物。18F-FDG 是葡萄糖的类似物,可以相同的方式经细胞膜葡萄糖转运体被脑细胞摄取,在己糖激酶催化下生成 18F-FDG-6-PO4。但由于其与葡萄糖空间构型不同,不能进一步参与糖代谢,也不能通过血—脑脊液屏障返回血液中,因而滞留在脑细胞内。可在体外进行 PET 脑葡萄糖代谢显像。

4.扫描方法

注射 18F-FDG 45~60min 后,于平衡期行静态脑断层显像,使用 PET 或 PET/CT 进行头部三维扫描,采集数据后,视 PET 机型不同选择适当的重建参数进行图像重建,获得

18F-FDG在脑内分布的横断面、冠状面和矢状面图像及三维立体影像,用于视觉判断和半定量分析。

5.正常与异常影像

正常人的脑葡萄糖代谢影像的特征与脑血流灌注影像很相近,灰质的放射性分布明显高于白质区,大脑皮质、基底节、丘脑、小脑放射性分布较高,左右两侧基本对称,皮层摄取连续,在沟回转折处和功能皮层(如视皮层)可相对略高。老年人可能会出现皮层变薄,沟回增宽,基底节摄取相对略增高现象,属于老年性改变。脑部任何非对称性的、局灶性摄取增高或减低均应考虑糖代谢异常可能。

6.临床应用

(1)脑肿瘤放射治疗后辐射坏死与肿瘤复发的鉴别。

(2)缺血性脑血管病的诊断,脑缺血治疗效果评价。

(3)癫痫灶的定位诊断。

(4)阿尔茨海默病(Alzheimer Disease,AD)与其他类型痴呆鉴别诊断以及 AD 痴呆程度的评价。

(5)其他脑部疾病,如脑外伤、帕金森病、理化生物因素脑损伤和颅内感染等也可采用代谢和血流显像,主要用于结构显像阴性时进行功能诊断以及各种治疗的疗效评价。

(二)PET 肿瘤显像

随着生物学技术的发展和显像技术的进步,现代核素显像已能从分子和细胞水平认识疾病,阐明病变组织、受体密度、功能的变化、基因的异常表达、生化代谢变化及细胞信息传导等。目前在临床得到广泛应用的 18F-FDGPET/CT 显像对于肿瘤疾病的早期诊断和治疗监测发挥:了重要作用。

1.护理评估

(1)患者:①孕妇原则上应避免 PET/CT 检查,若因病情需要而必须进行此项检查时,应详细向患者说明可能对胎儿产生的影响,并签署知情同意书;②详细采集病史,了解有无糖尿病史、药物过敏史、结核病史、最近有无感染、手术史,恶性肿瘤的位置、病理类型、诊断和治疗的方法(活检、外科手术、放疗、化疗、骨髓刺激因子及类固醇激素的使用情况等)、时间、目前的治疗情况;③评估图像采集期间患者能否静卧,能否将手臂举过头顶;④其他同 PET 检查常规护理评估。

(2)环境:是否整洁、通风,操作间及注射室无杂物;配有专门的安静房间供患者休息。

(3)物品:放射性药品标记情况,辐射防护设备,注射器,放射性防护针筒,常规注射用品,吸水纸及放射性垃圾桶。

2.护理措施

(1)检查前:①禁食 4～6h,禁喝含糖饮料(不禁水),含有葡萄糖的静脉输液或静脉营养也须暂停 4～6h;②测量体重、身高;③测定血糖浓度,血糖水平原则上应低于 11.1mmol/L;如果血糖大于 11.1mmol/L,最好先调整血糖至 11.1mmol/L 以下再进行检查,或者控制好血糖后重新预约检查时间。需静脉注射胰岛素者,一般需要在注射胰岛素后间隔一段时间再注射 18F-FDG,具体时间可根据胰岛素的类型与给药途径而定;④注射显影剂前平静休息10～15

min,建立静脉通道,确认通畅后,注入显影剂;放射性剂量:成人一般静脉给予 2.96~7.77MBq/kg,儿童依据情况减量。

(2)检查中:①对于全身显像,注射显影剂后在安静、避光的房间休息 45~60min,以使显影剂在体内代谢达到平衡。在此期间应尽量放松,避免应激情况(如运动、紧张或寒冷等刺激)造成受检者出现肌肉紧张、棕色脂肪动员等生理性反应,干扰诊断;②注射显像剂后应注意保暖、放松,必要时可给予 5~10mg 地西泮处理;③注射后鼓励多饮水,勤排尿,显像前尽量排空膀胱尿液,减少尿液放射性对盆腔病变检查的影响。对于肾脏、输尿管及膀胱病变可给予利尿剂介入后进行延迟显像;④CT 对比剂:对怀疑有胃肠道、骨盆、腹部病变者,显像前可口服阳性或阴性对比剂,对怀疑有肝、肾及头颈部肿瘤者,可根据需要静脉注射对比剂;⑤显像前尽可能取下患者身上的金属等高密度物件;⑥对于儿童、精神紧张者可酌情给予镇静剂,对于肿瘤晚期疼痛难以配合检查者可酌情给予止痛剂;特殊情况下在有资质的临床医生陪同下可用麻醉药品;⑦显像时间通常在注射 18F-FDG 后 45~60min 开始;⑧体部显像取仰卧位,尽量双手上举抱头;⑨患者的呼吸控制,在 PET 和 CT 扫描过程中患者应当保持自然平静的呼吸,有条件的情况下可进行运动校正或呼吸门控采集。

(3)检查后:①须按照规范程序处理患者体液和大小便等排出物;②监护注射点是否出现淤血、血肿、感染、不适和疼痛感;③观察放射性药物的不良反应;④要求检查当日与儿童及孕妇保持适当的距离;⑤若哺乳期妇女注射 18F-FDG 后,24h 内避免哺乳;⑥多饮水、多排尿,以加速放射性药物的排出,有效减少膀胱及周围器官的吸收剂量;⑦适当使用缓泻剂可以增加进入或排泄至胃肠道的放射性药物或其他代谢产物的排泄速率。

3.显像原理

静脉注射 18F-FDG 后,在葡萄糖转运体的作用下通过细胞膜进入肿瘤细胞,细胞内的 18F-FDG 在己糖激酶作用下磷酸化,生成 18F-FDG-6-PO4,由于与葡萄糖的结构不同,18F-FDG-6-PO4 不能进一步参与糖代谢,而且 18F-FDG-6-PO4 不能通过细胞膜而滞留在细胞内使肿瘤显像。

4.正常与异常影像

18F-FDG PET 显像反映全身葡萄糖代谢的状态。在正常人禁食状态下,注射显影剂 40min 后脑部放射性浓集明显,肝脾可见轻度显影,肾、膀胱及输尿管因显影剂的排泄而显影;多数人禁食状态心肌不显影,但少数仍可见心肌显影;肌肉可见较均匀的轻度浓聚,多数人肠道有不同程度显影。此外,许多因素可以影响 18F-FDG 的分布,如注射显像剂后肌肉运动可致肌肉摄取而显像;发热、应用某些细胞刺激因子等均可导致骨髓、肌肉等组织摄取增加。了解 18F-FDG 的生物学分布规律对正确认识和理解代谢图像有帮助。除正常显像的组织和器官及生理性的变化外,全身任何部位出现放射性示踪剂的增高或减低超过该部位正常组织的摄取变化,即为异常。

5.临床应用

(1)肿瘤的临床分期及治疗后再分期。

(2)肿瘤治疗过程中的疗效监测和治疗后的疗效评价。

(3)肿瘤的良、恶性鉴别诊断。

（4）肿瘤患者随访过程中监测肿瘤复发及转移。

（5）肿瘤治疗后残余与治疗后纤维化或坏死的鉴别。

（6）已发现肿瘤转移而临床需要寻找原发灶。

（7）不明原因发热、副癌综合征、肿瘤标志物异常升高患者的肿瘤检测。

（8）指导放疗计划，提供有关肿瘤生物靶容积的信息。

（9）指导临床选择有价值的活检部位或介入治疗定位。

（10）肿瘤高危人群的筛查。

（11）恶性肿瘤的预后评估及生物学特征评价。

（12）肿瘤治疗新药与新技术的客观评价。

（三）SPECT 脑血流灌注显像

成年人全脑血流量平均为 $750\sim850ml/min$。脑组织对血液供应的变化非常敏感，短暂的脑血流中断就可能造成不可逆的脑损害。脑部各种疾病、功能障碍及各系统的功能紊乱都与脑的血流量变化密切相关。因此对于脑血流量的评价不仅可以评估脑的血流灌注情况，还能评估脑的功能活动与代谢状态，对于多种脑部疾病的功能代谢变化具有重要的研究价值。

1.护理评估

（1）同 SPECT 检查常规护理评估。

（2）常用显像剂：①^{99m}Tc 标记脑血流灌注显像剂：标记药葡庚糖酸钠（GH），亚锡双半胱乙酯（Ethyi Cysteinate Dimer，ECD）；②^{123}I-安菲他明（123I-IMP）；③弥散性脑血流显像剂 133Xe 是一种脂溶性的惰性气体。

2.护理措施

（1）检查前：①器官封闭：使用^{99m}Tc-ECD 时，注射显像剂前 1h 口服过氯酸钾 400mg，抑制脉络丛分泌，减少对脑灌注图像的干扰；服用后饮水 200ml 加以稀释，减少药物腐蚀性等不良反应；注射^{123}I-IMP 前 7 天可选择用复方碘溶液，$3\sim5$ 滴/次，一日三次；或用碘化钾，50mg/次，一日一次，共用 7d。使用 133Xe 显像时，接通呼吸机，并将呼吸面罩戴在口鼻上，适当加压确保其封闭性；②视听封闭：令受检者安静、戴眼罩和耳塞 5min 后，注射显像剂，并继续封闭 5min，保持周围环境安静，以减少声音、光线等对脑血流灌注和功能的影响；③保持体位不变和安静：对于检查时不能保持体位不变与安静者或患儿，需应用镇静剂；④相对禁忌证：脑压升高性疾病是介入试验的相对禁忌证。

（2）检查中：①标记显像剂配置：取出 1 支 GH 备用，根据患者的数量，用注射器抽取适量淋洗获的^{99m}TcO$_4^-$体积在 $1\sim4ml$ 加入 GH 中，充分摇匀，静置 5min 以上，再将其抽取并注入 ECD 中，充分摇匀，再静置 5min，即可获得^{99m}Tc-ECD 显像剂；②注射显像剂：选取合适的静脉进行穿刺，5min 后显像。剂量：^{99m}Tc-ECD $740\sim1110$MBq；^{123}I-IMP $111\sim185$MBq；③体位：患者取仰卧位，令患者平卧于检查床上，头部固定于头托中，使用定位线调整头部位置使其达到脑显像要求，使用胶带固定体位，保持体位不变直至检查完毕。

（3）检查后：同 SPECT 检查后常规护理措施。

3.显像原理

静脉注射分子量小、零电荷、脂溶性的显像剂，常用为^{99m}Tc-ECD，在心腔内被迅速混匀，经过脑循环时，能通过正常的血脑屏障进入脑细胞，随后在脂解酶作用下转变为水溶性物质，不能反扩散出脑细胞，从而滞留在脑组织内，其进入的量与局部脑血流量（Regional Cerebral Blood Flow，rCBF）及脑细胞功能状态呈正比。在体外用 SPECT 仪可显示脑血流的灌注和功能状态。

4.扫描方法

仰卧位，令患者平卧于检查床上，头部固定于头托中，使用定位线调整头部位置使其达到脑显像要求，使用胶带固定体位，保持体位不变直至检查完毕。^{99m}Tc-ECD：SPECT 采用低能高分辨准直器，能峰为 140keV，采集矩阵 128×128，3.2°～6.4°/帧，共 64～128 帧，Zoom 1.0 和 1.6～1.78 之间。133Xe SPECT 配扇束型准直器；能峰为 80keV。

5.正常与异常影像

正常图像表现为大小脑皮质、大脑深部灰质核团、脑干等处放射性分布高于白质与脑室，脑内结构较为清晰，左右两侧半球结构大致对称。凡脑内一处或多处放射性明显增高或减低区均为脑血流灌注异常。

6.临床表现

脑血流灌注显像多用于脑功能活动的研究；缺血性脑血管疾病血流灌注和功能受损范围的评价；癫痫致痫灶的定位诊断；阿尔茨海默病和多发性脑梗死痴呆的诊断与鉴别诊断；锥体外系和共济失调疾病的诊断与鉴别诊断；偏头痛的定位诊断与疗效评价；精神心理疾病的辅助诊断；新生儿缺血缺氧性脑病功能损伤定位、治疗方案选择和疗效评价。

（四）SPECT 心肌灌注显像

心脏是人体的最重要器官之一，可为血液循环提供动力。为了维持其自身的正常生理功能需要由冠状动脉供血提供能量。各种原因引起的冠状动脉管腔的狭窄，均可导致其血流量输出的减少，致使其所供血区域的心肌缺血、缺氧，导致心肌细胞代谢异常。当达到一定的缺血程度时，就会使心脏的舒缩功能受损。心肌血流灌注显像可以很好评估心脏的损伤程度及功能。它对冠心病诊断的灵敏度超过 90%，特异度达 81%～85%，是估计检查者因运动而诱发心肌灌注缺损的病灶是否具有可逆性的基本方法，也是判断是否需要进行冠脉造影的指标，是目前评价冠心病心肌灌注功能的可靠方法。一个完整的心肌灌注显像过程包括静息与负荷心肌灌注显像两部分。

1.护理评估

（1）患者：①核对基本信息（姓名、性别、年龄、女性患者有无妊娠、哺乳），了解基本病情、意识状态及营养状况，有无过敏史、哮喘史等，确认检查方法（静息与负荷心肌灌注显像）；②评估患者的一般状态是否适合接受此项检查，了解其目前的临床用药情况。（因大多数检查者在行心肌灌注显像之前，已服用一些治疗性药物，如β受体阻断剂、硝酸脂类药物及减慢心率的药物，这些药物对负荷心肌灌注显像的结果有影响，由于达不到目标心率，心肌耗氧量达不到预期要求，易得假阴性的诊断。）

（2）常用显像剂：主要有^{99m}Tc-甲氧基异丁基异腈（^{99m}Tc-MIBI）和铊-201（^{201}T1）。目前国内最常用的以^{99m}Tc-MIBI 为主，本文护理措施主要针对此进行阐述。

（3）其他同 SPECT 检查常规护理评估。

2.护理措施

(1)检查前:①注重心理护理,对受检者进行耐心细致的解释工作,消除思想顾虑,取得患者及其家属的配合,并签署知情同意书;②停用β-受体阻断剂、钙拮抗剂和硝酸脂类及减慢心率的药物48h;给负荷药物双嘧达莫和腺苷检查前停用咖啡类饮料24～36h;③检查当日空腹4h以上;④自带脂餐,于注射显像剂后30min服用,促进胆汁的排空,减少肝胆对心肌影像的干扰;⑤注重运动负荷试验过程的护理,运动负荷实验,全过程都要有医护人员在旁指导。

(2)检查中:①标记药物的配制:取一支MIBI(有变色、潮解不得使用)备用,根据检查要求取适量的$^{99m}TcO_4^-$加入MIBI冻干品药剂瓶后立即直立沸水浴,水溶液面要高于瓶内液面而低于瓶颈。^{99m}Tc-MIBI注射液标记率低于90%不得使用,标记后6h内有效。保证放射性活度基础上体积控制在2ml以内;②进行药物负荷前先建立静脉通道;③注射显像剂:在静息或负荷状态下,静脉注射^{99m}Tc-MIBI 740～925MBq(2025mCi),0.5～1.5h后进行断层显像。MIBI静脉给药后有一过性异腈臭味伴口苦,偶有面部潮红,不需特殊处理,可自行消退;④静脉注射药物后15～30h后进食脂餐;⑤体位:患者取仰卧位,双手抱头。检查前应摘除胸部区域的金属物件及不透射线的物件(如不能摘除,提前记录于申请单上);⑥连接心电监护仪、血压计监测仪。

(3)运动负荷显像护理注意事项。

1)提前给患者进行静脉穿刺前准备,连好血压计及心电监测仪器,根据患者身高调节好脚踏车。

2)患者通过运动达到运动负荷终止指标时,护理人员通过静脉注射显像剂^{99m}Tc-MIBI,之后再持续运动1～2min,运动负荷试验(Exercise Stress Test)的终止指标:心率达到预计标准(极量或次级量);出现典型心绞痛;出现严重心律失常;心电图ST段下移≥1mv;收缩压较运动前下降≥10mmHg,或上升至≥210mmHg;出现头晕、面色苍白、步态不稳或不能继续运动;达到最大预定心率(心率=190-年龄)。

3)取下血压监测仪,协助患者下脚踏车,留存电极片直至检查结束。

(4)药物负荷试验护理注意事项。

用于心脏负荷试验的药物有腺苷、双嘧达莫(潘生丁)和多巴酚丁胺等。

1)腺苷负荷试验方法及护理配合:①再次询问患者有无支气管哮喘近期发作、COPD急性发作、严重房室传导阻滞、病态窦房结综合征;②测定检查者基础血压、心率(是否大于60岁)、观察心电图ST-T变化;③建立双静脉通道,以0.14mg/(kg·min)的速度微泵缓慢均匀注射腺苷,共持续6min,并于第3min时静脉注射心肌显像剂^{99m}Tc-MIBI;④继续微泵注射腺苷2min;⑤抢救车必备氨茶碱、地塞米松、氧气瓶及其他急救药品及设备。

2)腺苷负荷试验终止标准:①足量(按千克体重计算)注射腺苷;②出现严重心绞痛和/或心电图出现ST段明显压低或弓背太高均≥3mV;③出现严重心律失常,如频发室性期前收缩、Ⅲ度房室传导阻滞、室速等;④收缩压上升过快,超过210mmHg;⑤急性支气管哮喘发作;⑥严重不适感且患者不能耐受,如明显胸闷、气短、头痛、憋气等。

3)腺苷负荷试验不良反应及处理。

轻度:①临床表现:面色潮红、呼吸急促、气短、胸闷、胸部压迫感、心悸、头胀、头痛、喉部发紧、腹部不适、恶心;②处理:轻度不良反应绝大部分无须特殊处理。监测医师在确定患者无明显血流动力学改变,生命体征稳定后,给予适当的精神抚慰均可自行缓解。对极少数症状明显且伴有明显精神症状者,可给予少量氨茶碱拮抗。氨茶碱用法:首剂量 $100\sim125mg$ 稀释($5\%\sim10\%$葡萄糖或生理盐水)后缓慢推注,必要时可重复此剂量给予氨茶碱。

严重:①临床表现:严重心绞痛伴心电图 ST 段明显压低或抬高,急性支气管哮喘发作,严重窦房传导阻滞或二、三度房室传导阻滞,急性心肌梗死等;②处理:临床研究显示,严重不良反应发生率很低($<1\%$),有些甚至罕见,一旦发生需及时救治,避免出现严重后果。

(5)检查后:①将^{99m}Tc-MIBI 注射器及放射性垃圾投入到放射性防护垃圾桶内衰变;②须按照规范程序处理检查者体液和大小便等排出物;③监护注射点是否出现淤血、血肿、感染、不适和疼痛感;④观察放射性药物的不良反应;⑤其他同 SPECT 检查后常规护理措施。

3.原理

心肌细胞对某些放射性标记阳离子具有选择性摄取能力,利用这种原理研制出的心肌灌注显像剂,静脉注射后分布于心肌组织,心肌局部摄取显像剂的量与该部位的血流灌注成正比,因而可进行心肌血流灌注显像。冠状动脉狭窄时,由于冠状动脉的储备能力较强,可使静息状态下正常供血的心肌与狭窄冠状动脉供血区心肌的血流灌注差异不明显,从而影响病变冠状动脉的检出。负荷试验(运动或药物负荷)可使正常冠状动脉扩张,血流量增加,病变冠状动脉由于有固定性狭窄而不能做出相应扩张,从而使正常供血的心肌与狭窄冠状动脉供血区心肌的血流灌注量差异明显增加,因此提高了病变冠状动脉的检查率。

4.扫描方法

注入显像剂,30min 后进行脂餐,90min 后显像。采集时探头贴近胸壁,探头从右前斜位45°至左后斜位 45°,旋转 180°,每旋转 3°~6°采集 1 帧,2~30s/帧,采集 30~60 帧。亦可在上述参数条件下,采用心电图 R 波作为门控信号,每个 RR 间期采集 8 帧或 16 帧图像,即为门控心肌显像。

5.正常与异常影像

正常心肌灌注显像显示左心室显影,右心室显影不明显。心脏断层图像以垂直短轴、水平长轴和垂直长轴显示。左心各壁放射性分布均匀,心尖部稍稀疏。异常灌注图像表现为在两个不同断面同一心肌节段连续出现 2 个或 2 个以上层面的放射性分布稀疏或缺损区。

6.临床应用

心肌血流灌注显像主要用于冠心病的诊断、治疗方案的抉择、疗效判断及预后评价,是目前心肌缺血最常用、最可靠的检查方法。为提高检测的灵敏度,早期发现一些较轻微的缺血性心脏病变,一般需进行运动或药物负荷心肌灌注显像,也就是在运动或使用药物造成冠状动脉血流量增加的时候进行心肌灌注显像,此时较易发现因冠状动脉狭窄引起的灌注异常。运动负荷试验一般采用活动平板或脚踏车试验;药物负荷包括双嘧达莫(潘生丁)、腺苷和多巴酚丁胺等可提高冠状动脉血流量的药物,多用于活动不便或不能进行运动试验者。

(五)^{99m}Tc-DTPA 气溶胶肺通气显像

肺通气显像是将放射性气体入双肺,通过体外放射性显像装置显示双肺各部位的放射性分布及动态变化影像。

1.护理评估

(1)患者:①核对基本信息(姓名、性别、年龄、病情、意识状态及营养状况),有无过敏史、哮喘史等,确认检查方法;②评估患者的一般状态是否适合接受此项检查,了解其目前的临床用药情况;③了解患者的生活工作情况及受教育程度,评估患者的心理状态及配合程度。

(2)环境:是否通风整洁、操作环境无杂物。

(3)物品:①放射性药品标记情况,辐射防护设备,通风设施,气溶胶雾化器,5ml、10ml注射器,0.9%氯化钠溶液,放射性防护针筒,一次性塑料手套,一次性橡胶手套,胶布,放射性防护垃圾桶,吸氧装置,肺通气导入器,卫生纸,纸杯,塑料袋,鼻夹;②常用显像剂:主要有^{99m}Tc注射用二乙基三胺五乙酸(^{99m}Tc-DTPA)。

2.护理措施

(1)检查前:①向患者说明检查的整个过程,以取得配合;②指导患者练习空白吸入,如有痰时,应随时咳出后再行吸入雾粒,对哮喘患者必要时可在雾化剂中加入少量解痉药;③常规吸氧10min;④放射性显像剂应符合放化纯度要求,放射性活度总量不应低于110MBq(3mCi)体积不大于4ml。

(2)检查中:①标记药物的配置:取1瓶DTPA备用,将淋洗获得的^{99m}TcO$_4$$^-$注射液740～1480MBq(20～40mCi)加入瓶中,充分摇匀,静置5min即可获得^{99m}Tc-DTPA,体积小于2～4ml,放入放射性防护针筒内,备用;②患者取坐位,接雾化器各管口,使之处于工作状态。让患者用嘴咬住口管,用鼻夹夹住鼻子,试吸氧气,使之适应通过雾化器回路进行正常呼吸;③待患者适应后,护理人员先抽取0.9%氯化钠溶液2ml,向肺通气导入器内注入1ml氯化钠溶液,观察管路是否通畅及雾量大小,见有雾气喷出,取出^{99m}Tc-DTPA注入肺通气导入器内,再将剩余0.9%氯化钠溶液注入;④指导患者吸入气溶胶时平稳呼吸,使气溶胶均匀分布于末梢肺组织,减少中央气道沉积。同时嘱其减少吞咽动作,以免放射性气溶胶进入上消化道,影响图像质量,氧气流量应低于7L/min,以保证雾粒质量;⑤密切观察病情变化,注意观察患者面色、口唇颜色,如口唇发绀、胸闷憋气加重。通气完毕,先让患者休息并给予低流量吸氧,待症状缓解后再行显像检查;⑥患者有效通气后,应尽快行显像检查,以减少患者呼出气体对环境的污染,同时向其说明显像时的注意事项,保证显像顺利完成。

(3)检查后:同SPECT检查后常规护理措施。

3.显像原理

将密闭系统中的放射性气体或放射性气溶胶经呼吸道充分吸入后,分别沉积于喉、气管、支气管、细支气管和肺泡壁上,在体外采用SPECT采集肺内的放射性分布,据此判断气道通畅情况。当呼吸道某部位阻塞时,有阻塞性通气功能障碍,表现为阻塞处局部及以下呼吸道至肺泡将出现放射性分布稀疏或缺损区。

4.扫描方法

(1)多体位平面显像:显像仪配备低能平行孔准直器。能峰为140keV,窗宽为20%。常规采集前位、后位、左侧位、右侧位、左后斜位和右后斜位6个体位图像,必要时加左前斜位和右前斜位图像。

(2)断层显像:探头旋转360°,每6°或5.6°采集一帧,每帧采集20～30s,共采集60帧或64

帧。原始数据经断层图像处理,得到肺水平切面、冠状切面及矢状切面断层图像。通过断层显像,可有效克服肺段间结构的重重及显像剂的干扰,提高显像诊断的灵敏度和准确性。

5.临床应用

(1)与肺灌注显像结合鉴别诊断肺栓塞或慢性阻塞性肺疾病(Chronic Obstructive Pulmonary Disease,COPD)。

(2)评估药物或手术治疗前后的局部肺通气功能,观察疗效和指导治疗。

(3)了解呼吸道的通畅情况及各种肺疾病的通气功能变化,诊断气道阻塞性疾病。

(4)COPD 患者肺减容手术适应证选择、手术部位和范围确定。

(六)SPECT 肺血流灌注显像

肺组织与外界的气体交换和肺动脉的血流灌注是肺维持正常生理功能的两个重要因素,其功能状态的异常改变是多种肺部疾病的重要表现和特征。肺血流灌注显像常与肺通气显像联合检查。

1.护理评估

(1)同 ^{99m} Tc-DTPA 气溶胶肺通气显像护理评估。

(2)常用显像剂主要有 ^{99m} Tc-人血清聚合清蛋白(Macroaggregated Albumin ^{99m} Tc-MAA)。

2.护理措施

(1)检查前:①详细了解患者病史,观察有无心悸、胸痛、气短、咯血、低氧血症、下肢静脉炎等。评估患者的精神状态确保在检查过程中能充分配合;②常规吸氧 10min;并训练患者进行有效深呼吸;③注射显像剂前应询问过敏史,必要时做过敏试验;④一次检查注射的蛋白颗粒数不宜过大,对一侧肺阙如、肺叶切除或已知肺血管床明显受损害者,注射颗粒数要相应减少;⑤标记后的 ^{99m} Tc-MAA 一般要在 4h 内使用,否则会降解失效;⑥吸氧装置和急救药品处于完好备用状态。

(2)检查中:①标记药品配制:取 1 瓶 MAA 待用,根据需要取适量淋洗获得的 ^{99m} TcO$_4$ 注射液(体积在 1～5ml),加入瓶中,充分摇匀,使颗粒均匀分散成为悬浮液,即可获得 ^{99m} Tc-MAA。取出 111～185MBq(3～5mCi)放入放射性防护针筒内备用,儿童及重度肺动脉高压者适当减量;②体位:注射时大多数患者取平卧位,于检查床上进行 ^{99m} Tc-MAA 注射。若评价有无存在肺动脉高压时可采取坐位。注射完成 5min 开始进行肺血流灌注采集;③注射 ^{99m} Tc-MAA 时须注意:抽取和注射显像剂 ^{99m} Tc-MAA 前须将其震荡混匀;缓慢注射(3～4min),以免引起急性肺动脉高压;鼓励患者深呼吸,使药物均匀而充分地分布于肺内各个部位;注射时严禁回抽血液,以免形成凝集块;④采集过程中嘱患者平稳呼吸,以减少呼吸运动对肺显像的干扰。为避免呼吸运动对图像的影响,还可以采取呼吸门控采集;⑤密切观察患者注药后有无不良反应。

(3)检查后:同 SPECT 检查后常规护理措施。

3.显像原理

静脉注射直径大于肺毛细血管的放射性微粒后,如 ^{99m} Tc-MAA,随肺动脉血流混合均匀后一过性的嵌顿于肺部毛细血管床。放射性微粒在肺内的分布与肺局部血流灌注量呈正比。应用核医学显像装置在体外可获得反映肺部血流灌注的图像。当肺血管阻塞时,相应部位的血流灌注减少或中断,肺灌注图像上表现为相应部位的放射性稀疏或缺损区。

4.扫描方法

(1)多体位平面显像:根据临床实际需要,常规采集前位、后位、左侧位、右侧位、左后斜位、右后斜位、左前斜位和右后斜位8个体位图像,建议每个体位采集计数为500K。

(2)断层显像:探头旋转360°,每6°或5.6°采集一帧,每帧采集20～30s,共采集60帧或64帧。原始数据经断层图像处理,得到肺水平切面、冠状切面及矢状切面断层图像。通过断层显像,可有效克服肺段间结构的重叠及显像剂的干扰,提高显像诊断的灵敏度和准确性。

5.临床应用

(1)肺动脉血栓栓塞症的诊断与疗效判断,同期进行肺通气显像及下肢深静脉核素造影,可提高诊断的准确性。

(2)COPD等肺部疾病肺减容手术适应证的选择、手术部位和范围的确定。

(3)肺叶切除术适应证的选择和术后肺功能预测。

(4)原因不明的肺动脉高压或右心负荷增加。

(5)先天性心脏病合并肺动脉高压以及先天性肺血管病变者,了解肺血管床受损程度及定分析,药物与手术疗效的判断,手术适应证的选择。

(6)全身性疾病(胶原病、大动脉炎等)可疑累及肺血管者。

(7)判断成人急性呼吸窘迫综合征(Acute Respiratory Distress Syndrome,ARDS)和COPD患者,肺血管受损程度与疗效判断。

(8)肺部肿瘤、肺结核、支气管扩张等患者,观察其病变对肺血管影响的程度与范围,为选择治疗方法提供适应证以及疗效判断。

(七)SPECT 甲状腺显像

甲状腺是人体重要的内分泌腺之一,它通过合成和分泌激素,对人体的新陈代谢及骨骼、神经生长发育起到非常重要的调节作用。通过甲状腺静态显像可了解甲状腺的位置、大小、形态及功能状态。

1.护理评估

(1)同 SPECT 检查常规护理评估。

(2)常用显像剂高锝酸盐($^{99m}TcO_4{}^-$);放射性碘:碘-131($Na^{131}I$),碘-123($Na^{123}I$)。

2.护理措施

(1)检查前:①妊娠、哺乳期妇女禁用^{131}I甲状腺显像,慎用$^{99m}TcO_4{}^-$甲状腺显影;②用$^{99m}TcO_4{}^-$甲状腺显影剂时,患者无须特殊准备;③用^{131}I显像剂时,根据情况停用含碘丰富的食物及影响甲状腺功能的药物1周以上,近期(3～4周内)用过含碘X线造影剂也可影响甲状腺对^{131}I的摄取,检查前空腹4h以上。

(2)检查中:①放射性药物使用:用注射器直接抽取淋洗液获得$^{99m}TcO_4{}^-$111～185MBq(3～5mCi),空腹1h口服或静脉注射,10min后显像;显像剂^{131}I用量为1.85～3.7MBq(50～100uCi),空腹口服,24h进行显像;若需寻找甲状腺癌转移灶,则需要加大用量74～185MBq(2～5mCi),48h后进行显像;②体位:患者仰卧位平躺于检查床上,双手放于身体两侧或交叉放于腹部;③在部分患者中食管可显影,饮水后显像可以与甲状腺锥体叶鉴别;

④$^{99m}TcO_4^-$在血中可以和蛋白结合,使大血管显影,在判断胸骨后甲状腺肿时需注意区分,必要时可行^{131}I显像。

(3)检查后:同 SPECT 检查后常规护理措施。

3.显像原理

将放射性核素^{131}I引入人体后,可在有功能的甲状腺组织内聚集,用核医学显像装置在体外可获得反映甲状腺大小、位置、形态和放射性分布的图像。锝与碘属于同一族元素有相似的化学性质,故甲状腺细胞可摄取锝而显影;但其不能参与碘的代谢与甲状腺激素的有机合成。^{131}I和$^{99m}TcO_4^-$均可用于甲状腺显像,^{99m}Tc因来源方便、半衰期短及显像图像质量较好而应用较多。但寻找异位甲状腺和甲状腺癌转移灶时仍以^{131}I为佳。

4.临床应用

(1)了解甲状腺的形态、大小、位置、功能状况和重量的估算。

(2)甲状腺结节的功能判断:甲状腺结节按功能可分为 3 种类型,若结节区域放射性分布高于周围正常甲状腺组织,称为"热结节"单发多见于高功能腺瘤。若结节区域放射性分布与周围正常甲状腺组织相似,称为"温结节",多见于甲状腺腺瘤、结节性甲状腺肿等,温结节中甲状腺癌的发生率为 3%~8%。若结节区域放射性分布低于周围正常甲状腺组织,称为"冷(或凉)结节",多见于甲状腺腺瘤、瘤内出血、钙化、甲状腺囊肿、腺瘤囊性变、甲状腺癌、结节性甲状腺肿等,单发冷结节甲状腺癌的发生率约为 20%。

(3)异位甲状腺的诊断:先天性异位甲状腺多位于舌根部及舌骨下,甲状腺显像图表现为上述部位显影,且多为团块状,而正常甲状腺部位不显影。

(4)判断颈部肿块与甲状腺关系的确定。

(5)移植甲状腺的监测和甲状腺手术后残留甲状腺组织及其功能的观察。

(6)亚急性甲状腺炎和慢性淋巴细胞性甲状腺炎的辅助诊断。

(7)寻找甲状腺癌转移灶,以助选择治疗方案,评价^{131}I治疗效果。

(八)SPECT 唾液腺显像

1.护理评估

(1)患者:①核对基本信息(姓名、性别、年龄、女性患者有无妊娠、哺乳),了解基本病情、意识状态及营养状况,有无过敏史、风湿及类风湿等免疫性疾病史等,确认检查方法;②评估患者的一般状态是否适合接受此项检查,询问患者是否有口干,龋齿等与检查相关情况。

(2)检查:因腮腺造影可影响唾液腺摄取高锝酸盐的能力,故应在造影之前或造影 1 周后进行本项检查。

(3)常用显像剂:主要有高锝酸盐($^{99m}TcO_4^-$)。

(4)其他:同 SPECT 检查常规护理评估。

2.护理措施

(1)检查前:①注重心理护理,对患者进行耐心细致的解释工作,消除思想顾虑,取得患者及其家属的配合,并签署知情同意书;②核对患者基本信息,健康宣教,交代注意事项,检查前48h忌用阿托品和过氯酸盐等药物,不要咀嚼口香糖或其他刺激唾液腺的物质;③指导患者检查前 1d 保持健康作息,同时协助患者完成静脉血样采集、口腔清洁、体位指导等准备,使患者能够快速适应检查状态并积极配合。

(2)检查中:①静脉注射$^{99m}TcO_4^-$185~370MBq(5~10mCi)后行静态或动态显像;②指导患者保持仰卧位,观察患者症状变化。于检查过程中指导患者口含维生素 C,促使唾液腺分泌后,告知患者不要将唾液溢出口外,以免污染探头,之后再次显像,完成整个检查过程;③根据检查需要指导患者张嘴、闭嘴并保持头部位置固定不动,有情绪较为急躁者可以向其说明当前的检查流程,告知其剩余的检查时间与检查项目,缓解患者焦躁情绪。

(3)检查后:同 SPECT 检查后常规护理措施。

3.显像原理

静脉注射$^{99m}TcO_4^-$后,被唾液腺小叶内导管上皮细胞从血液中摄取,并分泌$^{99m}TcO_4^-$至口腔。利用这一特性可以进行唾液腺的静态或动态显像,并在体外使用 SPECT 或 γ 相机对这一过程连续动态拍摄,通过分析图像可以观察唾液腺的位置、形态、大小,同时也可了解到其摄取、分泌及通过唾液腺导管排入口腔的情况。

4.扫描方法

(1)静态显像:静脉注射$^{99m}TcO_4^-$后 5min、10min、20min、40min 行前位和左右侧位显像,视野包括整个唾液腺和部分甲状腺。然后舌下含服维生素 C 300~500mg,促使唾液腺分泌后,嘱患者漱口清洗口腔,并于清洗口腔前后分别显影。

(2)动态显像:静脉注射$^{99m}TcO_4^-$185~370MBq 后即刻启动采集系统,每分钟采集 1 帧,连续动态采集 30~60min,其中大约 20~25min 时观察到唾液腺部位显像剂分布强度达到高峰时,嘱患者舌下含服维生素 C 300~500mg,此时采集系统继续采集,采集结束后利用 ROI 技术生成时间—放射性曲线,对唾液腺的功能进行半定量分析。

5.临床应用

(1)唾液腺摄取、排泌功能减退的诊断。

(2)唾液腺肿块的定性诊断。

(3)还有助于对腮腺导管阻塞、异位唾液腺等疾病的诊断和疗效观察。

(九)SPECT 甲状旁腺显像

1.护理评估

(1)患者:①核对基本信息(姓名、性别、年龄、女性患者有无妊娠、哺乳),了解基本病情、意识状态及营养状况,有无过敏史、哮喘史等,确认检查方法;②评估患者的一般状态是否适合接受此项检查,了解患者基本病程,获取患者甲状腺及甲状旁腺超声报告单、甲状旁腺激素值等检查结果。

(2)常用显像剂:主要有^{99m}Tc-MIBI、$^{99m}TcO_4^-$及^{201}Tl,目前国内最常用^{99m}Tc-MIBI 进行双时相显像。

(3)其他:同 SPECT 检查常规护理评估。

2.护理措施

(1)检查前:同 SPECT 检查前常规护理措施。

(2)检查中:①标记药物的配置:取一支 MIBI(有变色、潮解不得使用)备用,根据检查要求取适量的$^{99m}TcO_4^-$加入 MIBI 冻干品药剂瓶后立即直立沸水浴,水溶液面要高于瓶内液面而低于瓶颈。^{99m}Tc-MIBI 注射液标记率低于 90% 不得使用,标记后 6h 内有效。保证放射性活度基础上体积控制在 2m 以内;②注射显像剂:静脉注射^{99m}Tc-MIBI 370MBq(15mCi),于 15min、1h、2h 分别进行显像,必要时可延时到 3h 进行平面显像。MIBI 静脉给药后有一过性异腈臭味伴口苦,偶有面部潮红,不需特殊处理,可自行消退。

(3)检查后:观察放射性药物的不良反应,注射给药后有一过性异腈臭味伴口苦,偶有面部潮红可自行消退。

(4)其他:同 SPECT 检查后常规护理措施。

3.显像原理

^{201}TI 或^{99m}Tc-MIBI 能聚集于功能亢进的甲状旁腺组织,其机制可能与病变部位局部血流增加有关,同时也被正常甲状腺组织摄取。^{99m}TcO$_4^-$只能被甲状腺组织摄取,甲状旁腺不显影。通过应用计算机图像处理的减影技术,将^{201}TI 或^{99m}Tc-MIBI 的图像扣除^{99m}TcO$_4^-$影像,即可获得甲状旁腺影像。此外,^{99m}Tc-MIBI 能同时被正常的甲状腺组织和功能亢进的甲状旁腺组织摄取,但由于^{99m}Tc-MIBI 在正常甲状腺组织中清除较快,而功能亢进的甲状旁腺组织则清除较慢,所以进行早期影像和延迟影像的比较,也可诊断功能亢进的甲状旁腺病灶。

4.临床应用

主要为甲状旁腺功能亢进的辅助诊断、甲状旁腺腺瘤的术前定位及异位甲状旁腺的诊断。

(十)MIBI 肿瘤显像

^{99m}Tc-MIBI 作为一种优良的心肌显像剂,也有亲肿瘤特性,能被肿瘤组织摄取。^{99m}Tc-MIBI 理化性质好,辐射吸收剂量低,允许给予较大剂量,故在成像方面优于^{201}T1。^{99m}Tc-MIBI 作为肿瘤阳性显像剂对乳腺癌、骨肿瘤、肺癌、颅内肿瘤、甲状腺癌、鼻咽癌等恶性肿瘤的影像诊断展现出良好的前景。

1.护理评估

(1)患者:①孕妇原则上应避免 MIBI 肿瘤显像检查,若因病情需要而必须进行此项检查时,应向患者详细说明可能对胎儿产生的影响,并签署知情同意书;②详细采集病史,包括恶性肿瘤的位置、病理类型、诊断和治疗的时间(活检、外科手术、放疗、化疗、骨髓刺激因子及类固醇激素的使用情况等)和目前的治疗情况;③了解有无药物过敏史、结核病史及最近有无感染等;④询问有无精神异常,能否配合完成检查;评估身体状态,能否按照规定体位配合检查,并收集 CT 及 MRI 等影像学与病理资料等。

(2)常用显像剂:主要有^{99m}Tc-MIBI。

(3)其他:同 SPECT 检查常规护理评估。

2.护理措施

(1)检查前:同 SPECT 检查前常规护理措施。

(2)检查中:①标记药物的配置:取一支 MIBI(有变色、潮解不得使用)备用,根据检查要求取适量的^{99m}TcO$_4^-$加入 MIBI 冻干品药剂瓶后立即直立沸水浴,水溶液面要高于瓶内液面而低于瓶颈。^{99m}Tc-MIBI 注射液标记率低于 90% 不得使用,标记后 6h 内有效。保证放射性活度基础上体积控制在 2mL 以内;②注射显像剂:静脉注射^{99m}Tc-MIBI 740～1110MBq(20～30 mCi),注药后 10～20min 采集早期相图像,2～3h 采集延迟相图像。MIBI 静脉给药后有一过性异腈臭味,伴口苦,偶有面部潮红,不需特殊处理,可自行消退;③乳腺肿瘤进行显像时,选用健侧肘静脉注入显像剂,以防止患侧注入后腋淋巴结造成的假阳性,如怀疑双侧腋下淋巴转移,也可经足背静脉注射;④^{99m}Tc-MIBI 与肿瘤细胞非特异性结合,有一定假阳性和假阴性,某些良性病变特别是炎症、腺瘤等亦可呈阳性,可根据临床症状、体征及其他影像检查予以鉴别,必要时进行 SPECT/CT 融合显像;⑤恶性肿瘤发生多药耐药性时,由于肿瘤细胞清除加快,^{99m}Tc-MIBI 显像可为假阴性,可行多次采集动态观察。

(3)检查后:同 SPECT 检查后常规护理措施。

3.正常与异常影像

早期可见全身血池显影,甲状腺、心肌、肝、脾显影较清晰,分布均匀;延迟影像中心肌放射性分布逐渐增多,轮廓清晰,肝胆、肠道及膀胱显影。甲状腺显影大部分消退,脑实质、双肺及乳腺无局限性放射性浓集。异常影像表现为肿块处出现明显放射性浓聚,恶性肿瘤常表现为延迟显像肿瘤影像较早期相更为清晰,T/N 比值增高。在肺癌、乳腺癌等患者,出现纵隔或腋窝区异常灶状放射性浓聚者,高度提示淋巴结转移。

4.临床应用

^{99m}Tc-MIBI 肿瘤显像对乳腺癌、骨肿瘤、肺癌、颅内肿瘤、甲状腺癌、鼻咽癌等恶性肿瘤有较高的诊断价值,对鉴别良恶性骨病也有一定价值,但不能取代^{99m}Tc-亚甲基二磷酸盐(Methylene,^{99m}Tc-MDP)显像,两者可以结合应用。

(十一)SPECT 骨显像检查

骨显像是核医学最常用的传统检查项目之一,由于它能较灵敏地反映骨组织的生理和代谢情况,因此能在骨骼疾病的较早期就能表现出异常,从而对临床上各种骨骼疾病的诊断、检测和疗效观察起到极其重要的作用。

1.护理评估

(1)患者:①核对基本信息(姓名、性别、年龄、女性患者有无妊娠、哺乳),了解基本病情、意识状态及营养状况,有无过敏史、激素使用史等,确认检查方法;②评估患者的一般状态是否适合接受此项检查;③详细询问患者有无肿瘤史、手术史(时间及部位)、外伤史、局部是否有异常疼痛、疼痛部位能否忍受、能否长时间平卧。

(2)常用显像剂:主要有^{99m}Tc-亚甲基二磷酸盐(^{99m}Tc-MDP)。

(3)其他:同 SPECT 检查常规护理评估。

2.护理措施

(1)检查前:①核对患者姓名、性别、检查项目,记录身高、体重及不适表现,预约检查时间;②显像前 24h 内患者不作消化道造影;③检查当日可正常饮食;④对于排尿困难者做好导尿准备;⑤对血管条件较差者预先进行留置针穿刺,减少工作人员辐射损伤;⑥对于儿童及精神障碍等自身行为规范困难者事先进行镇静处理,以保证检查过程中体位不变;⑦对于骨骼局部疼痛难忍、不能配合检查者可根据需要提前服用或注射镇痛药物。

(2)检查中:①标记药物配置:取 MDP 冻干品 1 支备用,根据检查要求取适量的^{99m}TcO$_4^-$,入 MDP 冻干品药剂瓶后轻晃摇匀,避免空气进入;②消毒已标记好的药瓶瓶塞表面,抽取^{99m}Tc-MDP 740~910MBq(20~25mCi),针头套管保护,放入铅套中,准备注射;③指导患者取坐(或卧)姿,选健侧手背浅表条件好的静脉进行穿刺。平稳注入药液,确保无渗漏。注射完毕后,拔针,压迫穿刺点;并指导其按压穿刺点 5min 以上,确定无出血、渗漏;④在患者检查申请单上登记注射药名、剂量、注射部位、有无渗漏、有无不适等;⑤告知患者上机检查时间,并安排在指定候诊区等待检查;⑥注射骨显像剂后要求患者多饮水(500~1000ml),多排尿,促进显像剂的摄取及排出,避免放射性膀胱炎的产生。但对排尿困难的前列腺病患者,饮水量不宜超过 500ml,以免出现尿潴留,影响骨盆显像;⑦显像前排空尿液,注意不要污染衣裤及皮肤,以免造成假阳性结果;若发现污染,及时更换衣裤和擦洗皮肤;⑧输尿管肠道吻合口术后患者的尿袋须尽量排空;⑨显像前去除患者戴有的金属物品、假乳房等,以防止影响检查结果的判断;⑩检查过程中患者尽量保持平卧位,若出现局部疼痛难忍,可适当调整局部体位,保证患者配合完成检查。

(3)检查后:同 SPECT 检查后常规护理措施。

3.正常与异常影像

正常影像为全身骨骼显影清晰,放射性分布基本均匀、对称,中轴骨(颅骨、肋骨、胸骨、脊柱及骨盆)等部位由于含松质骨较多,血流分布较丰富,代谢较活跃呈放射性浓聚区,而四肢长管骨含密致骨较多,放射性分布相对较稀疏。若骨显像图像上出现放射性分布不均匀或不对称,与邻近或对侧相应正常骨骼部位比较呈现局部或弥散性放射性异常增高或减低区,即为异常骨显像。

4.临床应用

临床上骨显像用于早期诊断恶性肿瘤骨转移、确定骨转移范围、指导治疗方案的选择及疗效检测。骨显像较 X 线摄片或 CT 早 3 个月至 1 年发现病灶,因而成为诊断恶性肿瘤骨转移的常规方法。易发生骨转移的肿瘤最常见于前列腺癌、肺癌、乳腺癌,常见的影像学特征为全身多处放射性异常浓聚,分布以中轴骨多见。骨显像还可用于原发性骨肿瘤的诊断与鉴别诊断、确定肿瘤侵犯范围以指导治疗。

在良性骨骼疾病方面,骨显像可用于成年人股骨头无菌性坏死的诊断,常见的影像表现为病变侧股骨头中心区呈放射性分布缺损,而周围由于骨的修复、重建等因素呈放射性分布浓聚区(即"炸面圈"样改变);还可用于儿童期特发性股骨头坏死的诊断;急性骨损伤的诊断;骨损伤后骨的存活状态检测;假体并发症的鉴别诊断;以及代谢性骨病包括骨质疏松、甲状旁腺功能亢进性骨病、畸形性骨炎(Paget 病)的诊断及一些骨关节疾病的诊断。

(十二)SPECT[131]I 全身显像

1.护理评估

(1)患者:①核对基本信息(姓名、性别、年龄、女性患者有无妊娠、哺乳),了解基本病情、意识状态及营养状况,有无过敏史、激素使用史等,确认检查方法;②详细询问患者有无甲状腺手术史、有无[131]I 治疗史(时间与剂量尽量询问清楚),是否长期服用甲状腺激素及影响其合成的药物、碘制剂,近期有无大量使用含碘丰富的食物,近期是否使用过含碘 X 线造影剂;③评估患者有无禁忌证:分化型甲状腺癌术后伤口未修复者;患分化型甲状腺癌的妊娠期妇女,因各种原因不愿意终止妊娠者;白细胞低于 $3.0×10^9$/L;肝肾功严重障碍者;④了解患者的生活工作情况及受教育程度,评估患者的心理状态及配合程度。

（2）环境：否通风整洁、操作环境无杂物。

（3）物品评估：①辐射防护设备，口罩、帽子、隔离衣、鞋套，注射器，止血带，无菌棉签，聚维酮碘溶液，0.9％氯化钠溶液，矿泉水，一次性橡胶套，胶布，鞋套，吸水纸及放射性垃圾桶；②常用显像剂：主要为碘-131（^{131}I）。

2.护理措施

（1）检查前：①停用甲状腺激素、碘制剂及高碘食物 2～4 周；②检查当天需沐浴、更衣，给药前需空腹 2h 以上，检查前需排空膀胱；③给药须由 2 名护士共同进行，认真核对患者基本信息及给药剂量；④碘化钠口服液（^{131}I）剂量：寻找甲状腺癌转移灶常规给予 185～370MBq（5～10mCi）；^{131}I 清除潜在的甲状腺癌残余灶治疗或转移灶治疗后常规显像，根据医生处置给予相应的剂量；⑤给药前洗手、戴口罩、帽子、穿隔离衣、鞋套，按照医嘱，两人同时核对药物，配合发药，随时观察患者服药情况，必要时给予实时指导；⑥空药瓶需放入铅罐集中放置于高活室内，统一处理；帽子、口罩、手套、鞋套集中扔至核医学专用垃圾通道；⑦给药后用放射性沾污仪测量室内地面、操作台、防护服有无污染。

（2）检查中：①将探头调换成高能准直器；②患者服药 24h 后或治疗剂量给药后 3～5d，进行^{131}I 全身扫描，嘱患者取平卧位扫描；③^{131}I 全身显像时，可出现乳腺、肠道等显影，需注意区分，SPECT/CT 常能提供有用的鉴别信息。

（3）检查后：^{131}I 全身显像后，嘱患者注意休息，避免劳累和精神刺激；多饮水，加速^{131}I 排出；在短期内（1～2 周）应避免与婴幼儿及孕妇的密切接触；须按照规范程序处理患者的体液和大小便等排出物。

3.正常与异常影像

分化型甲状腺癌甲状腺全切术后，且无有功能的残留甲状腺组织，或者^{131}I 内切除正常或增生的残留甲状腺组织后，复发或转移的分化型甲状腺癌成为体内唯一有摄取^{131}I 功能的组织，正常无复发或转移者无异常放射性浓聚灶；有复发或转移者可见明显异常放射性浓聚灶。

4.临床应用

探查分化型甲状腺癌患者甲状腺切除术后残存甲状腺组织及体内转移灶的分布，了解转移灶对 131 碘的摄取功能，评价^{131}I 治疗效果。

（十三）SPECT 肾动态显像

1.护理评估

（1）患者：①核对基本信息（姓名、性别、年龄、女性患者有无妊娠、哺乳），了解基本病情、意识状态及营养状况，记录身高和体重，确认检查方法；②评估患者的一般状态是否适合接受此项检查，了解患者近期是否做过静脉肾盂造影，是否正在使用利尿剂。

（2）常用显像剂：主要有肾小球滤过型显像剂：^{99m}Tc-二乙三胺五醋酸（^{99m}Tc-DTPA）；肾小管分泌型显像剂：^{99m}Tc-巯基乙酰基三甘氨酸（^{99m}Tc-MAG3），^{99m}Tc-双半胱氨酸（^{99m}Tc-EC），^{131}I-邻碘马尿酸（^{131}I-OIH）等。

（3）其他：同 SPECT 检查常规护理评估。

2.护理措施

（1）检查前：①尽可能在检查前 2d 停用任何利尿药物，检查前 2d 不进行静脉肾盂造影；

②正常饮食,检查前 30min 饮水 300ml,检查前排尿,以减少因肾血流量减少及憋尿对结果的判断;③在高锝酸盐注入注射用 DTPA 瓶的配制过程中,如发现溶液有白色混浊或变色,应停止使用;④^{99m}Tc-DTPA 注射液在使用前须进行放化纯度测定,纯度要求不低于 90%。

(2)检查中:①标记药物配置:取 DTPA 冻干品 1 支备用,根据检查要求取适量的 ^{99m}TcO$_4^-$ 加入 DTPA 冻干品药剂瓶后轻晃摇匀,避免空气进入;②注射剂量:^{99m}Tc-DTPA 111～370MBq(3～10mCi),体积控制在 0.5ml 以内,采用"弹丸"式注射显像剂,注射的速度及显像剂的体积对检查结果影响较大;③体位:取平卧位,双手抱头,患者须保持体位不动,呼吸要平稳,采用后位采集方法(特殊情况可取前位,如移植肾术后等),仪器的探头视野应包括肾以上部分的腹主动脉、双肾及输尿管和部分膀胱;④注射显像剂后提醒医生迅速采集。

(3)检查后:对注射部位进行探测时应避免假阳性;其他同 SPECT 检查后常规护理措施。

3.正常与异常影像

正常肾动态影像分为血流灌注相及肾功能动态相。血流灌注相:自腹主动脉显影开始,约 2～3s 后双肾显影,4～6s 时肾影清晰,肾区放射性分别均匀;肾功能动态相:初始的 2～4min 时肾摄取显像剂达到高峰,显影最清晰,肾内放射性均匀分布,位置正常。3～4min 膀胱开始显影,4～6min 后肾影开始变淡,肾盂及膀胱内放射性逐渐增浓。异常血流灌注相可分为:肾外血管异常浓聚影;肾无血流灌注;血流灌注影延迟;肾内放射性分布异常。异常功能相有:肾不显影;肾影淡而模糊,且消退缓慢;肾显影延迟,呈"倒相"影像;肾内放射性分布异常;输尿管异常显影;肾显影增大或缩小;形态及位置异常。

4.临床应用

(1)了解双肾大小、形态、位置、功能及上尿路通畅情况。

(2)评价肾动脉狭窄程度及双肾血供情况,协助诊断肾血管性高血压。

(3)了解肾内占位性病变区域的血流灌注情况,用以鉴别良、恶性病变。

(4)诊断肾动脉栓塞及观察溶栓疗效。

(5)监测移植肾的血流灌注和功能情况。

(6)肾外伤后,了解其血运及观察是否有肾漏存在。

(7)腹部肿物的鉴别诊断,确定其为肾内或肾外肿物。

(8)肾实质病变主要累及部位的鉴别。

(9)急性肾衰竭病变部位的鉴别。

(十四)SPECT 肝胆动态显像

静脉注射能被肝细胞摄取并经胆道进行排泄的放射性药物,可以动态地观察药物被肝脏摄取、分泌、排出至胆道和肠道的过程,了解其形态结构和功能状态。

1.护理评估

(1)患者:评估患者的一般状态是否适合接受此项检查,了解患者有无长时间禁食,否使用完全性静脉营养,否使用对奥迪括约肌有影响的麻醉药物。

(2)常用显像剂:主要有 ^{99m}Tc-二乙基乙酰苯胺二醋酸(^{99m}Tc-EHIDA)。

(3)其他:同 SPECT 检查常规护理评估。

2.护理措施

(1)检查前:①核对患者基本信息,确认检查方法;②检查前 6～12h 停用对奥迪括约肌有影响的麻醉药物,禁食 4h;③禁食时间过长或使用完全性静脉营养者可能造成假阳性,检查前30～60min 应缓慢静脉注射(4min 以上)八肽胆囊收缩素 Sincalide 0.01～0.02μg/kg,以最大限度降低胆囊不显影的假阳性的发生率。

(2)检查中:①标记药物配置:取 EHIDA 冻干品 1 支,根据需要将淋洗获得的^{99m}TcO$_4^-$注射液依照 185～370MBq(5～10mCi)体积 1～8ml 的放射性浓度加入 EHIDA 瓶中,并摇匀,静止 5～8min 即可得到^{99m}Tc-EHIDA;②剂量:根据血清胆红素值不同范围给予^{99m}Tc-EHIDA 185～370MBq(5～10mCi),"弹丸"式注射;③体位:取仰卧位于检查床上,弹丸注射^{99m}Tc-EHIDA,迅速解除止血带,同时提示技师采集图像;④必要时加摄其他体位,如观察胆囊可加摄右侧位像或右前斜位像。诊断胆漏时,需要通过多体位、多次延迟影像获得确诊;⑤高度怀疑急性胆囊炎,胆囊 60min 未显影时应加摄 3～4h 延迟像,也可使用吗啡介入试验;⑥胆总管梗阻、胆管狭窄等须在 18～24h 做延迟显像,先天性胆道闭锁与重症婴儿肝炎综合征常难以鉴别。

(3)检查后:同 SPECT 检查后常规护理措施。

3.正常与异常影像

肝胆血流灌注图像同肝动脉血流灌注显像部分。正常人注入显影剂后 5min 时评价肝脏功能,这时肝影最清晰,心血池影消退;10min 时可见肝内胆管开始显影;30min 时可见胆囊显影,此时肝内显影剂分布减低,影像变淡,近端肠道开始显影,至 50～60min 时肠道中可见大量显影剂显示,此时肝影变淡。异常影像的特点:胆囊不显影、肠道不显影、心影持续存在而肝胆显像淡,以及放射性反流入胃。

4.临床应用

(1)诊断急性胆囊炎,鉴别诊断慢性胆囊炎。

(2)鉴别诊断肝外胆道梗阻和肝内胆汁淤积(梗阻性黄疸和肝细胞性黄疸)。

(3)先天性胆道闭锁和婴儿肝炎综合征的诊断和疗效观察。

(4)诊断胆总管囊肿等先天性胆道异常。

(5)肝胆系手术后的疗效观察和随访。

(6)异位胆囊的确定。

(7)肝胆功能的辅助评价。

(8)诊断十二指肠—胃反流。

(十五)SPECT 肠道出血显像

1.护理评估

(1)同 SPECT 检查常规护理评估。

(2)常用显像剂:主要有^{99m}Tc-亚锡焦磷酸盐(PYP)(^{99m}Tc-PYP)适用于间歇性出血;^{99m}Tc硫胶体(^{99m}Tc-SC)或^{99m}Tc-植酸钠。

2.护理措施

(1)检查前:①注射显像剂前 30min 口服过氯酸钾 200mg,以减少胃黏膜摄取和分泌

$^{99m}TcO_4^-$。若怀疑小肠出血,可显像前注射胰高血糖素,减少肠蠕动,利于显像剂在小肠出血处积聚,提高活动性出血诊断阳性率。另外,如正在用止血药物,在检查前应停用;②标记红细胞作显像剂时,要求有较高的标记率,否则游离锝被胃黏膜吸收并排至肠腔可产生假阳性。在注射$^{99m}TcO_4^-$时,注射器内可适当抽回血3~5mL以提高红细胞标记率;③^{99m}Tc-SC或植酸钠显像只适用于急性活动胃肠出血而不适用于间歇性出血的延迟显像及胆道出血显像。

(2)检查中:①标记药物配制:体内标记红细胞,静脉注射PYP溶液(内含氯化亚锡1mg,2ml生理盐水溶液),15min后再静脉"弹丸"式注射$^{99m}TcO_4^-$,迅速解除止血带,同时提示技师采集图像;②体位:患者取平卧位,双手抱头,平静呼吸;③怀疑慢性间歇性出血者,可延长显像时间或用多次显像,以提高检出阳性率;④怀疑出血点与大血管或脏器重叠时,为避免假阴性出现,可加做侧位显像。

(3)检查后:同SPECT检查后常规护理措施。

3.其他

(1)正常与异常影像:静脉注射^{99m}Tc标记红细胞(^{99m}Tc-RBC)555~740MBq或^{99m}Tc标记硫胶体(^{99m}Tc-SC)370MBq后,全腹部未见异常显像剂分布浓聚灶显示,显像剂只分布在大血管、心血池、脾脏等含血丰富器官。急性胃肠道出血时,静脉注射的显像剂在出血部位浓集,腹部出现显像剂分布异常增高影,可呈点状、条状或片状,随时间增加而逐渐增高;当出血量大时,显像剂随肠蠕动下移,可见肠型;间歇性出血时,应考虑采用连续、多次、延迟显像采集,以增加捕捉间歇性出血的机会。

(2)临床应用。

1)寻找消化道出血(尤其是下消化道出血)的出血灶。

2)肠黏膜炎症或溃疡性出血。

3)胃肠道血管破裂性出血,异物刺伤,血管畸形,手术等。

4)胃肠肿瘤出血。

5)应激性黏膜溃疡出血。

6)外伤性脏器破裂出血。

7)胆道出血。

(十六)SPECT肝动脉血流灌注和肝血池显像

1.护理评估

(1)同SPECT检查常规护理评估。

(2)常用显像剂:主要为^{99m}Tc-亚锡焦磷酸盐(PYP)进行体内标记红细胞。

2.护理措施

(1)检查前:①核对患者基本信息,确认检查方法,静脉注射显像剂前1h口服过氯酸钾400mg;②根据标记红细胞方法的不同,其标记率须达到各方法的质量控制要求,否则游离锝过多会影响结果判断。

(2)检查中:①标记药物配制:体内标记红细胞,静脉注射PYP溶液(内含氯化亚锡1mg,2ml生理盐水溶液),30min后再静脉"弹丸"式注射$^{99m}TcO_4^-$ 555~740MBq(13~20mCi),迅速解除止血带,同时提示技师采集图像;②患者仰卧位,上腹部位于探头下,视野包括部分心室、腹主动脉、肝脏、脾脏和肾脏;③海绵状血管瘤较大时,血池显像时间可延长至 2～3h 后进行,使病灶充分填充。

(3)检查后:同 SPECT 检查后常规护理措施。

3.其他

(1)正常与异常影像当左心显影后约 3～6s,腹主动脉开始显影,脾、双肾也显影,此阶段称肝血流灌注动脉期,肝区放射性相对较少而不显影。至 12s 后称门静脉期,肝影像逐渐显示清晰。30min 后,^{99m}Tc-RBC 在血循环中已充分混匀达到平衡状态,此时心脏、大血管、肝脏、脾脏及肾脏均显影,肝区显像剂分布均匀一致,强度低于心脏、脾脏。由于肝恶性肿瘤主要由肝动脉供血,因此在肝血流灌注动脉期出现肝脏区域灶性放射性浓聚。肝血池显像异常表现有三种类型:一般填充,即放射性分布与周围正常肝组织相仿,提示肝癌可能性较大;不填充,即没有放射性填充,提示为良性病变可能性较大;过度填充,即放射性较正常肝组织高,为肝血管瘤的特异性表现。

(2)临床应用:主要用于诊断肝血管瘤和鉴别肝内占位性病变的性质,灵敏度高于肝实质显像。

(十七)SPECT 异位胃黏膜显像

1.护理评估

(1)患者:①了解患者目前的检查及治疗情况,有无钡剂造影检查;②检查前 3～4 天禁做钡剂造影检查,检查前禁食禁饮4～6h;③停用一切能减低或干扰胃黏膜摄取的药物,如阿托品、过氯酸钾、水合氯醛等。

(2)常用显像剂:主要为高锝酸盐(^{99m}TcO$_4^-$)。

(3)其他:同 SPECT 检查常规护理评估。

2.护理措施

(1)检查前:①核对患者基本信息,确认检查方法,告知注意事项;②对血管条件不好者及年龄较小的儿童预先埋置静脉留置针,以减少工作人员与射线接触时间;③由于检查时间较长,儿童和因疼痛位置受限不能长时间保持位置不变者,需要提前采取措施,如使用促睡眠药、止痛药等,从而更好地配合检查完成;④检查前排空大小便。

(2)检查中:①用注射器抽取淋洗获得的^{99m}TcO$_4^-$注射液,成人剂量为 370～555MBq(10～15mCi),儿童剂量为 7.4～11.1MBq/kg,双人核对测量剂量;②常规采集取前位,在腹内病灶性质难定时,注意侧位显像。

(3)检查后:对于高度怀疑 Meckel 憩室而显像阴性者,可在下次检查前 20min 皮下注射五肽胃泌素 6μg/kg 以增强胃黏膜摄取^{99m}TcO$_4^-$,从而提高阳性率;其他同 SPECT 检查后常规护理措施。

3.其他

(1)正常与异常影像正常人见胃区有明显放射性聚集,肾、膀胱显影较胃影淡。十二指肠至结肠区接近本底。除胃及膀胱外腹部出现点状近似小圆形浓聚区,位置固定,以脐周多见,还可见于食管下段,异常放射性浓聚区强度多小于胃。

(2)临床应用。

1)下消化道出血疑有 Meckel 憩室和小肠重复畸形。

2)小儿下消化道出血病因筛查。

3)小儿慢性腹痛。

4)肠梗阻或肠套叠疑与 Meckel 憩室或小肠重复畸形有关。

5)不明原因的腹部包块。

6)成人食管疾病的鉴别诊断。

第五节 超声检查护理

一、检查前准备

(一)药物及物品

1.药物

(1)急救药物:根据医院要求置于抢救车固定位置,必备药品包括抗过敏药物,如肾上腺素、地塞米松、丙嗪等;升压药物,如去甲肾上腺素、多巴胺、多巴酚丁胺等;强心药物,如异丙肾上腺素、去乙酰毛花苷等;呼吸兴奋剂如洛贝林、尼克刹米等;镇静剂如地西泮等;同时还需备50％葡萄糖注射液及其他常用急救药物。

(2)超声造影剂:用于超声造影检查。

(3)生理盐水等。

2.用品

(1)急救设备:处于完好备用易取状态,如氧气筒、电动吸引器、心电监护仪、除颤仪等。

(2)造影检查:无菌物品如常规静脉穿刺用品、5ml 注射器、三通接头等。

3.环境

光线柔和、环境整洁,室温保持在 20～25℃,湿度为 40％～60％,注意保暖与保护患者隐私。

(二)预约

目前,超声检查已成为临床最为普及的常规检查方法之一。调查显示:少数医院无预约服务,大多数医院实行预约服务,尤其是针对医院日趋增多的产科孕妇和住院患者。不同医院预约方法有差异。主要有现场预约和电话预约,现场预约又分为门诊预约、住院预约和自助预约。

1.现场预约

(1)凭申请单到登记室预约→登记护士根据目前预约和患者情况,确定预约时间→告知预约时间、检查地点与注意事项→按预约时间等候电子叫号检查。

(2)登记护士使用住院预约系统,在住院申请患者列表中进行预约→成功后信息录入预约库并回馈给开单系统→病房护士根据回馈的预约时间,告知患者检查时间、地点与注意事项。

(3)患者拿到申请单到自助终端预约,刷条形码,自助终端显示申请单号,点击预约按钮,选择日期和时间提交→成功后信息录入预约库,打印申请单,仔细阅读注意事项→按预约时间到检查地点等候电子叫号检查。

2.电话预约

结合目前检查情况,多数被检查者来源于外地,为避免等候时间过长,患者可提前打电话进行预约,在时间方便时进行检查。电话预约时,接待人员应详细询问患者需检查的具体项目及检查时间,告知其注意事项与检查地点,问清其姓名和联系电话,确保患者在预约时间来检查时无须长时间等待。

(三)接诊

1.核对与评估

护士仔细阅读检查申请单,评估患者病情,明确检查目的和要求,核对患者信息:姓名、性别、年龄、检查部位和检查方法等,详细询问病史(既往史、过敏史、现病史等);对检查目的不明确者,应与临床申请医师核准确认。

2.检查前准备评估

(1)腹部血管:检查前一天清淡饮食,检查当天空腹,胃肠胀气明显者需行排气或胃肠减压后检查;排空膀胱内尿液。

(2)消化系超声(肝、胆、胰、脾):检查前 3d 最好禁食牛奶、豆制品、糖类等易于发酵产气的食物;检查前 1d 晚清淡饮食,禁食 8~12h,检查当天空腹、禁水;患者若同时要做胃肠、胆道 X 线造影及胃镜检查时,超声波检查应在 X 线造影前或在上述造影 3d 后进行。

3.风险筛查

确认受检者无超声检查禁忌证,不同类型的检查禁忌证不同,详见具体检查。

4.特殊类型检查患者

(1)儿童或意识不清者:若不能配合检查,应用镇静剂后再进行检查。

(2)老年人:评估其语言沟通能力,是否需要家属陪伴,以防跌倒等。

(3)妇:评估孕周,是否需要家属陪伴,以防跌倒等。

(4)急危重症患者:开通"绿色通道",严密观察患者的神志、皮肤、黏膜、肢体等情况,确保患者安全。对于昏迷、躁动的患者需家属陪同,防止坠床。对于携带尿管、胃管及其他引流管患者要妥善固定好。对于带有胸腔闭式引流、脑室引流的患者应暂时夹闭管道并放置妥当。

5.心理护理和健康宣教

耐心介绍检查的目的、方法、注意事项、检查所需要的时间、环境等,并发放健康教育手册,评估受检者精神状况,有无焦虑、恐惧等情绪,过度焦虑紧张者由家属陪同进行。

二、超声造影检查

超声造影(Contrast Enhanced Ultrasonography,CEUS)指将与人体软组织回声特点明显不同,或声特性阻抗显著差别的物质注入体腔内、管道内或血管内,从而反映和观察正常组织和病变组织的血流灌注情况。超声造影成像技术的出现使超声与其他影像如 CT、MRI 一样实现了增强显像,被称为超声医学的第三次革命(第一次革命:B 型二维灰阶超声出现;第二次革命:彩色多普勒超声出现)。

(一)护理评估

1.核对与评估

护士仔细阅读检查申请单,评估患者病情,明确检查目的和要求,核对患者信息:姓名、性别、年龄、检查部位和检查方法等,详细询问病史(既往史、过敏史、现病史等);对检查目的不明确者,应与临床申请医师核准确认。

2.风险筛查

确认受检者无超声检查禁忌证,并已做好相应准备工作。

3.特殊类型检查患者

(1)儿童或意识不清者:若不能配合检查,应用镇静剂后再进行检查。

(2)老年人与孕妇注意防范跌倒。

(3)急危重症患者:严密观察患者的神志、皮肤、黏膜、肢体等情况,并需有医师陪同检查,以确保患者安全。

4.评估皮肤和血管

评估穿刺部位皮肤与血管情况。

(二)用物

1.一般用物

常规静脉穿刺用物、一次性 5ml 注射器 2 支、20G 留置针一支、100ml 生理盐水 1 袋、三通接头一个。

2.急救药品

肾上腺素、阿托品、地塞米松、琥珀氢化可的松等。

3.急救物品

除颤仪、心电监护仪、氧气、简易呼吸气囊、吸痰器等。

4.配置

配置造影剂的物品。

(三)环境

光线柔和、环境整洁,室温保持在 20～25℃,湿度为 40％～60％,注意保暖与保护患者隐私。

护理措施

1.检查前

(1)向患者详细介绍超声造影检查的目的、方法及注意事项、检查时间等,以减轻患者的焦虑和恐惧。

(2)指导患者或家属签署超声造影使用知情同意书。

(3)训练患者轻度呼气或屏气。

(4)建立静脉通道对保留中心静脉置管者,在冲管干净、管道通畅后将造影剂直接注入中心静脉管。

2.检查中

(1)再次核对患者信息,按检查要求协助患者摆放体位,避免坠床或跌倒,告知患者勿随意移动身体;有引流管者妥善放置,防止脱落。

(2)再次告知患者检查流程,给予鼓励,缓解患者紧张情绪。

(3)注意保暖与保护患者隐私。

(4)确认静脉通道通畅后,按医嘱准确抽取检查所需剂量,抽造影剂前用力摇晃 5s 左右,使之混匀;禁止回推(瓶内压力增加会破坏微泡)。

(5)在推药前回抽静脉血确保在血管内,在听到医师指令后将配置好的声诺维造影剂迅速倒置摇晃 3～5s,抽取造影剂后连接静脉通道,快速团注入静脉,随之用 5ml 生理盐水冲管,保证药量准确且快速注入静脉。

(6)注药时,严密观察患者生命体征和有无过敏反应。

3.检查后

(1)检查完毕,给予拔针护理,嘱患者按压静脉穿刺点 3～5min;使用中心静脉导管的患者造影后应注射 10ml 生理盐水,以脉冲式正压封管。

(2)扶患者下床,询问是否有不适;指导患者到观察区休息 30min,如有任何不适及时通知医护人员;同时需密切关注患者情况。

(3)告知患者及家属取片的时间与地点。

(4)健康宣教:告知患者及家属声诺维造影剂是一种无肾毒性安全的药物,注射后药物剂量的一半在 1min 内能经肺循环排出体外,15min 后药物几乎全部排尽。同时告知患者回家后继续观察,病情允许下多喝水,如有不适及时电话联系。

(四)其他

1.静脉穿刺注意事项

(1)常规选择左上肢相对粗直、有弹性、无静脉瓣、易于固定的静脉进行穿刺,多以头静脉、贵要静脉和肘正中静脉为佳,便于操作检查。

(2)对保留中心静脉置管的患者,注入 3～5ml 的 0.9% 氯化钠注射液冲管以确保管道通畅,并冲净导管内残留液体以免影响造影效果,若通畅可将造影剂直接注入中心静脉管。

2.声诺维造影剂

(1)配制流程。

1)打开配液穿刺器盖子,顺时针旋转,将预先吸入 5ml 的 0.9% 氯化钠注射液的注射器连接到配波穿刺器上。

2)取下药瓶上的塑料弹盖,将药瓶滑进配液穿刺器的透明套筒内并用力压,使药瓶锁定在特定位置。

3)推动活塞杆,将注射器内 5ml 的 0.9% 氯化钠注射液推注入瓶中。

4)剧烈震荡 20s 直至瓶内液体混合均匀(乳白色液体)。

5)确认准备开始注药时,将整个系统倒置,将声诺维抽入注射器。

6)将注射器从配药穿刺器中旋出后立即注射。

(2)注意事项。

1)抽吸造影剂时如不慎抽吸过量,不应再注回瓶内。

2)瓶内或抽吸到注射器内的造影剂不能加压。

3)留置针的针头直径不能<20G,以避免注射时因机械冲击而导致微泡破裂。

4)注射时应在三通接头正末端连接含造影剂的注射器,侧方接口连接含生理盐水的注射器,并注意阀门的方向。

3.适应证和禁忌证

(1)适应证。

1)肝:提高检出率;病变的定位和定性;疗效判定;门静脉血流研究。

2)肾:提高肾动脉狭窄的检出率;对移植肾血管彩色多普勒超声有困难者也极有帮助;有助于肾肿瘤的检出。

3)脾:有助于脾肿瘤、脾外伤及脾梗死的诊断及其范围的评价。

4)胰腺肿块:提高肿块良、恶性判断能力。

5)乳腺肿块:提高肿块良、恶性判断能力。

6)淋巴结:对识别癌的淋巴结转移有帮助。

(2)禁忌证。

1)对超声造影剂任何成分过敏者。

2)近期有急性冠心病症状或临床确定的不稳定性缺血性心脏病患者。

3)右向左分流、严重肺动脉高压者(肺动脉>90mmHg),不能控制的高血压患者、急性呼吸窘迫综合征患者。

4)妊娠及哺乳期妇女。

5)年龄小于18岁或大于80岁患者。

6)进行体外冲击波疗法前24h应避免使用造影剂。

三、介入性超声检查护理

介入性超声(Interventional Ultrasound)是指在实时超声的监视或引导下将特制的针具、导管、导丝、消融电极等器械直接引入人体,对病变进行诊断,取活检或进行局部治疗,完成各种穿刺活检以明确诊断、抽吸、插管、造影和注药、消融治疗等。作为现代超声医学的一个重要分支,介入性超声于1983年在丹麦哥本哈根世界介入性超声学术会议上被正式命名。介入性超声与其他介入诊疗方法比较,具有无辐射、操作简便、费用低廉,且不受患者病情限制,可在门诊、床旁、手术室等场合完成诊治等优势,现已成为临床微创诊疗最重要的技术之一。

(一)超声引导穿刺治疗

1.护理评估

(1)患者:①评估患者的生命体征、神志、色、尿量、相关实验室检查结果及心理状态等;②评估患者的血管情况;③评估患者对超声引导穿刺治疗手术的了解及适应情况。

(2)用物评估:抢救系统是否完善、物品是否齐全。

(3)环境:注意超声介入手术室温度,关闭门窗,给患者遮盖非检查部位,注意保护隐私和保暖。

2.护理措施

(1)术前。

1)热情接待患者,向其介绍手术室的环境,使患者尽快适应,消除其因环境陌生而造成的恐惧感。

2）保持呼吸道通畅，改善呼吸状况，必要时给予低流量氧气吸入。

3）向患者详细说明超声引导穿刺治疗的目的、过程、注意事项及风险，耐心解释患者及家属的疑惑和担忧，解除患者紧张、焦虑情绪，交代患者术中勿深呼吸或咳嗽，帮助其做好心理和身体上的准备。

4）签署知情同意书，并协助患者做好各项常规检查，如血常规、肝功能、肾功能及凝血功能、B超、CT及MRI等。

5）协助患者做好必要的肠道准备，如超声引导下肝脏穿刺治疗，术前一天给予易消化饮食，术前4h禁食、禁饮，以免麻醉或手术过程中发生呕吐引起窒息。

6）建立静脉通道，根据病情，术前遵医嘱给予止血、抗过敏及抗生素治疗，以减少或预防术后并发症的发生。

7）准备一次性穿刺引流套件包、5ml/10ml/20ml注射器、全套输液器具、2％盐酸利多卡因、碘伏消毒液、生理盐水、无菌纱布、药物盒、心电监护仪及常规急救物品等。

8）选择合适型号引流管备用。

（2）术中。

1）心理护理：指导患者遵从医护人员的要求屏气和呼吸，避免用力咳嗽和过度紧张。

2）根据病灶部位和进针方式选择合适的体位，根据手术需要指导患者更换体位。

3）保持静脉通道通畅，遵医嘱及时准确应用各种药物。及时更换液体，随时观察静脉针头是否脱出，液体是否外渗。

4）密切观察并记录患者脉搏、呼吸、血压、神志、血氧饱和度及心电图变化。观察并询问患者感受，根据病情需要遵医嘱对症处理。

5）严格执行无菌操作原则，减少感染的发生。

6）迅速、准确地提供手术所需物品，积极配合医生，尽量缩短手术时间。

（3）术后。

1）密切观察并记录置管引流术后患者的脉搏、呼吸、血压、神志、血氧饱和度、心电图的变化，以及引流液（气）量、颜色、气味等。观察并判断是否出现并发症，及时对症处理。

2）对于年老体弱且引流量较多者，应酌情给予夹管，以免因液体引流过多引发昏厥甚至昏迷。

3）术后预防性应用抗生素，预防感染，并教会门诊患者的家属消毒及换药固定的方法。

4）嘱患者活动时需注意，避免拖拉硬拽，以免引流管滑脱。

5）并发症：若患者术后出现气胸，应嘱患者避免咳嗽，减少活动，尽量卧床休息。对少量气胸者，密切观察保守处理。若有大量气胸，则应立即进行抽吸，必要时遵医嘱行超声引导下胸腔闭式引流。

（4）健康指导。

1）饮食指导：指导患者进食高热量、高蛋白、高维生素，易消化饮食，少多餐，以增强机体抵抗力。

2）定期复查：告知患者及家属局部护理与治疗的时间和方法及下次复查就诊时间，如有意外情况,随时就诊。

(二)超声引导射频消融治疗肝肿瘤

1.护理评估

(1)患者:①评估患者的生命体征、神志、面色、尿量、相关实验室检查结果及心理状态等;②评估患者的血管情况;③评估患者对超声引导穿刺治疗手术的了解及适应情况。

(2)用物:评估抢救系统是否完善、物品是否齐全。

(3)环境:注意超声介入手术室温度,关闭门窗,给患者遮盖非检查部位,注意保护隐私和保暖。

2.护理措施

(1)术前。

1)协助做好各项常规检查,尤其是肝功能、肾功能及凝血功能检查等。

2)胃肠道准备:成人术前一般要求禁食、禁饮8h以上,防止因麻醉或术中出现呕吐而引起窒息或吸入性肺炎。

3)向患者详细说明射频消融的原理、目的、过程及注意事项,耐心解释患者及家属的疑惑和担忧,取得患者的信任和配合。

4)建立静脉通道,根据病情,术前遵医嘱给予止血、抗过敏、保肝护肝及清蛋白等营养类药物输入。必要时给予镇静剂和止痛药(如肌内注射地西泮10mg,吗啡50mg),以减少或预防术后并发症的发生。

5)物品准备:准备合适型号射频消融穿刺针,调试射频消融机器备用。

(2)术中。

1)心理护理:指导患者遵从医护人员的要求进行呼吸,手术过程中避免用力咳嗽和过度紧张,以免损伤周围血管和神经。

2)根据病变部位和进针方式选择合适的手术体位,如平卧位或侧卧位,根据手术的需要指导患者更换体位。

3)保持呼吸道通畅,给予氧气吸入(1~2L/min),根据需要和病情调节氧流量。

4)调试机器,接通电源,保证机器的有效运转。手术过程中遵医嘱调整射频的高低及持续时间。

5)保持静脉通道通畅,遵医嘱及时准确应用各种药物。及时更换液体,随时观察静脉针头是否脱出,局部有无肿胀疼痛,液体是否外渗等。

6)密切观察并记录患者生命体征的变化。观察并询问患者的感受,尤其对心脏功能较差或年老体弱患者,发现异常及时通知医师,必要时停止手术并根据病情需要遵医嘱对症处理。

7)严格执行无菌操作原则,减少感染的发生。

8)迅速、准确地提供手术所需物品,积极配合医生,尽量缩短手术时间。

(3)术后。

1)腹带加压包扎穿刺部位,手术室继续观察30~60min,观察各项生命体征及局部伤口出血情况,并询问患者无不适后送其返回病房。术后需床上平卧4~6h后,若无不适再下床活动。

2)遵医嘱给予相关药物治疗,积极预防感染,按时监测生命体征。对应用利尿剂者,应准确记录尿量并观察腹腔积液的消长情况。

3)指导患者进食富含优质蛋白、能量和维生素的食物,少食多餐以免加重腹胀。必要时遵医嘱适当补充清蛋白和血浆,以提高机体免疫力。

（4）健康指导。

1)注意营养,多吃富含能量、蛋白质和维生素的食物和新鲜蔬菜、水果。食物应清淡、易消化。患者若有腹腔积液、水肿,应适当控制食盐的摄入量。

2)注意肝炎的防治,不吃霉变食物。对高发人群应定期体格检查,早发现,早诊断,早治疗。

3)保持大便通畅,防止便秘,预防血氨升高。

4)定期复查,遵医嘱应用药物,不服用对肝有损害的药物。

5)给予患者精神上的支持,鼓励患者和家属共同面对疾病,互相扶持,保持心情舒畅,树立战胜疾病的信心。

（三）超声引导微波治疗肝癌

1.护理评估

（1）患者:①评估患者的心理状态;②评估患者的疼痛强度、性质、部位,生命体征、神志、面色、尿量、腹腔积液及相关实验室检查结果等;③评估患者对超声引导微波消融治疗手术的了解及术中反应情况;④治疗后肝肿瘤的控制情况。

（2）用物:评估抢救系统是否完善、物品是否齐全。

（3）环境:注意超声介入手术室温度,关闭门窗,给患者遮盖非检查部位,注意保护隐私和保暖。

2.护理措施

（1）术前。

1)协助做好各项常规检查,如肝功能、肾功能,出、凝血时间,凝血酶原时间及血小板计数。

2)胃肠道准备:成人术前一般要求禁食 12h,禁饮 4h,防止因麻醉或术中出现呕吐而引起窒息或吸入性肺炎。

3)加强心理支持,向患者讲解微波消融治疗肝癌的原理、目的、操作过程及注意事项,解除患者及家属的疑惑和担忧,取得患者的信任和配合。

4)建立静脉通道,根据病情,术前遵医嘱给予止血、抗过敏、保肝护肝等营养类药物输入。必要时给予镇静剂和止痛药(如肌内注射地西泮 10mg,吗啡 50mg),以减少或预防术后并发症的发生。

（2）术中。

1)心理护理:指导患者遵从医护人员的要求进行呼吸(如深吸气,呼气,憋住气片刻),尊重患者,鼓励患者表达术中不适,全程陪伴,询问并观察。指导患者手术过程中避免用力咳嗽和过度紧张,以免损伤周围血管和神经。

2)根据肿瘤部位和进针方式选择合适的手术体位,如平卧位或侧卧位,根据手术需要指导患者更换体位。

3)保持呼吸道通畅,给予氧气吸入(1～2L/min),密切观察,术中根据需要和病情调节氧流量。

4)调试机器,接通电源,正确连接管道,保证机器的有效运转。手术过程中遵医嘱调整微波消融的频率及时间。

5)保持静脉通道通畅,遵医嘱及时准确应用各种药物。及时更换液体,随时观察静脉针头是否脱出,局部有无肿胀疼痛,液体是否外渗等。

6)手术全程持续观察并记录患者各项生命体征的变化,观察并询问患者的感受,尤其对心脏功能较差或年老体弱患者,发现异常及时通知医师,必要时停此手术并根据病情需要遵医嘱对症处理。

7)严格执行无菌操作原则,减少感染的发生。

8)迅速、准确地提供手术所需物品,积极配合医生,尽量缩短手术时间。

(3)术后。

1)腹带加压包扎穿刺部位,手术室继续观察 30～60min。如有脉搏细速、血压下降、面色苍白、烦躁不安、出冷汗等内出血征象,立即通知医生及时处理。询问患者无不适后,送患者返回病房。术后绝对卧床休息 24h,4～6h 后,无不适再给予清淡易消化的流质、半流质饮食。

2)遵医嘱给予相关药物治疗,积极预防感染,按时监测生命体征。对应用利尿剂者,应准确记录尿量并观察腹腔积液的消长情况。

3)由于肿瘤局部的热凝固和坏死,部分患者术后出现吸收热及微波作用后的产热效应。若患者体温过高应遵医嘱及时处理,当体温下降出汗较多时,应及时为患者更换被服,保持皮肤清洁干燥。

4)一般状况恢复良好者,指导进食富含优质蛋白、能量和维生素的食物,少食多餐以免加重腹胀。必要时遵医嘱适当补充清蛋白和血浆,以提高机体免疫力。

(4)健康指导。

1)注意营养,多吃富含能量、蛋白质和维生素的食物和新鲜蔬菜、水果。食物应清淡、易消化。患者若有腹腔积液、水肿,应适当控制食盐的摄入量。

2)注意肝炎的防治,不吃霉变食物。对高发人群应定期体格检查,早发现,早诊断,早治疗。

3)保持大便通畅,防止便秘,预防血氨升高。

4)定期复诊,遵医嘱应用药物,不服用对肝有损害的药物。

5)给予患者精神上的支持,鼓励患者和家属共同面对疾病,互相扶持,保持心情舒畅,树立战胜疾病的信心。

3.其他

(1)适应证和禁忌证。

1)适应证:①临床各种影像检查疑有占位性病变并经超声显像证实者,如对肝脏、胆系、胰腺、肾脏、腹膜后肿瘤以及胸壁和肺的外周型肿块良、恶性的鉴别诊断及射频、微波治疗等;②对囊肿或脓肿的穿刺抽吸及置管引流,如肝囊肿、肾囊肿、假性胰腺囊肿及腹部囊肿的抽吸及诊疗;③经皮经肝穿刺胆管造影(Percutaneous Cholangiography,PTC)及胆管置管引流

（Percutaneous Transhepatic Bile Ductdrainage，PTBD），如阻塞性黄疸、胆管结石、胆道畸形等；④经皮经肝胆囊引流（Percutaneous Transhepatic Gallbladder Drainage，PTGD），即胆囊穿刺插管造瘘术，以减轻胆囊内压力。如急性胆囊炎，急性化脓性胆管炎患者病情危重或年老体弱，或合并其他脏器疾病，不能耐受外科手术者；⑤其他部位疼痛或积血、积液、积脓的处理，如膝关节、乳腺积液等。

2）禁忌证：①凝血机制严重障碍，有明显出血倾向者；②大量腹腔积液者；③穿刺针道无法避开大血管及重要脏器者；④有酒精过敏史者禁用酒精行硬化剂治疗；⑤肾囊肿伴肾功能损害者；⑥恶性肿瘤合并感染或血管瘤感染者；⑦合并其他严重疾病，精神高度紧张及不合作者。

（2）相关概念。

1）经皮射频消融治疗：经皮射频消融治疗（Percutaneous Radiofrequency Electrocautery，PRE）是将射频消融电极插入肿瘤病灶中，通过输出高频脉冲波作用于病灶内具有导电性的离子，离子之间产生摩擦或碰撞产生热量，使治疗范围内的组织因高温而死亡，然后被吸收和排出，最终达到最大限度地保留正常组织、杀伤肿瘤组织的目的。射频消融治疗肝脏肿瘤已有几十年的时间，超声引导射频消融治疗肝肿瘤具有安全、简便、无辐射的特点，现已成为治疗肝脏恶性肿瘤的重要方式之一。

2）经皮微波消融治疗：经皮微波消融治疗（Percutaneous Microwave Coagulation Theropy，PMCT）是利用微波技术治疗肿瘤的一种方法。微波是电磁波的一种，具有以下特征：①渡越时间效应和传播延时效应；②集肤效应和辐射效应；③拟光效应；④宽带、信息量大；⑤可穿透电离层；⑥量子特性；⑦水及水溶液可吸收性；⑧加热效应。其中"加热效应"是其应用于医学，导致组织热凝固坏死的重要理论基础。临床最常应用于微波消融的电磁频率是2450Hz。当微波天线穿刺至组织内，可导致天线周围组织内形成一个快速交替变化的电磁场，使得在其作用下的各种极性分子及带电粒子的运动方向也随之发生与之相匹配的周期性振动，这种快速的振动使水分子之间产生剧烈的摩擦而产热，从而杀死肿瘤细胞。

参考文献

[1]李密密,杨晓冉,刘东胜,等.现代常见病临床护理[M].青岛:中国海洋大学出版社.2022.

[2]石晶,张佳滨,王国力.临床实用专科护理[M].北京:中国纺织出版社.2022.

[3]刘玉杰.临床常见病护理操作与实践[M].北京:中国纺织出版社.2022.

[4]王红霞,张艳艳,武静,等.基础护理理论与专科实践[M].成都:四川科学技术出版社.2022.

[5]于桂霞,陈明霞,张淑.现代临床护理与管理[M].沈阳:辽宁科学技术出版社.2022.

[6]王莉.临床护理技能实训指导[M].西安:西安交通大学出版社.2022.

[7]陈晓侠,赵静,张艳玲,等.临床实用护理基础[M].沈阳:辽宁科学技术出版社.2023.

[8]宋丽娜.现代临床各科疾病护理[M].北京:中国纺织出版社.2022.

[9]王华芬,胡斌春,黄丽华.临床护理技术规范[M].杭州:浙江大学出版社.2022.

[10]曲丽萍,郭妍妍,马真真,等.临床护理学基础与护理实践[M].哈尔滨:黑龙江科学技术出版社.2022.

[11]任秀英.临床疾病护理技术与护理精要[M].北京:中国纺织出版社.2022.

[12]翟丽丽,李虹,张晓琴.现代护理学理论与临床实践[M].北京:中国纺织出版社.2022.

[13]张晓艳.临床护理技术与实践[M].成都:四川科学技术出版社.2022.

[14]赵衍玲,梁敏,刘艳娜,等.临床护理常规与护理管理[M].哈尔滨:黑龙江科学技术出版社.2022.

[15]高敏敏,滕晓辉,高玉娟,等.临床护理技术与专科实践[M].哈尔滨:黑龙江科学技术出版社.2022.